高等职业教育药品与医疗器械类专业教材
中国轻工业“十四五”规划教材

现代生物药物概论

徐瑞东　主编

中国轻工业出版社

图书在版编目（CIP）数据

现代生物药物概论／徐瑞东主编. —北京：中国轻工业出版社，2024.10
ISBN 978-7-5184-4618-6

Ⅰ.①现…　Ⅱ.①徐…　Ⅲ.①生物制品—药物—高等职业教育—教材　Ⅳ.①R977

中国国家版本馆 CIP 数据核字（2024）第 074026 号

责任编辑：贺　娜
策划编辑：江　娟　　责任终审：张乃柬　　封面设计：锋尚设计
版式设计：砚祥志远　　责任校对：吴大朋　　责任监印：张京华

出版发行：中国轻工业出版社（北京鲁谷东街 5 号，邮编：100040）
印　　刷：北京君升印刷有限公司
经　　销：各地新华书店
版　　次：2024 年 10 月第 1 版第 1 次印刷
开　　本：720×1000　1/16　印张：17.75
字　　数：358 千字
书　　号：ISBN 978-7-5184-4618-6　定价：48.00 元
邮购电话：010-85119873
发行电话：010-85119832　010-85119912
网　　址：http://www.chlip.com.cn
Email：club@chlip.com.cn

221308J2X101ZBW

本书编写人员

主　　编　徐瑞东（黑龙江农垦职业学院）

副 主 编　敖　雁（苏州健雄职业技术学院）
祝边疆（青岛职业技术学院）
刘　婷（河北工业职业技术大学）
白玲玲（黑龙江农业经济职业学院）
赵兴娟（苏州卫生职业技术学院）

编写人员（按姓氏汉语拼音排序）
别春晓（山东药品食品职业学院）
高　闯（哈尔滨华瑞生化药业有限责任公司）
梁辰宇（河北工业职业技术大学）
梁君玲（山东药品食品职业学院）
冉翠翠（乐泰药业有限公司）
孙艳宾（山东药品食品职业学院）
田清青（湖南中医药高等专科学校）
杨　晶（黑龙江农业职业技术学院）
于　丽（黑龙江职业学院）
张凤艳（哈药集团生物工程有限公司）
张在国（黑龙江农业工程职业学院）
张珍珠（黑龙江农业工程职业学院）
周琦珺（湖北生物科技职业学院）

主　　审　潘亚芬（黑龙江农垦职业学院）
郭钱浩（重庆凯林制药有限公司）

前　言

《现代生物药物概论》教材贯彻落实《国家职业教育改革实施方案》和《“十四五”职业教育规划教材建设实施方案》（教职成厅〔2021〕3号）文件精神，坚持以立德树人为导向，融入课程思政元素，将知识传授与技能培养、工匠精神塑造和爱国情怀激发并重。本教材将“以岗位需求为导向、以学生发展为中心、以能力培养为本位、以培养技术技能型人才为目标”，充分考虑高职高专的生源特点，突出知识的实用性和职业性，与企业接轨，将职业标准融入其中，及时引入生物药物的新知识、新工艺、新方法和新技术，以便更好地满足高等职业教育的培养目标和教学要求。本教材主要编写特色如下：

1. 校企合作，“双元开发”

由多年从事药品生产类课程教学和科研的教师组成编写团队，同时吸纳药品生产企业中具有丰富实践经验的人员参与编写工作。

2. 思政元素，培育人格

注重健全职业人格的培育，各项目设定了素质目标和榜样引领板块，进而培养学生具备爱岗敬业、创新进取、工匠精神和爱国情怀等职业素养。

3. 岗课对接，数纸融合

本教材打破传统学科体系，针对生物药物的必备知识和技能，以项目为载体，基于工作过程和认知规律遴选项目，组织和序化教材内容，突出产教融合，以满足生物制药企业相关职业岗位群的需求。本书运用现代信息化技术，嵌入大量多媒体资源，对重点和难点进行多样化的微课制作，通过扫描教材上相应的二维码，可获得相关的教学资源。

4. 形式新颖，内容精炼

坚持理论“必需、够用”，强调实用性、适用性和开放性。书中涵盖基础知识、工具方法，为激发学习兴趣和明确项目重点，设置了“项目实施”；为培养学生实践和创新能力，在项目实施中设置了“实训”；为检测学习效果，夯实基础，设置了“项目检测”；此外还设置了“案例导入”“知识拓展”和“榜样引领”等特色栏目。

5. 书证融合，对接标准

本教材充分考虑推行“1+X”证书制度的需要，选取的项目和内容涵盖了生物制药行业相关职业资格证书涉及的内容，推行岗课赛证融合，促进教法、学法改革，充分体现了职业教育的特点。教材对接2020年版《中华人民共和国药典》

最新的药品质量标准、检验方法和操作规范及安全性保障等，强化了教材的先进性和规范性。

本教材由徐瑞东担任主编，编写分工如下：项目一和项目五由白玲玲编写；项目二由田清青编写；项目三由于丽编写；项目四由张在国编写；项目六由孙艳宾编写；项目七由徐瑞东编写；项目八由梁辰宇编写；项目九由赵兴娟编写；项目十由张珍珠、祝边疆、周琦珺、敖雁、别春晓编写；项目十一由梁君玲编写；张凤艳、刘婷、冉翠翠、杨晶和高闯参与部分内容的编写和附录的收集整理。全书由徐瑞东策划和统稿，潘亚芬和郭钱浩主审。本教材在编写过程中参考了相关书籍、视频资源和网站的文献资料，在此向相关作者表示感谢！可能有个别资料由于转载等原因无法列明出处，深表歉意！

本教材适用于高职高专药品与医疗器械类和制药类专业的学生使用，可作为化工、食品、生物等相关行业的职业培训教材，也可供从事生产、研发等相关技术人员参考。由于生物技术飞速发展、编者水平有限和时间仓促，书中难免有疏漏之处，恳请同行专家和读者批评指正，我们一定在今后的修订中加以改正。

编者

2024 年 2 月

目　录

项目一　现代生物药物导论

【项目目标】

●知识目标

1. 了解生物药物的发展趋势。
2. 熟悉生物药物的概念、分类及临床应用。
3. 掌握生物药物的原料来源。

●能力目标

1. 学会生物药物原料的处理与保存方法。
2. 熟知生物药物的种类及适用范围。

●素质目标

1. 具备吃苦耐劳、独立思考、团结协作、科学严谨的精神和诚实守信的优良品质。
2. 树立对医药卫生事业的职业认同感，坚守健康使命担当。
3. 具有遵纪守法、爱岗敬业、精益求精、守正创新的职业素养。

【学习导航】

本项目的内容是现代生物药物导论，任务一至任务五分别重点介绍了生物技术制药的定义、特性、分类、来源、处理和保存方法以及生物药物的现状和发展前景等内容，通过完成“实训一　参观生物制药企业”，使学生熟悉生物制药企业药品生产工艺流程及质量管理要求，为完成各类生物药物生产任务和实训打下基础。

【案例导入】

为生物医药产业创新发展助力

国家发展和改革委员会印发实施《“十四五”生物经济发展规划》，将“发展面向人民生命健康的生物医药”列为生物经济四大重点领域之一，并对推动医疗健康产业发展做出专门部署。

生物医药产业是关系国计民生和国家安全的战略性新兴产业，涵盖生物技术产业、制药产业、生物医学工程产业等多个方面。生物医药产业蓬勃发展，是与生物技术、信息技术等前沿科技融合发展的结果。

随着生物科技领域的不断革新与突破，目前生物制药的主要原材料已经转变为通过精准设计和人工方法制造出来的生物原料，这些原料成为生物制药行业的核心供应来源。生物制药过程中，微生物菌种或动植物细胞经过培养后的发酵液或培养物经过提取、分离、纯化等过程，最终得到符合要求的生物药物。此过程大致分为上游、中游、下游三个阶段。上游主要包括菌种的筛选和优化，利用基因工程、细胞工程等技术构建工程菌或工程细胞。中游主要包括对以上微生物或者细胞进行扩增、培养，得到足够的培养物。下游主要包括对以上培养物进行分离纯化操作，最终得到符合要求的产品。

近年来，我国生物医药产业飞速发展，生物医药新产品、新服务为保障人民生命健康不断助力。看产业，全行业研发投入大幅增长，上千个新药进入临床，上百款新药开展国际多中心临床试验，获批新药日渐增多；看企业，传统医药企业加快转型步伐、不断布局创新药研发，一大批新兴生物技术公司陆续设立、快速成长，这些创新主体是助推生物医药创新发展的重要力量。

顺应医药产业高质量发展的新趋势，满足人民群众更多元化、多层次的健康需求，抓住机遇、补齐短板，在“十四五”乃至更长的发展时期，中国生物医药健康产业必将实现更大发展，造福更多群众，助力实现健康中国战略目标。

【项目实施】

生物药物的阵营庞大，发展迅速。生物制药的重点研究方向是应用基因工程、酶工程、发酵工程及细胞工程技术等研究开发各类新型药物；应用现代生物技术改造传统制药工业。生物制药在诊断、预防、控制乃至消灭传染病、保护人类健康、延长寿命中发挥着越来越重要的作用，而且在帮助人类加速植物和动物的人工进化以及改善生态环境等方面取得非常大的进展。随着分子生物学、免疫学与现代生化技术和生物工程学的迅猛发展，各种生物制药分析系统和微生物转化在药物研制中一系列突破性的应用，促使了生物药物给医药工业创造了巨大的医疗价值和经济效益，已成为当前新药研究开发中最有前景的一个重要领域。

任务一　生物药物的定义与特性

一、生物药物的定义

生物药物是指运用生物学、医学、生物化学等的研究成果，利用生物体、生物组织、体液或其代谢产物（初级代谢产物和次级代谢产物），综合应用生物学与医学、生物化学与分子生物学、微生物学与免疫学、生物分离纯化工程和药学等的原理与方法加工、制成的一类用于预防、治疗和诊断疾病的物质。

广义的生物药物包括从动物、植物、微生物等生物原料制取的各种天然生物活性物质及其人工合成或半合成的天然物质类似物。因此，抗生素、生化药物、生物制品等均属生物药物范畴。抗生素是由生物（包括微生物、植物、动物）在其生命活动过程中所产生的一类在低微浓度下就能选择性地抑制其他细菌或其他细胞生长的生理活性物质，按照其化学结构，抗生素可以分为：喹诺酮类抗生素、β-内酰胺类抗生素、大环内酯类抗生素、氨基糖苷类抗生素等。生化药物是从生物体分离、纯化所获得的在结构上与体内正常生理活性物质十分接近的具有调节人体生理功能达到预防和治疗疾病目的的物质，如氨基酸、多肽、蛋白质、酶、辅酶、多糖、核苷酸、脂类和生物胺等，以及其衍生物、降解物及大分子的结构修饰物等。生物制品系指以微生物、细胞、动物或人源组织和体液等为起始原材料，用生物学技术制成，用于预防、治疗和诊断人类疾病的制剂，如疫苗、血液制品、生物技术药物、微生态制剂、免疫调节剂、诊断制品等。

目前把利用采用 DNA 重组技术或其他创新生物技术生产的治疗药物称为生物技术药物。生物药物的研究内容包括发酵工程制药、基因工程制药、细胞工程制药和酶工程制药等生物技术药物。用生物技术方法研制药物是 21 世纪最新的领域之一。现代生物技术是现代生物药物生产的主要技术平台，而生物技术药物是生物经济的重要载体，包括重组蛋白质药物、抗体、疫苗和寡核苷酸药物等。

二、生物药物的特性

（一）药理学特性

利用结构与人体内的生理活性物质十分接近或类同的物质作为药物，在药理学上对机体就会表现出更高的生化机制合理性和疗效特异性，因此，生物药物在临床上表现出如下特点。

1. 治疗的针对性很强，疗效可靠

当机体代谢发生障碍时，应用与人体内的生理活性物质十分接近或类同的生物活性物质作为药物来补充、调整、抑制、替换或纠正代谢失调，机制合理，结果有效，显示出针对性强、疗效高、用量小的特点。例如，细胞色素 C 作为一种细胞呼吸激活药，通过其迅速的酶促作用，对细胞中氧化和还原过程起到关键的促进作用，为生物体提供了重要的能量来源和生理支持。用它治疗因由脑缺氧、心肌缺氧和其他组织缺氧引起的一系列疾病效果显著。

2. 营养价值高，毒副作用小

蛋白质、氨基酸、糖及核酸等均是人体维持正常代谢的物质，因而生物药物进入体内后易为机体吸收利用和参与人体的正常代谢与调节。所以，生物药物对

人体毒副作用一般较少，而且还具有一定的营养作用。

3. 免疫性副作用时有发生

由于生物体之间的种属差异或同种生物体之间的个体差异都很大，所含的生理活性物质结构上存在很大差异，而生物药物是由生物原料制得，故在应用生物药物时常表现出免疫反应、过敏反应等副作用。

（二）原料的生物学特性

1. 有效成分含量低，杂质种类多，分离纯化工艺要求高

如胰腺中脱氧核糖核酸酶的含量为0.004%，胰岛素含量为0.002%，同时还有多种酶、蛋白质等杂质，分离纯化工艺非常复杂，收率相对较低。

2. 原料容易腐败、染菌

生物药物及其制品均为高营养物质，极易腐败、染菌，被微生物代谢所分解或被自身的代谢酶所破坏，造成有效物质活性丧失，并产生热原或致敏物质。因此，为保证制品的质量，必须对原料的保存、加工有一定的要求，尤其对温度、时间和无菌操作等有严格要求。

3. 原料来源多样性

生物材料既可来源于人、动物、植物、微生物等天然的生物组织和分泌物，又可来源于人工构建的工程细菌、工程细胞及人工免疫的动物、植物。因此，其生产方法、制备工艺也呈现出多样性和复杂性，要求从事生物药物研究、生产的技术人员具有宽广的知识结构。

（三）生产制备的特殊性

生物药物分子结构复杂，其分子结构中具有特定的活性部位，多是以其严格的空间构象维持其生理活性，所以生物药物对热、酸、碱、重金属及pH变化等各种理化因素比较敏感，甚至机械搅拌、压片机冲头的压力、金属器械、空气、日光等都会对生物活性产生影响。因此，在生物药物的生产制备过程中必须有严格的生产管理要求。

（四）检验的特殊性

生物药物具有特殊的生理功能以及严格的构效关系，因此生物药物不仅有理化检验指标，而且有生物活性检验指标和安全性检验指标等。

（五）剂型要求的特殊性

生物药物易受消化道的酸碱环境和水解酶的破坏，因此，药物的给药途径可直接影响其疗效的发挥，因而对剂型大都有特殊要求，从而才能保证制剂的均一性、安全性、稳定性和有效性。

（六）贮藏及运输的特殊性

生物药物对温度有严格的要求，从生产到使用的每一个环节，均可能因温度的变化降低药物的活性从而影响其疗效。为了保证生物药物的效价不被降低，多

数生物药物的生产、贮藏、运输，均必须在低温条件下进行。

任务二　生物药物的分类

生物药物既可按照其来源与生产方式分类，又可按照其生理功能与临床用途分类，但通常是按照生物药物的化学本质和化学特性来进行分类。由于生物药物原料结构多样、功能广泛，因此任何一种分类方法都会有不完美、不完善之处。

一、按照化学本质和化学特性分类

该分类方法有利于对同类药物的结构与功能的相互关系进行比较研究，有利于对制备方法、检测方法的研究。

（一）生化药物

1. 氨基酸类药物

这类药物包括天然的氨基酸和氨基酸混合物以及氨基酸的衍生物。氨基酸类药物使用量大。氨基酸的全世界年总产量已逾百万吨，年产值达几十亿美元。氨基酸类主要生产品种有谷氨酸、甲硫氨酸、赖氨酸、天冬氨酸、精氨酸、半胱氨酸、苯丙氨酸、苏氨酸和色氨酸，其中谷氨酸产量最大，占氨基酸总产量的80%。氨基酸的使用既可用单一氨基酸也可用复方氨基酸。例如，谷氨酸被人体吸收后，易与血氨形成谷氨酰胺，能解除代谢过程中氨的毒害作用，因而能预防和治疗肝昏迷，保护肝脏，是肝脏疾病患者的辅助药物。复方氨基酸注射液（18AA）用于蛋白质摄入不足、吸收障碍等氨基酸不能满足机体代谢需要的患者，也用于改善手术后患者的营养状况。

2. 多肽和蛋白质类药物

多肽和蛋白质类药物系指用于预防、治疗和诊断的多肽和蛋白质类生物药物，其品种多、用途广。多肽和蛋白质类药物本身是人体内源性物质或针对生物体内调控因子研发而得，通过参与、介入、促进或抑制人体内或细菌病毒中生理生化过程而发挥作用，其副作用小、药效高、针对性强，不会蓄积于体内而引起中毒。这类药物可以从生物体中直接提取获得，现在更多的是通过基因工程和蛋白质工程技术生产得到。

由于多肽和蛋白质类药物的体内外不稳定性，临床主要剂型是溶液型注射剂和冻干粉针。如精蛋白人胰岛素注射液、注射用鼠神经生长因子等。

3. 酶类药物

酶类药物是用于某些疾病的预防、治疗和诊断的酶。这些酶来源于生物体，包括微生物、植物和动物，经过提纯和加工后，具有催化特定化学反应的能力。酶类药物种类繁多，包括助消化酶类、消炎酶类、心血管疾病治疗酶类、抗肿瘤酶类及其他药用酶类等。例如，胰酶、胃蛋白酶、淀粉酶等消化酶用于补充和纠正体内消化酶的不足；又如，胰蛋白酶、糜蛋白酶等抗炎净创类酶，能够分解发炎部位纤维蛋白的凝结物，消除伤口周围的坏疽、腐肉和碎屑，起到净洁创口、消除痂皮、排除脓液抗炎消肿的作用。随着生物制药的迅速发展，酶替代疗法、酶诊断、酶治疗等，在治疗代谢疾病、心血管疾病、癌症等诸多疾病上发挥着越来越重要的作用。

4. 核酸类药物

此类生物药物主要包括核酸类、多聚核苷酸、核苷、核苷酸及其衍生物。广义的核酸药物包括核苷酸药物、核酸药物及含有不同碱基化合物的药物。核酸药物具有多种药理作用，如用作抗病毒剂，其代表药物有三氮唑核苷、无环鸟苷和阿糖腺苷等，临床上用于抗肝炎病毒、疱疹病毒及其他病毒等；用作干扰素诱导剂，其代表药物为聚肌胞，临床上用于抗肝炎病毒、疱疹病毒等；用作免疫增强剂，主要用于抗病毒及抗肿瘤的辅助治疗。

5. 糖类药物

糖类药物的来源有动物、植物、微生物等，它们在抗凝、降血脂、抗病毒、抗炎、抗肿瘤、增强免疫功能和抗衰老方面具有较强的药理活性。

例如，硫酸化多糖具有抗人类免疫缺陷病毒（HIV）活性及抗凝血活性，羧甲基化多糖具有抗肿瘤活性。硫酸软骨素 A 用于动脉硬化、高脂血症、冠心病、头痛、偏头痛，并可用作急性肝炎、链霉素中毒所致耳聋的辅助治疗。人胎盘脂多糖是一种非特异性免疫制剂，具有增强机体对多种细菌和病毒的非特异性免疫力的作用，可用于防治感冒、慢性气管炎及支气管哮喘等疾病。

透明质酸，又称玻尿酸，是 D-葡萄糖醛酸及 *N*-乙酰葡萄糖胺组成的双糖单位糖胺聚糖，广泛应用于各类眼科手术，如晶体植入、角膜移植和抗青光眼手术等。还可用于治疗关节炎和加速伤口愈合，还具有健肤、抗皱、美容的作用。

壳聚糖为天然多糖甲壳素脱除部分乙酰基的产物，具有生物降解性、生物相容性、无毒性、抑菌、抗癌、降脂、增强免疫等多种生理功能，同时也是良好的片剂肠溶衣材料。

6. 脂类药物

脂类药物是用于预防、治疗和诊断疾病的脂质，系脂肪、类脂及其衍生物的总称。具有相似的非水溶性性质，但其化学结构差异较大，生理功能较广泛，主要包括磷脂类、多价不饱和脂肪酸和前列腺素、胆酸类、固醇类、卟啉类等。卵磷脂对血清脂质有调节作用，还可以预防和治疗动脉硬化症（高血压、心肌梗死、脑溢血）；二十二碳六烯酸（DHA）具有抗衰老、改善血液循环、降血脂、辅助脑细胞发育等作用；猪去氧胆酸能抑制胆酸的形成及溶解脂肪，降低血中胆固醇和甘油三酯水平，也可用作消炎药，治疗慢性支气管炎、小儿病毒性上呼吸道炎症等；人工牛黄是由牛胆粉、胆酸、猪去氧胆酸、牛黄酸、胆红素、胆固醇、微量元素等加工制成的，具有清热解毒、化痰定惊之功效。

7. 维生素与辅酶类药物

维生素大多是一类必须从食物中获得的微量有机物质，结构差异较大，既不是组织细胞的结构成分，也不能为机体提供能量，但对机体代谢有调节和整合作用。如维生素 B_{12}，是唯一需要一种肠道分泌物（内源因子）帮助才能被吸收的维生素，参与制造骨髓红细胞，防止恶性贫血，防止大脑神经受到破坏。维生素 C 可用微生物发酵结合化学法生产。

（二）生物制品

1. 联合疫苗

联合疫苗系指两种或两种以上不同病原的抗原按特定比例混合，制成的预防多种疾病的疫苗，如吸附百白破联合疫苗、麻腮风联合减毒活疫苗等。

2. 双价疫苗及多价疫苗

由同种病原体的两个或两个以上群或型别的抗原成分组成的疫苗，称为双价疫苗或多价疫苗，如双价肾综合征出血热灭活疫苗、23 价肺炎球菌多糖疫苗等。

3. 重组 DNA 蛋白制品

重组 DNA 蛋白制品系指采用遗传修饰，将所需制品的编码 DNA 通过一种质粒或病毒载体，引入适宜的宿主细胞表达的蛋白质，再经提取和纯化制得。如注射用重组人白介素-2（Ⅰ），可用于癌性胸腹腔积液及黑色素瘤、肾癌等恶性肿瘤的治疗。

4. 血液制品

血液制品系指源自人类血液或血浆的治疗产品，如人血白蛋白、人免疫球蛋白、人凝血因子等。

二、按照原料来源分类

此种分类法有利于对同类原料药物的制备方法、原料的综合利用等进行研究分析。

（一）人体组织来源的生物药物

以人体组织为原料制备的药物疗效好、安全性高、稳定性好，无毒副作用，但受来源限制无法批量生产。这类药物现投产的主要品种仅限于人血液制品、人胎盘制品和人尿制品。生物技术的应用克服了因原料限制而无法大量生产药物的困难，保障了临床用药需求。如生长激素是注射用人生长激素的简称，是通过基因重组技术生产的，在氨基酸含量、序列和蛋白质结构上与人垂体分泌的生长激素完全一致。在儿科领域，采用生长激素进行替代治疗，可以明显地促进儿童的身高增长。同时，生长激素还在生殖领域、烧伤领域及抗衰老领域也有着同样重要的作用，已经广泛应用于临床。

（二）动物组织来源的生物药物

该类药物来源丰富、价格低廉，可以批量生产，缓解人体组织原料来源不足的情况。但动物和人有较大的种属差异，有些药物疗效低于人源的同类药物，甚至对人体无效。如蛇毒，其是毒蛇从毒腺中分泌出来的一种液体，主要成分是毒性蛋白质，占干重的90%~95%。蛇毒中酶类和毒素约有二十多种，此外，还含有一些小分子肽、氨基酸、碳水化合物、脂类、核苷、生物胺类及金属离子等。蛇毒具有抗癌作用、抗凝作用、止血作用、镇痛作用等。

（三）微生物来源的生物药物

来源于微生物的药物的种类、品种、用途有很多，包括各种初级代谢产物、次级代谢产物及工程菌生产的各种人体内活性物质，其产品有氨基酸、蛋白质、酶、糖类、抗生素、核酸、维生素、疫苗等。其中抗生素是最重要的一类来源于微生物次级代谢产物的药物，在控制感染、治疗癌症等方面发挥了重大作用。抗生素以外的来源于微生物次级代谢产物的药物，一般称为生理活性物质，包括酶抑制剂与诱导剂、免疫调节剂与细胞功能调节剂、受体拮抗剂与激动剂以及具有其他药理活性的物质。

（四）植物来源的生物药物

植物是天然的药物来源，医药史上有些伟大的药物发现就来自植物。对于植物本身而言，从中提取的活性成分以及按活性结构合成的化合物及衍生物，都可成为一种药物。该类药物为具有生理活性的天然有机化合物，按其在植物体内的功能有初级代谢产物和次级代谢产物之分。如紫杉醇是一种从裸子植物红豆杉的树皮分离提纯的天然次生代谢产物，具有良好的抗肿瘤作用；又如γ-亚麻酸存在于某些种子植物、孢子植物的油中，柳叶科月见草其种子油中含7%~10%的γ-亚麻酸，γ-亚麻酸具有降血脂、降血糖、抗心血管疾病等作用。

（五）海洋生物来源的生物药物

海洋生物药物为从海洋动植物及微生物体内提炼、萃取的新型有机化合物，广泛应用于现代新药物的研制与合成。海洋生物种类繁多，是丰富的药物资源宝库。由海人草中分离出的海人草酸具有驱虫作用、神经生理和神经毒作用，能鉴别革兰氏染色阴性菌内毒素，是从海洋生物中获得药用试剂的典型实例。

三、按照临床用途分类

随着预防医学和保健医学的发展，生物药物在广泛用于医学的各领域的同时也正日益渗透人们生活的各个领域，在疾病的治疗、预防、诊断等方面发挥着重要作用，其按临床用途分类有利于临床应用。

（一）治疗药物

用于临床疾病治疗是生物药物的主要功能。生物药物以其独特的生理调节作用，对许多常见病、多发病、疑难病有很好的治疗作用，且毒副作用低。生物药物对糖尿病、免疫缺陷病、心脑血管病、内分泌障碍、肿瘤等的治疗效果是其他药物无法替代的。如胰岛素、生长激素、甲状腺激素等可作为内分泌障碍治疗剂；维生素类药物主要起营养作用，用于维生素缺乏症；血红素、肝素、尿激酶、促红细胞生成素（EPO）等用作血液和造血系统疾病治疗药物；肾上腺素、乙酰半胱氨酸、注射用脱氧核糖核酸酶等用作呼吸系统药物；激肽释放酶（KLK）、猪去氧胆酸等用作心血管系统疾病治疗药物；胰酶、碘甲基甲硫基丁氨酸、鞣酸蛋白等用作消化系统疾病治疗药物；各类抗细菌、抗真菌抗生素用于抗感染治疗；灵芝多糖、香菇多糖、环孢霉素等作为免疫调节剂，用于免疫性疾病的治疗；碘苷、阿糖腺苷、干扰素等属于抗肿瘤药物；超氧化物歧化酶（SOD）具有抗辐射作用；乙型肝炎免疫球蛋白、破伤风免疫球蛋白等属于治疗作用的生物制品类药物。

（二）预防药物

预防是最经济、最有效的健康策略。对于许多传染性疾病来说，预防比治疗更重要。预防是控制感染疾病传播的有效手段，只有生物药物可担此任。药物预防，即预先服用药物以防止或减少疾病发生的措施。预防接种是把疫苗（用人工培育并经过处理的病菌、病毒等）接种在健康人的身体内使人在不发病的情况下，产生抗体，获得特异性免疫。常见的预防药物有各种疫（菌）苗、类毒素等。疫苗是对某一特定传染病产生或增加人工免疫力的制剂，一般分为活疫苗及死疫苗两类。常用的活疫苗有卡介苗、脊髓灰质炎疫苗、鼠疫菌苗、麻疹疫苗等；常用的死疫苗有百日咳菌苗、流脑菌苗、伤寒菌苗、霍乱菌苗等。类毒素又称减力毒素，变性毒素，是指一些经变性或化学修饰而失去原有毒性但仍保留其免疫原性的毒素，如破伤风类毒素、白喉类毒素等。随着生物技术应用范围的不断扩大，生物药物的品种将日益增多，疗效也将大幅度提高，将对降低医疗费用、提高国民身体素质和生活质量起到重要作用。

（三）诊断药物

生物药物用作诊断试剂展现出其别具一格的临床用途，绝大部分临床诊断试剂都来自生物药物。生物药物作为诊断试剂主要用于检测各种疾病或机体功能，具有速度快、灵敏度高、特异性强的特点。诊断药物发展迅速、品种繁多，剂型也不断更新改进。诊断药物现已应用的有免疫诊断试剂、酶诊断试剂、单克隆抗体诊断试剂、放射线诊断药物和基因诊断药物等，如人绒毛膜促性腺激素试剂盒、人类免疫缺陷病毒（HIV1/2）抗体诊断试剂盒，又如腺苷注射液，用于超声心动图药物负荷试验，辅助诊断冠心病。

（四）其他用途

生物制剂在食品、化妆品、保健品、医用材料等方面也有广泛的应用。如同位素标记试剂被广泛用于抗原、抗体的检测及疾病的诊断与鉴别等领域；又如随着生物医用高分子材料（如甲壳素、胶原等）的研发，止血海绵作为生物医学材料的运用和发展获得了飞跃。

任务三　生物药物原料的来源、处理与保存

一、生物药物原料的来源

生物药物的原料以天然的生物材料为主，主要包括人、动物、植物、微生物的组织、器官、细胞代谢产物。其中人体组织来源的生物药物疗效好、几乎无副作用，是理想的生物药物的来源，但由于人体组织提供的原料不足，无法满足目前的临床需求；动物组织来源的替代品也能够起到相当的作用，且原料来源丰富、价格低廉，因此，许多动物组织来源的生物药物广泛应用于临床；植物来源的生物药物品种也正逐年增加。生物细胞培养、原生质体培养和微生物发酵也是获取生物制药原料的重要途径。随着生物技术的应用范围不断扩大，利用基因工程、细胞工程、酶工程等技术人工制备的生物原料已成为当前生物制药原料的重要来源。

氨基酸、多肽、蛋白质、酶、辅酶、多糖、核苷酸、脂类和生物胺等，以及其衍生物、降解物及大分子的结构修饰物等生化药物，均是从动物、植物及微生物中提取的，也可用生物-化学半合成或用现代生物技术制得。各种典型动物来源、植物来源、微生物来源及海洋生物来源的生化药物，如表 1-1～表 1-4 所示。

表 1-1　典型动物来源的生化药物

器官或组织	生化药物
心脏	乳酸脱氢酶、细胞色素 C、辅酶 Q_{10}、心血通注射液等
脑	脑磷脂、肌醇磷脂、神经磷脂、神经肽等
胃	胃蛋白酶、胃泌素、组织蛋白酶、凝乳酶、维生素 B_{12} 等
肝脏	肝细胞生长因子、抑肽酶、肝抑素、肝 RNA 等
脾脏	人脾混合淋巴因子、脾水解物、脾 RNA、脾转移因子等
胰脏	淀粉酶、胰岛素、弹性蛋白酶、胰酶等
小肠	肝素、类肝素、促胰液素、肠激酶、胰高血糖素等
脑垂体	促皮质激素、促黄体激素、促甲状腺激素等
血液	抗凝血酶、凝血因子、纤维蛋白原、免疫球蛋白、人血白蛋白等
尿液	尿激酶、激肽释放酶、尿抑胃素、蛋白酶抑制剂等
胆汁	胆酸、胆红素等
蛇毒	纤溶酶等

表 1-2　　典型植物来源的生化药物

药物类别	生化药物
蛋白质	菠萝蛋白酶、木瓜蛋白酶、天花粉蛋白、相思豆蛋白、伴刀豆球蛋白等
氨基酸	由黄芪、香菇、地杨桃提取的氨基酸等
多糖	人参多糖、香菇多糖、刺五加多糖、黄芪多糖等

表 1-3　　典型微生物来源的生化药物

微生物种类	生化药物
细菌	亮氨酸、异亮氨酸、缬氨酸、色氨酸、苯丙氨酸、苏氨酸等氨基酸，L-苹果酸、乳清酸等有机酸，葡聚糖、低聚果糖、聚甘露糖等多糖，核苷酸，维生素，淀粉酶、蛋白酶、凝乳酶等酶类
真菌	丙氨酸、甲硫氨酸、精氨酸、谷氨酸、赖氨酸等氨基酸，柠檬酸、葡萄糖酸、苹果酸等有机酸，核苷酸类物质，甘露聚糖、银耳多糖等多糖，核黄素、β-胡萝卜素，淀粉酶等酶类
放线菌	甲硫氨酸、赖氨酸、丙氨酸、色氨酸、鸟氨酸、苏氨酸等氨基酸，5-氟尿苷酸、呋喃腺嘌呤等核苷酸，维生素，淀粉酶、高温蛋白酶、脂肪酶、卵磷脂酶等酶类

表 1-4　　典型海洋生物来源的生化药物

生物名称或种类	生化药物
海蛇	透明质酸酶、胆碱酯酶、抗胆碱酯酶等
鲸鱼	鲸肝抗贫血剂等
虾	龙虾肌碱等
珊瑚	前列腺素等
鱼类	鱼肝油、鱼精蛋白、软骨素等
软体动物	多肽、糖肽、多糖、毒素等
棘皮动物	磷酰精氨酸、磷肌酸、黏多糖、磷酸肌酊、海参素等

二、生物药物原料的处理与保存方法

（一）生物药物原料的选择准则

供生产生物药物的生物资源主要有动物、植物、微生物和海洋生物的器官、组织、细胞和代谢产物。从药学和经济学等角度出发，选择生物药物生产原料时要考虑所选材料的同源性的同时，还应遵循以下准则：原料来源丰富、新鲜、无污染、易得；有效成分含量高；成本比较低；原料中杂质含量少，便于分离纯化等生产操作，且原料的采集不破坏生态环境。

（二）生物药物原料的预处理

生物药物原料的预处理

1. 生物药物原料的采集

生物药物原料与生物制剂涉及生物工艺以及生物物料，例如细胞培养或从活机体提取物料。这些生物工艺可能会显示出其固有变异性，所以其副产品的范围和性质可能会变化。故在生物药物生产的各个阶段，必须最大限度地减少变异、降低污染和交叉污染。因此，采集生物材料时必须保证环境卫生符合要求，并尽力保持原材料的新鲜，防止腐败、变质与微生物污染。

生物材料包括各种生物组织、动物细胞培养液、植物细胞培养液、微生物发酵液、动物血液、乳液等。这些材料中的目标物，通常浓度很低，杂质含量却很高，而且组分非常复杂，是细胞、细胞碎片、蛋白质、核酸、脂类、糖类、无机盐类等物质的混合物。

选取材料时，目标组织、器官要完整，并进行初步整理，尽量不带入无用组织，所选用材料要防止污染微生物及其他有害物质。必要时，应当进行致病微生物与外源病毒的污染检查。生物材料采摘选取之后，必须及时进行速冻，低温保存，防止生物活性成分的变性、失活；酶原提取要及时，防止酶原激活转变为酶等。动物原料采集后要立即处理，去除结缔组织、脂肪组织等，并迅速冷冻贮存；植物原料采集后可就地去除不用的部分，将其有用部分进行保鲜处理。收集微生物原料时，更要及时将菌体细胞与培养液分开，根据有效成分存在部位及时进行保鲜处理。

2. 选择预处理方法的依据

对生物材料进行预处理，要根据目的的不同选择合适的方法。

（1）根据生物活性物质的存在方式与特点选择预处理方法　生物活性物质与其生物功能关系十分密切。一般情况下，可以根据生物活性物质的生物功能推断其存在部位和分布方式。目标物分布方式分为胞内与胞外两种，胞外物质是由细胞产生再释放出来的，因此两者实质上没有严格界限。如尿中的尿激酶是由肾细胞产生，血中的γ-球蛋白来自 B 淋巴细胞。多数微生物酶如蛋白质水解酶、淀粉酶、糖化酶常大量存在于胞外培养液中；而合成酶类、代谢酶类、遗传物质和代谢中间产物则存在于细胞内，如 DNA 聚合酶、细胞色素 C 等。

生物材料中的生化组成数量大、种类多。目标物与杂质的理化性质如溶解度、分子质量、等电点等都十分接近，所以分离、纯化比较困难。目标物不同的存在和分布方式决定了不同的处理方法。此外，在分离纯化过程中，由于生物材料中的目标物的生理活性处于不断变化中，可能被材料中自身的代谢酶所破坏，或为微生物活动所分解，还可能受空气氧化、微生物污染、蛋白水解作用、pH、离子强度、温度、机械搅拌等因素影响而改变其生理活性，比如发生失活现象。因此，对生物材料进行适当预处理，防止目标物的失活，才能为后续操作奠定基础，并保护目标物不被破坏。

目前常采用的方式有两种，一种是提取前先通过预处理加入活化剂和保护剂，在一定温度下放置一段时间使其激活成有活性的酶，然后再分离纯化；另一种方式是先以酶原的形式初步提纯，然后加入激活剂等活化，再通过精制纯化得到有活性的酶类产品。

对于胞外物质，可以从其细胞外液中得到。细胞内的生物活性物质有些游离在胞浆中，有的结合于质膜或器膜上或存在于细胞器内。因此，对于胞内物质的提取要先破碎细胞，使胞内产物获得最大限度的释放。对于膜上物质则要选择适当的溶剂使其从膜上溶解下来，如采用玻璃匀浆器、组织捣碎器或反复冻融法对细胞进行破碎处理等。如属于多烯类的制霉菌素、两性霉素和曲古霉素产生后都累积于菌丝体内，且水溶性很小；提取时需要获得其菌体滤饼，再用其他溶剂萃取。

（2）为便于后续操作选择预处理方法　经过预处理和液-固分离后，将目标物溶液与材料残渣分开，并要求得到的溶液澄清、pH 适中、目标物有一定的浓度，但不同的提取工艺路线对滤液质量的要求不完全相同，预处理时也要相应采用不同的方法。如果后续工艺中需用离子交换法，则对滤液中无机离子、灰分含量、澄清度方面要求比较严格；如果采用溶剂萃取法，则要求蛋白质含量较低，以减轻乳化现象。例如在生产链霉素过程中，通过较剧烈的变性和处理条件，使蛋白质类杂质变性沉淀，并进行加热处理，有利于提高过滤速度。加入凝聚剂、絮凝剂、沉淀剂等处理，有助于液-固分离。

（3）为保证目标物稳定性选择预处理方法　在分离纯化过程中，受各种因素影响，目标物的生理活性处于不断变化之中，在整个过程中都要防止目标物的失活。如果目标物容易失活，需要通过预处理加入保护剂；如果目标物需要活化，则要加入活化剂。例如青霉素在酸性条件下稳定性较差，发酵液 pH 只能控制在 4.8~5.2，并且要求低温操作；对蛋白质类药物，要防止其高级结构的破坏，因此要避免高热、强烈搅拌、强酸、强碱及重金属离子的作用等。

3. 预处理方法

（1）动物材料的预处理　动物材料预处理时可用绞肉机将事先切成小块的组织绞碎，当绞成组织糜后，从粒子较粗的组织糜中提取出很多蛋白质和酶，但组织糜粒子不能太粗，这需要选择好绞肉板的孔径，否则将会影响产率。通常先选用粗孔径，再选用细孔径，有时甚至要反复多次，如是速冻的组织也可在冰冻状态下直接切块绞。

用绞肉机绞，一般细胞并不易破碎，不能有效地提取出一些胞内产物，则需要通过特殊的匀浆才行。在实验研究时常用的是玻璃匀浆器、组织捣碎器，工业上常用高压匀浆泵。若用机械处理方法不能有效提取一些胞内产物，需采用反复冻融或制备成丙酮粉的方法使细胞破碎。

细胞破碎目的是使胞内产物获得最大程度的释放。细胞破碎的方法很多，常用的方法有：机械法（匀浆法、珠磨法、超声波振荡等）、物理法（干燥法、冻融法、渗透压冲击法等）、化学法（化学试剂处理、制成丙酮粉等）、生物法（酶解法、组织自溶法等）等。

（2）细胞培养液的预处理　在合适的培养基及一定的培养条件下，动物、植物或微生物细胞进行生长、繁殖，同时积累生物活性物质，主要通过去除两大类杂质对其培养液进行预处理。一类是可溶性黏胶状物质，包括核酸、杂蛋白质、不溶性多糖等，此类杂质不仅使培养液黏度提高，液固分离速度受影响，而且还会影响后面的提取操作；另一类则是某些无机盐，它们不仅影响成品质量，而且在采用离子交换法提取时，由于树脂大量吸附无机离子而减少对目标物的交换。因此，需要将这些无机离子，特别是高价金属离子如 Fe^{3+}、Ca^{2+}、Mg^{2+} 预先除去。

在生产中，对细胞培养液的预处理常进行以下操作：①加入凝聚剂或絮凝剂、变性沉淀、吸附、等电点沉淀及各种沉淀剂沉淀等方法可以对培养液中的细胞、菌体或蛋白质进行处理；②当发酵液中含有较多多糖时，黏度增大，液固分离困难，则可用酶将其转化为单糖来提高过滤速度。在真菌或放线菌发酵时，培养基中常含有淀粉（碳源），发酵终止时，培养基中常残留未消耗完的淀粉，加入淀粉酶将它水解成单糖，可降低发酵液黏度，提高滤速，这些都是多糖的去除方法；③高价金属离子的去除则常用离子交换法、沉淀法等。

（三）常用的提取方法

提取是指在操作分离过程中用适当的溶剂将目标物溶出并与原材料其他部分分开，实现从原材料中获取目标物的过程。

1. 酸、碱、盐水溶液提取法

用酸、碱、盐水溶液可以提取各种水溶性、盐溶性的生化物质。这类溶剂提供了一定的离子强度、pH 及相当的缓冲能力。例如，肝素用 pH 为 9 的 3%氯化钠溶液提取，胰蛋白酶用稀硫酸提取。

2. 表面活性剂提取法与反胶束提取法

表面活性剂分子具有亲水与疏水基团，分布于水-油界面时有分散、乳化和增溶作用。表面活性剂可分为阳离子型、阴离子型、两性离子与非离子型，根据目标物选用合适的类型，进行蛋白质等产物的提取。反胶束是分散于连续有机相中的、由表面活性剂所稳定的纳米尺度的聚集体。在反胶束溶液中，构成反胶束的表面活性剂的非极性尾向外伸入非极性溶剂中，而极性头则向内排列形成一个极性核。蛋白质及其他亲水物质能够进入反胶束的极性核内，由于周围水层和极性头的保护，保持了蛋白质的天然构象。因此，反胶束提取法可用于一些蛋白质和氨基酸的提取。

3. 有机溶剂提取法

有机溶剂提取法分为液-固萃取和液-液萃取，是目前应用比较广泛的提取方法。利用有机溶剂法提取时，选择溶剂的原则是：相似相溶。液-固萃取也称为浸取，多用于提取存在于细胞内的有效成分，如用酸-醇从胰脏中提取胰岛素，用丙酮从动物脑中提取胆固醇。液-液萃取是指用一种溶剂将物质从另一种溶剂（如发酵液）中提取出来的方法，即利用有机溶剂对非极性或弱极性物质进行的萃取，这是一种利用物质在两种互不相溶的液相中分配特性不同而进行的分离过程。有机溶剂既能抑制微生物的生长及某些酶的作用，防止目标物降解失活，又能阻止大量无关蛋白质的溶出，有利于进一步纯化。例如用酸-醇法提取胰岛素，既可抑制胰蛋白酶对胰岛素的降解作用，又能减少共存的其他杂蛋白，使后处理更为简便。

4. 双水相萃取法

双水相萃取是一种新型分离技术，其应用于蛋白质、酶、核酸、人生长激素、干扰素等的分离纯化，它是将传统的离心、沉淀等液-固分离转化为液-液分离，工业化的高效液-液分离设备为此奠定了基础。在水相和有机相之间的传质过程中，有些物质（如蛋白质和酶等生物大分子）对有机溶剂较为敏感，容易变性，因此利用亲水性高分子聚合物的水溶液可形成双水相的性质，以双水相系统代替传统有机试剂进行萃取，获得生物活性物质。例如，采用 PEG-磷酸酯与磷酸盐组成的双水相系统来萃取 β-干扰素，则杂蛋白完全被分配在下相而得到分离。

5. 超临界流体萃取法

超临界流体萃取（SFE）是一种将超临界流体作为萃取剂，把一种成分（萃取物）从混合物（基质）中分离出来的技术。CO_2 是最常用的超临界流体。超临界流体的物理特性、传质特性通常介于液体和气体之间，适于作为萃取溶剂。例如，超临界流体萃取法可用于从药用植物中萃取生物活性分子，生物碱萃取和分离；从多种植物中萃取抗癌物质，特别是从红豆杉树皮和枝叶中获得紫杉醇防治癌症等。

（四）常用的分离纯化方法

生物材料经过以上合适的提取方法进行提取后，目标物已经最大限度地与所选材料进行分离并富集。但是生物材料的组分非常复杂，与目标物相伴的杂质很多，常常不能通过药典中规定的各项检验，这样得到的生物材料不能直接用于临床。因此，进一步将目标物分离纯化出来，使之具有较高的纯度，并且符合药典杂质限量要求，是保证生物药物顺利用于临床的必要步骤。

生化分离技术是指从动植物组织培养液或微生物发酵液中分离、纯化生物产品的过程中所采用的方法和手段的总称。分离指初步纯化，即通过一定的操作方法，将目标物与杂质分开的过程。经过分离操作后，目标物的纯度有明显提高，杂质含量减少。而纯化则是指经过分离的样品，由于目标物纯度较高，杂质含量较小，要得到能够用于临床的药品，特别是能够符合药典等相关法规的要求，则需要进一步进行分离操作，得到纯度更高的目标物。

因此，分离纯化技术是生物制药中十分关键的部分。由于分离纯化方法较多，要根据目标物选择合适的分离纯化方法，或者几种方法联用，以保证目标物产量和纯度等参数符合要求。生产工艺中的操作方法和操作条件要经过多次试验后确定，并进行优化。

1. 液-固分离技术

液-固分离是将悬液中的固体和液体分离的过程，如将生物组织的提取液与细胞碎片分离，将发酵液中细胞、菌体、细胞碎片以及蛋白质沉淀物分离等。在生物活性物质的分离纯化过程中不可避免地要用到液-固分离技术，常规的液-固分离技术主要有过滤和离心分离等。

2. 沉淀分离技术

在生化物质的提取和纯化的整个过程中，目标物经常作为溶质而存在于溶液中，改变 pH、离子强度等溶液条件，使目标物的溶度积发生变化，可以使它以固体形式从溶液中分离出来。这种方法广泛应用于抗生素、有机酸、多肽、核酸、蛋白质和其他细胞组分的回收和分离中。一般析出物为无定形固体时称为沉淀法，析出物为晶体时称为结晶法。根据操作过程不同，沉淀分离技术主要分为盐析法、有机溶剂沉淀法、等电点沉淀法、结晶法及其他多种沉淀方法等。

（1）盐析法　盐析法是利用各种生物分子在浓盐溶液中溶解度的差异，通过向溶液中引入一定数量的中性盐，使目的物或杂蛋白以沉淀析出，达到纯化目的的方法。盐析法可作为初始的提取方法，再与多种精制手段结合起来，如采用超滤、凝胶色谱、透析等方法将无机盐去除，从而制得高纯度产品。

（2）有机溶剂沉淀法　在蛋白质溶液中，加入与水互溶的有机溶剂，能显著地减小蛋白质的溶解度而发生沉淀。有机溶剂沉淀法常适用于蛋白质、酶、核酸、多糖等物质的提取。

（3）等电点沉淀法　对于两性物质，在等电点时，净电荷为零，导致赖以稳定的双电层及水化膜的削弱或破坏，分子间排斥电位降低，吸引力增大，能相互聚集起来，发生沉淀。等电点沉淀法操作十分简便，试剂消耗少，给体系引入的外来物（杂质）也少，是一种常用的分离纯化方法。等电点沉淀法主要适用于水化程度不大，在等电点时溶解度很低的物质。在实际工作中等电点法常作为去杂的方法。比如，胰岛素纯化时，调 pH 为 8.0 除去碱性杂蛋白，调 pH 为 3.0 除去酸性杂蛋白，粗提液经这样处理后纯度大大提高，有利于后步提取操作。

（4）结晶　结晶是制备纯物质的有效方法。溶液中的溶质在一定条件下因分子有规则的排列而结合成晶体。通过结晶，溶液中的大部分杂质会留在母液中，经过滤、洗涤可得到纯度高的晶体。许多氨基酸、抗生素、维生素等就是利用多次结晶的方法制取高纯度产品的。由于结晶过程中，有时会出现晶体大小不一、形状各异，甚至形成晶簇等现象，因此附着在晶体表面及空隙中的母液难以完全除去，此时则需要重结晶，否则将直接影响产品质量。

3. 膜分离技术

膜分离技术是一种以分离膜为核心，用膜作为选择障碍层，允许某些组分透过而保留混合物中其他组分，从而达到分离目的的技术。此法是进行分离、浓缩和提纯物质的一门新兴技术。膜分离技术与过滤分离技术较为相似，过滤介质是实现分离的直接手段。但普通过滤分离是固体颗粒水平的液-固分离；膜过滤主要集中在分子、离子水平的操作，其中有透析、微滤、超滤、电渗析、反渗透等膜分离技术，它们都依赖于各种新型人工膜和膜分离装置的出现，成为现代生化分离、制备的有效手段。例如，利用超滤膜可以将发酵液中的蛋白质、多肽、多糖等杂质截留，而抗生素透过超滤膜得到分离，然后利用纳滤膜可将抗生素透过液浓缩到很高倍数。水和小分子无机盐可以透过膜，而抗生素被纳滤膜截留浓缩。纳滤膜已成功应用于青霉素、红霉素、金霉素等多种抗生素的浓缩和纯化过程中。

4. 层析分离

层析分离技术简称层析法，又称色谱法、色谱层析法，是一种应用很广的分离分析方法，是利用不同物质理化性质的差异而建立起来的技术。层析系统由两个相组成：一是固定相，也称为分离介质，常被填充于层析柱中；二是流动相，流过整个层析柱，并与分离介质接触。当待分离的混合物随流动相通过固定相时，由于各组分的理化性质存在差异，与流动相和固定相发生相互作用的能力不同，随流动相向前移动时，各组分不断地与两相相互作用，样品中各个组分的距离逐渐拉开，并相继流出层析柱，从而达到将各组分分离的目的。根据原理不同，层析分离技术主要包括吸附层析、凝胶层析、离子交换层析、疏水层析、亲和层析等。

利用吸附层析介质表面的活性分子或活性基团，对流动相中不同溶质产生吸附作用，利用其对不同溶质吸附能力的强弱而进行分离的方法，称之为吸附层析；利用凝胶层析介质（固定相）交联度的不同所形成的网状孔径的大小，在层析时能阻止比网孔直径大的生物大分子通过。利用流动相中溶质的分子质量大小差异而进行分离的方法，称之为凝胶层析；利用固定相介质表面活性基团，经化学键合方法，将具有交换能力的离子基团固定在固定相上面，这些离子基团可以与流动相中离子发生可逆性离子交换反应而进行分离，称为离子交换层析；利用固定相载体上偶联的疏水性配基与流动相中的一些疏水分子发生可逆性结合而进行分离的方法，称之为疏水层析；在固定相载体表面耦联具有特殊亲和作用的配基，这些配基可以与流动相中溶质分子发生可逆的特异性结合而进行分离的方法，则称为亲和层析。

5. 电泳分离

电泳分离是靠溶质在电场中移动速度不同而分离的方法，溶质必须带电，它本身可以是离子或由于表面吸附离子而带电。不仅是小的离子，生物大分子，如蛋白质、核酸、病毒颗粒、细胞器等带电颗粒也可以在电场中移动，由于不同组分所带电荷及性质的不同，迁移速率不同，可实现分离。电泳包括聚丙烯酰胺凝胶电泳、等电聚焦、双向电泳、毛细管电泳等。电泳分离已成为各种带电物质分离鉴定的重要方法和手段，是医药学研究及药品生产、质量检验的重要手段。

电泳技术可以分离各种有机物（氨基酸、多肽、蛋白质、酶、脂类、核苷、核苷酸、核酸等）和无机盐，还可以用于分析某种物质的纯度及进行相对分子质量测定。电泳技术与层析法、指纹图谱结合起来，可用于蛋白质结构的分析。

6. 其他分离技术

除了以上介绍的以外，还有一些分离技术也得到很好的发展，并已经用于生产。如各种萃取技术，利用不同组分在互不相溶的两种溶剂中溶解性能的差异实现分离；差速离心、密度梯度离心分离技术利用不同物质沉降特性的差异实现组分的分离。如采取逐渐提高离心速度的差速离心方法分离不同大小的细胞器；等密度区带离心法可分离核酸、亚细胞器等，也可以分离复合蛋白质。而反胶束萃取法利用表面活性剂在溶液中形成反胶束，既能够容纳目标物，又能够保护目标物使其不失活，适合于蛋白质的提取等。

（五）浓缩干燥技术

在生物药物生产过程中，目标物在生物材料中含量较低，且在分离纯化过程中不断受到各种条件影响而损失，为此，要想得到足够量的目标物，必须处理足够的材料，还要使用大量的溶剂。此外，在许多分离纯化过程中，都要用到溶剂对组分进行溶解，尤其在柱层析过程中，为了实现组分的分离，常需要加入很多流动相，导致含有目标物的溶液体积大、浓度低。为便于后续操作和样品保存，则需要对这些溶液进行浓缩或干燥。

浓缩和干燥在本质上都是将溶液中溶剂除去的过程，但程度不同。浓缩是指从溶液中除去部分溶剂（蒸发），溶质浓度增大的过程；干燥是指从溶液或者湿物料中除去溶剂，制备固体目标物的过程。浓缩和干燥过程中常使用加热的方法促使溶剂快速蒸发，但是有些生物药物对热不稳定，容易变性和失活，或者在有水存在的情况下长时间受热容易被破坏，使常规加热浓缩方法的使用受到很大限制。目前，使用较多的浓缩和干燥的方法有真空减压浓缩法、喷雾干燥法和真空冷冻干燥法等。

（六）生物药物原料的保存方法

生物药物原料的常用保存方法主要有冷冻法、有机溶剂脱水法、防腐剂保鲜法等。

冷冻法，适用于所有生物原料，常用-40℃速冻；有机溶剂脱水法，常用的有机溶剂是丙酮，此法适用于原料少、价值高，有机溶剂对原料生物活性无影响的原料；防腐剂保鲜，常用乙醇、苯酚等，适用于液体原料，如发酵液、提取液等。

任务四　生物药物的发展过程

一、传统生物药物发展历史

人类利用生物药物治疗疾病有着悠久的历史。葛洪所著的《肘后备急方》里有用海藻酒治疗瘿病（地方性甲状腺肿）的记载；此书中写有用狂犬脑组织敷在伤口上治疗狂犬病，被认为是中国免疫思想的萌芽；这部书上描写的天花症状，以及其中对于天花的危险性、传染性的描述，都是世界上对天花病最早的记载。“药王”孙思邈用羊肝（含维生素A）治疗“雀目”（现在称之为夜盲症），用谷树皮煎汤煮粥食用预防脚气病和脚气病的复发，比欧洲人早了1000年，谷树皮富含维生素 B_1。清代董玉山的《牛痘新书》中记载有：“自唐开元年间，江南赵氏，始传鼻菌种痘之法。”宋朝真宗年代就开始利用接种人痘的免疫技术预防天花，这应该是最早将生物材料用作预防药物的例子。沈括所著的《沈存中良方》中记载了用秋石（男性尿中的沉淀物）治疗类固醇缺乏症，其制备原理与阿道夫·温道斯于20世纪30年代创立的类固醇分离方法近似。明代李时珍《本草纲目》分为五十二卷，收载药物1892种，除植物药外，还有动物药440多种，书中还记载了各种药物的用法、功能、主治等。又如，发酵药物最早记载于《神农本草经》；《伤寒论》中有“香豉”（淡豆豉）的记载；《金匮要略》中有关于发酵中药“神曲”的详细记载；贾思勰的《齐民要术》、葛洪的《肘后备急方》等古代医学典籍中有对天然发酵炮制方法及应用的描述；明李梴（健斋）的中医全书《医学入门》中记载的五倍子经发酵制得的没食子酸（百药煎的主要成分），是世界上最早制得的有机酸，比西方国家早了200多年。

西方生物制药的产生和发展与文艺复兴之后生物科学的发展有关。1796年，英国医生琴纳（Jenner）发明了用牛痘疫苗治疗天花，从此用生物制品预防传染病得到肯定。1860年，路易斯·巴斯德发现细菌，为抗生素的发现奠定了基础。1880年后巴斯德又成功地研制出鸡霍乱疫苗、狂犬病疫苗等多种疫苗，其理论和免疫法引起了医学实践的重大变革。

二、近代生物药物发展历史

20世纪20年代，有关蛋白质和酶的分离纯化技术，如盐析法、有机溶剂分级沉淀法、离心分离法等，开始应用于制药工业领域。纯化胰岛素、甲状腺激素、多种必需氨基酸、必需脂肪酸与多种维生素生产工艺相继成功开发。

1928年，英国弗莱明（Fleming）发现青霉素，至1941年在美国开发成功，标志着抗生素时代的到来，推动了发酵工业的快速发展，为使用抗生素治疗传染病开辟了道路，也标志着人类进入合成新药的新时代，促使生物药物由传统生物制药阶段进入近代生物制药发展阶段。

1945年，美国瓦克斯曼（Waksman）继青霉素应用于治疗之后，第一个将从放线菌中发现的链霉素作为抗菌药品治疗结核病，取得了令人振奋的效果，同时开创了通过筛选各种微生物来主动寻找抗生素的先河。人类此后开始了大规模筛选抗生素，相继发现了金霉素（1947年）、氯霉素（1948年）、土霉素（1950年）、制霉菌素（1950年）、红霉素（1952年）、卡那霉素（1958年）等，在这一时期，抗生素的研究进入了系统化阶段，抗菌药制药工业得到快速发展。

1958年，谢汉合成了6-氨基青霉烷酸，开辟了生产半合成青霉素的道路。此后人类生产和开发出了多种半合成青霉素。1961年，人类从头孢霉菌代谢产物中发现了头孢菌素C，在头孢菌素C的基础上成功合成了许多高活性的半合成头孢菌素。20世纪60年代后，生物分离工程技术与设备在生物制药工业中获得广泛应用，离子交换技术、膜分离技术、凝胶层析技术、亲和层析技术、细胞培养与组织工程技术及其相关设备为近代生物制药工业的发展提供了强有力的技术支撑，很多结构明确、疗效独特的生物药物迅速占领医药市场，如胰岛素、前列腺素、链激酶、溶菌酶、尿激酶、缩宫素、肝素钠等，为人类的医药事业奠定了坚实的基础。20世纪70年代，人们开始研究应用植物细胞培养生产植物药物。1983年，日本首先实现紫草细胞培养工业化生产紫草素。20世纪80年代，人们开始认识到微生物除了能生产抗生素之外，还能产生酶抑制剂、免疫调节物质和作用于神经系统、循环系统及抗组胺及消炎的药物，生物药物得到了蓬勃发展。

三、现代生物药物发展阶段

1953年沃森和克里克提出著名的DNA双螺旋结构模型；1973年，Stanley Cohen和Herbert Boyer研发出了基因重组的方法，这使得在体外表达蛋白成为可能；1976年，诞生了全球首家DNA重组技术新药研发公司——美国Genetech公司；1982年，欧洲首先批准DNA重组动物球虫病疫苗。1982年，第一个基因工程药物——基因重组胰岛素上市，标志着基因重组技术的应用正式成为一个产业，也标志着生物制药进入了以基因工程为主导，包括现代细胞工程、发酵工程、酶工程和组织工程为技术基础的现代生物制药发展阶段。基因工程药物的研究与开发进入了一个快速发展时期，加速了生物制药工业的现代化与市场化。20世纪90年代，另一种重要的生物技术药物——单克隆抗体走上历史舞台，单克隆抗体能够准确找到病变细胞后再将其毁灭。

1989年，中国科学家自行研制成功干扰素基因克隆和表达，开启了我国生物技术药物产业的新时代。我国生物制药产业正在向规模化、系列化、专门化方向发展。如《中华人民共和国药典》（以下均简称为《中国药典》）（2020 年版）三部生物制品收载 153 种，其中新增 20 种、修订 126 种；新增生物制品通则 2 个、总论 4 个，体现了生物药物在我国医疗领域的作用日益增强。

任务五　生物药物的现状与发展前景

生物技术引入医药产业，是生物新药发现的关键，它贯穿于生物新药研发的全过程，使得生物制药业成为最活跃、发展最快的产业之一。人类基因组学与蛋白质组学的生物信息学研究使得对人类疾病与相关生理活性物质的认识进入分子水平，同时也为新的药物靶点与先导物的发现及确证提供了重要依据；对功能蛋白的结构与生物活性关系的研究则使得设计新的生物药物成为可能；通过 DNA 重组技术建立生物分子库，从中以高通量筛选获得新的药理活性分子，再经药效学与安全性评估和下游工程的研究开发成新的生物药物，新的生物药物剂型研究使其能更方便、更安全、更有效地应用于临床，并加速生物制药工业的现代化与市场化。

生物制药产品包括抗体、疫苗、血液制品、重组蛋白、诊断试剂等，主要用于肿瘤、艾滋病、心脑血管病、肝炎、自身免疫性疾病和代谢相关疾病等的治疗。以基因工程药物为核心的生物制药工业蓬勃发展，并成为新药开发的重要发展方向，在危及人类健康的重大疾病的防治方面具有重要作用。

目前，生物制药产业已成为制药工业中发展最快、活力最强和技术含量较高的领域，也被认为是 21 世纪最有发展前景的产业之一，也是衡量一个国家生物技术发展水平的最重要标准之一。

一、生物药物的发展现状

（一）基因工程药物

基因工程药物随着基因工程技术的发展而发展，大致经历了 3 个阶段：细菌基因工程、细胞基因工程、转基因动物和合成生物学。1978 年合成了人工胰岛素，1979 年实现了生长激素基因在大肠杆菌中的表达，1982 年研制成功了人工干扰素，基因工程制药从此走上了产业化道路。

基因工程制药技术是随着 DNA 重组技术的发展而发展的，基因工程药物已成为利用现代生物技术生产的最重要的产品，也成为衡量一个国家现代生物技术发展水平的最重要标志，同时也是当今最活跃和发展最迅速的领域。基因工程药物在治疗肾性贫血、白细胞减少、癌症、器官移植排斥、心肌梗死、类风湿性关节炎、糖尿病、乙肝、丙肝、多发性硬皮病、不孕症、囊性纤维化、血友病、银屑病和脓毒症等领域，均起到了传统化学药物难以达到的效果。

DNA 重组技术直接提供干扰素、白细胞介素、红细胞生成素（EPO）、集落刺激因子（GM-CSF）等基因工程药物，供临床治疗使用，很大程度上提高了对恶性肿瘤、心脑血管病、重要传染病和遗传病的防治水平，并广泛应用于改造已有的抗生素和生物制品等传统医药工业。基因工程制药技术可以被认为是现代生物制药技术的核心。

（二）微生物发酵工程制药

微生物工程即发酵工程，它在原有发酵技术的基础上又采用了新技术，使工艺水平大大提高。

20 世纪 40 年代初，随着青霉素的发现，抗生素发酵工业逐渐兴起。由于青霉素产生菌是需氧型的，微生物学家就在厌氧发酵技术的基础上，成功地引进了通气搅拌和一整套无菌技术，建立了深层通气发酵技术。这使得有机酸、维生素、激素等都可以用发酵法大规模生产。而氨基酸发酵工业的发展，是建立在代谢控制发酵技术的基础上的。代谢控制发酵技术已经用于核苷酸、有机酸和部分抗生素的生产中。20 世纪 70 年代以后，基因工程、细胞工程等生物工程技术的开发，使发酵工程进入了定向育种的阶段。

微生物工程所采用的新技术主要应用于工艺改进、新药研制和菌种改造等三个方面。工艺改进主要是在发酵过程中实现计算机控制以及使用各项生理指标应用传感器等加以检测；新药研制主要是开发微生物药物。获得新的生理活性物质的手段通常有两种，一种是在已知的微生物中寻找除抗生素外的新的代谢产物，另外一种手段是获得全新的物种。

微生物药物是在微生物生命活动过程中产生的具有生理活性（或称药理活性）的次级代谢产物及其衍生物。微生物药物的新时代是以酶抑制剂的研究为开端，目前已拓展到免疫调节剂、受体拮抗剂、抗氧化剂等多种生理活性物质的筛选和开发研究领域。

微生物发酵工程制药所用的微生物菌种不仅仅局限于天然微生物的范围，已建立起来的新型工程菌株，可以生产天然菌株所不能产生或产量很低的生物活性物质，拓宽了微生物发酵工程制药的研究范围。

（三）细胞工程制药

细胞工程制药技术主要由上游工程（包括细胞培养、细胞遗传操作和细胞保藏）和下游工程（即将已转化的细胞应用到生产实践中用以生产生物产品的过程）两部分构成。当前细胞工程所涉及的主要技术领域包括细胞融合技术、细胞器特别是细胞核移植技术、染色体改造技术、转基因动植物技术和细胞大量培养技术等方面。

通过植物细胞培养可生产出有药用价值的次生代谢产物。1983 年，日本利用紫草细胞培养工业化等生产紫草素，是世界上首创利用植物细胞培养工业化生产次生代谢产物；又如热门的研究课题——用红豆杉细胞培养生产抗癌药物紫杉醇。此外，还可利用固定化植物细胞将廉价的底物转化成价值高的药物。通过大量的动物细胞培养获得细胞产品，还可用来进行病毒抗原的制作和疫苗的生产，如狂犬病疫苗、风疹疫苗、小儿麻痹症疫苗等都是动物细胞培养的产物。

科学家成功诱导了不同种动物的体细胞融合，并且能将杂种细胞培养成活。细胞融合技术不断改进，现在已广泛应用于细胞学、遗传学、免疫学、病毒学等多种学科的研究工作中。细胞融合技术是单克隆抗体制备的最关键技术。单克隆抗体在医学上的用途十分广泛，抗病毒单克隆抗体已用于临床，例如，用于诊断流感病毒类型和狂犬病的治疗。单克隆抗体最受重视的用途是在肿瘤诊断和治疗方面。

细胞工程同基因工程结合技术用于生产蛋白质类药物，前景广阔。常见融合蛋白有免疫球蛋白（Ig）融合蛋白、甲状旁腺激素（PTH）融合蛋白、细胞因子重组融合蛋白等。

细胞工程不仅可大量工业生产天然稀有的药物，而且其产品具有高效性和对疾病鲜明的针对性。因而，细胞工程药物的发展必将给制药工业带来一次革命性飞跃，在人类的医疗保健中将发挥越来越重要的作用。

（四）酶工程制药

酶工程制药是将酶或微生物细胞作为生物催化剂，借助化学反应工程手段将相应的原料转化成药物的技术。酶在医药领域主要用于疾病的诊断、预防、治疗和制造药物。用于医药领域的酶具有种类多、用量少、效率高等优点。生物催化剂工程、溶剂工程和生物反应器等新技术的发展，不仅可使生物催化反应的效率成倍增长，而且可使整个生产过程连续化、自动化，为生物催化技术应用于药物的有机合成展现了广阔的前景。

二、生物制药研究发展前景

生物制药是生物技术与医药行业相结合形成的跨学科综合领域，涵盖化学制药、生物技术药物、中医药、医疗器械和健康等产业，是当前国际科学前沿最活跃的领域之一。现代生物技术制药始于20世纪80年代初，发展至今生物药物的研究开发取得了巨大进展。生物制药原料以天然的生物材料为主，所以安全性相对较高、副作用相对小。这些显著的优势使得生物制药被越来越多的人所接受，也是生物制药得到快速发展的原因之一。

我国生物制药产业的发展落后于西方一些发达国家，但是随着生物技术的发展，我国与国外一些发达国家医药水平的差距也越来越小，生物药物已经在我国制药领域中占有核心地位。以单克隆抗体药物为代表，包括核酸疫苗、血液制品、多肽药物、重组蛋白药物及基因治疗等为核心的生物制药产业链条正在形成。生物医药行业是关系国计民生、国家安全的战略性新兴行业，是健康中国建设的重要基础。我国政府对生物制药产业的发展予以大力扶持，国家陆续出台了多项相关政策，大大鼓励生物医药行业的发展与创新，并对我国医药生物行业的未来发展提供了指导方向。

（一）研究发展新型疫苗

新型疫苗主要是基因工程疫苗。疫苗的作用已经从单纯的预防传染病发展到预防或治疗疾病（包括传染病）以及防治兼具。例如，研究的重要病毒疫苗主要有：AIDS疫苗、SARS疫苗、埃博拉病毒疫苗、人乳头瘤病毒（HPV）疫苗、轮状病毒疫苗、流感疫苗、水痘-带状疱疹疫苗、EB病毒疫苗等。又如，我国率先在世界上研制成功“口服重组幽门螺杆菌疫苗”，对幽门螺杆菌感染患者有预防和治疗作用。乙肝（HBV）治疗性疫苗——Ag-Ab复合型乙肝治疗性疫苗、乙肝亚单位治疗性疫苗和乙肝DNA治疗性疫苗都具发展前景。

（二）治疗性抗体的发展

治疗性抗体治疗专一性强、疗效好、副反应小，已成为生物制药的重要支柱。抗体技术经历了鼠源单抗→嵌合单抗→人源化单抗→人源性单抗→人源性多克隆抗体的演变历程，人源性单抗与多克隆抗体将成为今后治疗性抗体的主体。

治疗性抗体最重要的产品是经过人源化改造的基因工程抗体，从药物疗效、在研药物品种数量、批准上市药物数量、药物市场、药物产量及药物生产技术水平看，治疗性抗体都是在生物制药产业中独特的研究、开发和生产领域，是全球制药企业重点发展和争夺的领域，是带动生物制药产业高速发展的主要动力，更是评价一个国家生物技术发展水平最重要的指标。

（三）蛋白质工程药物、多肽类药物快速发展

依据发现的药物新靶标应用蛋白质工程技术，研究开发新的重组治疗蛋白质药物，利用蛋白质构效关系的研究，通过定向改造、分子模拟与设计或转译后修饰研制开发出创新药物，这是重组蛋白质药物开发研究的新特点。

血小板生成素-干细胞因子等融合蛋白在新生物技术药物的开发上占有重要地位；靶向性的治疗蛋白主要有毒素抗体等与功能性蛋白融合形成具有靶向性的融合蛋白，如抑制肿瘤血管形成的靶向药物等；多肽蛋白类生物药物一般血浆半衰期比较短，长效蛋白质类药物可以通过更为稳定的血药浓度，增强疗效，降低副反应。

多肽类药物具有毒性低、特异性高、分子质量小等独特优势，化学合成多肽技术，特别是固相多肽合成成本显著下降，促使多肽药物的研发蓬勃发展，例如胰高血糖素样多肽-1（GLP-1）用于糖尿病口服治疗等。

（四）药物递送系统与生物技术药物新剂型研究快速发展

药物递送系统将药物有效地递送到药物发挥疗效的目的部位，从而调节药物的药代动力学、药效、毒性、免疫原性和生物识别性。其目标是在恰当的时机将适量的药物递送到正确的位置，从而增加药物的利用效率，提高疗效，降低成本，减少毒副作用。

药物递送系统常可采取长效、靶向、受体介导内吞非注射给药策略，应用细胞穿透、内涵体逃逸、抗体-药物耦联物、超分子复合物等有效地递送生物药物，如病毒类药物递送系统的优势是能够高效递送核酸类物质，且具有较好的靶向性。

药物递送系统可以促进生物技术药物新剂型迅速发展，如对药物进行化学修饰、制成前体药物、应用吸收促进剂、添加酶抑制剂、增加药物透皮吸收及设计各种给药系统等。药物递送系统研究的主攻方向是开发方便、安全、合理的给药途径和新剂型。其主要有两个研究方向：①埋植剂与缓释注射剂；②非注射剂型，如呼吸道吸入，直肠给药，鼻腔、口服和透皮给药等。如环孢素 A 纳米粒、胰岛素纳米粒、降钙素钠米粒等纳米粒给药系统，多肽和蛋白质类纳米粒制剂具有更高的生物利用度和有效的缓释作用。

三、天然生物药物的研究发展前景

随着生命科学的进展，生物技术的不断开发，人们从天然产物中发现许多新的活性物质，比如从动物与人体的呼吸系统内发现多种神经肽，表明呼吸功能除受肾上腺素能神经和胆碱能神经的调节外，还受非肾上腺素能和非胆碱能神经的调节，此类神经系统的递质主要是神经肽，结果从心房中分离得到心钠素，从大脑中分离得到脑钠素。众多的天然产物除可直接开发成为有效的生物药物外，还可以应用现代生物技术生产重组药物和通过组合化学与合理药物设计提供新的药物作用靶标和设计合成新的化学实体。

（一）人体来源的新型生物药物发展

人体血浆蛋白成分繁多，但由于其含量低、难以纯化，目前已利用的不多。因此进行综合应用、提高纯化技术水平与效率是关键，如纤维蛋白原、蛋白 C、多种补体成分、抗凝血酶Ⅲ、α_1-抗胰蛋白酶、转铁蛋白、铜蓝蛋白、触珠蛋白、C1 酯酶抑制物、前白蛋白等均是亟待开发的有效产品。另外人尿中的各种活性物质也有良好的研究价值。

（二）动物来源的天然活性物质的研究开发

继续从哺乳动物发现新的活性物质，如从红细胞分离获得新型降压因子，从猪胸腺分离得到淋巴细胞抑裂素（LC）等，已研究成功的有蛇毒降纤维酶、蛇毒镇痛肽，还发现多种抗肿瘤蛇毒成分。因此，扩大其他动物来源的活性物质的研究也是一个重要发展方向，如从鸟类、昆虫类、爬行类、两栖类等动物中寻找具有特殊功能的天然药物。

（三）海洋药物和海洋活性物质的研究开发

海洋活性物质在抗肿瘤、抗心脑血管疾病、抗炎症、抗辐射和降血脂等方面已取得重要研究进展，今后将加快对海洋活性物质如多肽、大环内酯类、聚醚类、海洋毒素等化合物的筛选及其化学修饰和半合成研究，从而获得活性强、毒副作用少的有药用价值的海洋活性物质。

（四）中西结合创制新型生物药物的研究开发

创制具有我国中医药文化特色的生物药物方面已取得惊人的成果，如人工麝香、香菇多糖、天花粉蛋白、骨肽注射液、复方干扰素、药用菌和食用菌及植物多糖等，都是应用生物化学等方法整理和发掘祖国医药遗产及民间验方开发研制成功的。中西结合是新药创制必由之路，结合现代生物科学，从中草药中发现新的活性成分、新的单体，创制出新型药物。如人参、地黄、山药、枸杞子、贝母、川贝的 mRNA，构建 cDNA 文库，并对其 cDNA 文库进行详细分析，筛选出有用蛋白基因，进而克隆这些基因，建立我国自己的基因储备。还可应用细胞工程技术生产新药。如中药提取物番荔枝内酯的化合物结构独特，具有极强的抗癌活性，有些化合物比紫杉醇活性高数倍，其作用机理与现有的抗癌药物均不同，它作用于线粒体、干扰能量代谢，且无致突变性、毒性低，是一类极有希望的新型抗癌药物。生物技术可用于糖工程药物的研究开发，也可用于发酵工程的菌类中药的生产及开发研究。

生物技术在中医药现代化方面已取得许多重要成就，并已显示出其具有巨大应用潜力。生物技术在实现中药现代化、创建让中药走向世界的新医学体系方面将具有划时代的意义。

实训一　参观生物制药企业

一、任务描述

为密切联系生产、科研和临床实践，使学生对生物药物生产加深感性认识，拓宽视野，强化技能训练，应选择具有代表性的生物制药企业进行参观学习。

在学习过程中可增强学生在生物药物生产技术、管理和质量控制等方面的感性认识，深化、巩固和扩大课堂教学的专业基本知识和主要技术技能，培养学生具有良好的人文素养、职业道德、创新意识和精益求精的工匠精神；成为面向生物制药行业和生物技术相关的药品研发、生产等岗位，能够从事微生物操作、分子生物操作、生化药品生产、药品生物检验、药品质量控制等岗位工作的高素质技术技能人才。

二、任务实施

（一）准备工作

（1）任课教师应事先与生物制药企业联系约定，做好充分准备，认真严密组织和安排。带教老师根据参观学习内容提出要求和注意事项，使学生带着问题而有目的地去参观学习。

（2）学生提前查找相关资料了解所参观的生物制药企业的企业文化、主要产品等。

（3）学生提前熟悉或了解药品生产企业药品生产质量管理规范（good manufacture practice，GMP）设施、厂房设计、管理、净化设备、洁净室的等级标准等相关管理知识。

（4）按生物制药企业管理要求，提前做好分组。

（二）参观过程

（1）听取负责人介绍生物制药企业的基本概况，了解企业文化、企业理念、企业发展历史、公司经营品种范围、企业分布等。

（2）了解生物制药生产企业厂房分区情况。

（3）参观学习生物制药生产企业的 GMP 实施情况。

①学习外来人员进出一般生产区的要求及人员卫生操作规程（包括与健康、卫生习惯及人员着装相关的内容）。

②学习生产操作人员进出一般生产区、洁净区的要求。

③学习物料进出一般生产区、洁净区的要求。

④学习 GMP 硬件管理情况，如厂房设施、路面地面、建材使用、工艺布局以及设备选型等方面的要求。

生产特殊性质的药品，如高致敏性药品（如青霉素类）或生物制品（如卡介苗或其他用活性微生物制备而成的药品），必须采用专用和独立的厂房、生产设施和设备。青霉素类药品产尘量大的操作区域应当保持相对负压，排至室外的废气应当经过净化处理并符合要求，排风口应当远离其他空气净化系统的进风口；生产β-内酰胺结构类药品、性激素类避孕药品必须使用专用设施（如独立的空气净化系统）和设备，并与其他药品生产区严格分开；生产某些激素类、细胞毒性类、高活性化学药品应当使用专用设施（如独立的空气净化系统）和设备；特殊情况下，如采取特别防护措施并经过必要的验证，上述药品制剂则可通过阶段性生产方式共用同一生产设施和设备；用于上述的空气净化系统，其排风应当经过净化处理。

⑤学习软件管理情况，如质量管理、机构与人员、厂房与设施、设备、物料与产品、文件管理、生产管理、质量保证与质量控制等 GMP 相关管理内容的实施。

（4）参观学习生物药物生产常用机器设备的构造、性能及使用与保养方法及操作注意事项。

（5）参观学习制水系统、空调净化系统的构造、性能及使用方法和操作注意事项。

（6）参观学习生物制药生产企业生产的各种剂型的主要工艺流程以及质量检验和质量监督检查工作的概况，保证药品质量与卫生标准的方法和措施。

(7) 参观学习常用检验仪器设备的性能和使用，检验试剂、试液、标准品、培养基、检验报告、检验记录等的管理要求。

三、任务探究

(1) 写一份不少于 2000 字的参观学习体会。

(2) 从事生物药物生产的人员应接受哪些特别的培训?

(3) 分析无菌药品生产对人员的基本要求和原则?

【知识拓展】

新药研究与开发的主要过程

1. 新药研究

新药研究是一项综合性的研究工作，是一项创造性的科学研究，必须多学科相互配合。新药研究是指对具有潜在药理活性的化合物或生物分子进行系统性、科学性的探索和开发，以期望发现能够预防、治疗或缓解人类疾病的新药物。这一过程涵盖了从药物发现、筛选、优化到临床试验以及最终上市应用的整个链条。发现有效化合物是研究新药的基础，开发新药的物质来源可以是天然资源、生物合成或化学合成的化合物。新药研究工作是药物设计、药物发现、生物系统试验和药效关系的循环过程。

2. 生物药物的研究开发过程

生物药物的研究开发过程一般有三个阶段。

(1) 制订研究计划和制备新化合物阶段　此阶段主要是为筛选和进行实验室研究提供物质基础。在此阶段要进行调查研究、收集资料、整理文献、制订计划，进行实验和制备供筛选化合物（生物药物供筛选的化合物包括从天然资源获得的化合物和以生物技术手段获得的化合物）。

(2) 筛选和临床前研究阶段　首先进行药效学的药理筛选，通常用实验动物模型进行筛选，也可以通过药效学靶标进行分子水平或细胞水平筛选，然后再用动物模型进行体内筛选，筛选时应尽量缩短动物模型和临床病理作用之间的差距。

生物新药的临床前研究主要包括实验研究、小量试制和中间试制三个阶段。

①实验研究阶段：此基础性研究，内容主要有生产用菌、毒种和细胞株的构建、培养、遗传稳定性和生物组织选择，有效成分的提取，纯化及其理化特性、结构与生物特性的分析等研究，取得制造和质量检定的基本条件和方法。

②小量试制阶段：根据实验研究结果，确定配方及给药方式，建立制备工艺和检定方法，试验小批量样品进行临床前初步安全性和有效性的实验（包括药效作用及其特点、毒理及初步药代试验），并制定制造与检定基本要求。确定目的化合物成为新药的可行性。

③中间试制阶段：此阶段研究包括：a. 生产工艺基本定型，产品质量和产率相对稳定，并能放大生产；b. 有产品质量标准、检定方法和保存稳定性资料，并有测定效价的参考品或对照品；c. 全面、系统地完成临床前研究工作，包括新药的药物化学研究、药理学研究（主要药效学研究、一般药理学研究、药物代谢动力学研究）、毒理学研究（急性毒性试验研究，长期毒性试验研究，生殖毒性与致畸试验研究，致突变、致癌和其他试验研究等）以及生物等效性、生物利用度研究和耐受性、依赖性试验等；d. 提供自检和中国药品生物制品检定所复检报告及能满足临床试验研究用量的连续三批产品；e. 制定较完善的制造检定试行规程和产品使用说明书（草案）。在新药临床前研究项目中，最重要的是新药的安全性及其有效性是否优于已知药物，因此取得临床试验批件的最重要资料是满意的药理学和毒理学研究结果。

（3）临床试验研究阶段 新药临床试验是指对其临床疗效和安全性做出评价，通过各期临床试验，对新药做出能否上市的结论。所以临床试验是新药评价的关键阶段，是对新药实际应用价值的最终验证，证实新药能否为人民健康服务，能否产生经济效益和社会效益。

药物的临床试验（包括生物等效性试验），必须经过国家药品监督管理局批准；必须执行《药物临床试验管理规范》（good clinical practice，GCP）。申请新药注册，应当进行临床试验。临床试验分为Ⅰ、Ⅱ、Ⅲ、Ⅳ期。新药在批准上市前，应当进行Ⅰ、Ⅱ、Ⅲ期临床试验。经批准后，有些情况下可仅进行Ⅱ期和Ⅲ期临床试验或者仅进行Ⅲ期临床试验。

①Ⅰ期临床试验：为初步的临床药理学及人体安全性评价试验。为新药人体试验的起始期，又称为早期人体试验。观察人体对于新药的耐受程度和药代动力学，为制定给药方案提供依据。

②Ⅱ期临床试验：为治疗作用初步评价阶段。其目的是初步评价药物对目标适应证患者的治疗作用和安全性，也包括为设计Ⅲ期临床试验研究和确定给药剂量的方案提供依据。此阶段的研究设计可以根据具体的研究目的，采用多种形式，包括随机双盲法对照临床试验。本期临床研究重点在于药物的安全性和疗效。

③Ⅲ期临床试验：治疗作用确证阶段。其目的是进一步验证药物对目标适应证患者的治疗作用和安全性，评价其利益与风险关系，最终为药物注册申请的审查提供充分的依据。试验一般应采用具有足够样本量的随机双盲法对照试验。

④Ⅳ期临床试验：新药上市后由申请人进行的应用研究阶段。其目的是考察

在广泛使用条件下药物的疗效和不良反应，评价在普通或者特殊人群中使用的利益与风险关系以及改进给药剂量等。

【榜样引领】

青蒿素，中国传统医药献给世界的礼物——屠呦呦

屠呦呦，中国中医科学院终身研究员、国家最高科学技术奖获得者、诺贝尔生理学或医学奖获得者。

2015年10月5日，瑞典卡罗琳医学院宣布将诺贝尔生理学或医学奖授予屠呦呦以及另外两名科学家，以表彰他们在寄生虫疾病治疗研究方面取得的成就。这是中国医学界迄今为止获得的第一个医学诺贝尔奖，也是中医药成果获得的最高奖项。屠呦呦说："青蒿素是人类征服疟疾进程中的一小步，是中国传统医药献给世界的一份礼物。"

20世纪60年代，在氯喹抗疟失效、人类饱受疟疾之害的情况下，在中医研究院中药研究所任研究实习员的屠呦呦于1969年接受了国家疟疾防治项目"523"办公室艰巨的抗疟研究任务。屠呦呦担任中药抗疟组组长，从此与中药抗疟结下了不解之缘。

由于当时的科研设备比较陈旧，科研水平也无法达到国际一流水平，不少人认为这个任务难以完成。屠呦呦却坚定地说："没有行不行，只有肯不肯坚持。"

整理中医药典籍、走访名老中医，她汇集了640余种治疗疟疾的中药的单、秘、验方。在青蒿提取物实验药效不稳定的情况下，东晋葛洪《肘后备急方》中对青蒿治疗疟疾的记载——"青蒿一握，以水二升渍，绞取汁，尽服之"给了屠呦呦新的灵感。可漫长的寻药过程，是一次次的试错。在中草药青蒿的提取实验进行到191次时，对疟原虫抑制率达到100%的青蒿抗疟有效部位"醚中干"才终于出现。

通过改用低沸点溶剂的提取方法，富集了青蒿的抗疟组分，屠呦呦团队终于在1972年发现了青蒿素。据世卫组织不完全统计，青蒿素作为一线抗疟药物，在全世界已挽救数百万人生命，每年治疗患者数亿人。

在发现青蒿素后，屠呦呦继续深入研究以青蒿素为核心的抗疟药物。2019年6月，屠呦呦研究团队经过多年攻坚，在青蒿素"抗疟机理研究""抗药性成因""调整治疗手段"等方面取得新突破，提出应对"青蒿素抗药性"难题的切实可行治疗方案，并在"青蒿素治疗红斑狼疮等适应证""传统中医药科研论著走出去"等方面取得新进展，获得世界卫生组织和国内外权威专家的高度认可。

2000年以来，青蒿素类药物作为首选抗疟药物在全球推广。2014年，全球青蒿素类药物采购量达到3.37亿人份。

屠呦呦说："中国医药学是一个伟大宝库，青蒿素正是从这一宝库中发掘出来的。未来我们要把青蒿素研发做透，把论文变成药，让药治得了病，让青蒿素更好地造福人类。"

60多年来，屠呦呦为中医药科技创新和人类健康事业做出了重要贡献。

【项目总结】

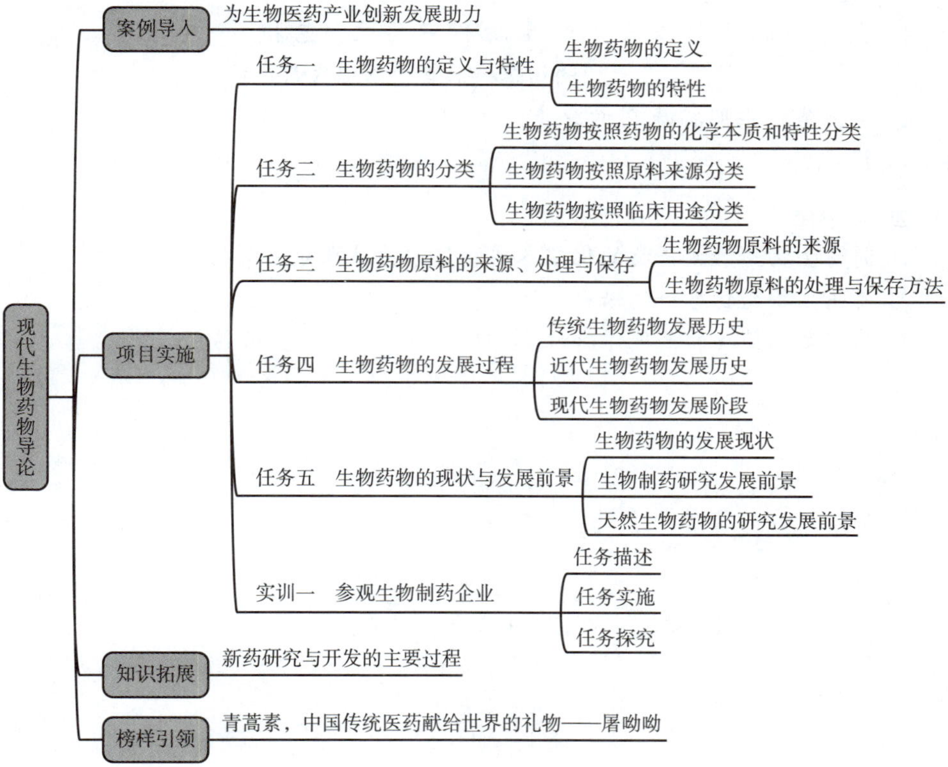

【项目检测】

一、名词解释

1. 生物药物
2. 超临界流体萃取

二、单选题

1. 属于多糖类药物的是（　　）

A. 硫酸化多糖　　B. 阿糖腺苷　　C. 卵磷脂　　D. 胆固醇

2. 利用超滤膜可以将发酵液中的蛋白质、多肽、多糖等杂质截留的方法属于（　　）

A. 电泳分离　　B. 膜分离技术

C. 等电点沉淀法　　D. 层析分离

3. 属于多肽和蛋白质类药物的是（　　）

A. 消炎酶类　　B. 聚肌胞

C. 注射用鼠神经生长因子　　D 透明质酸

三、填空题

1. 生物药物原料以天然的生物材料为主，包括________、________、________、________、________的组织、器官、细胞代谢产物。

2. 生物药物按照临床用途分类，可分为________、________、________及其他用途药物。

四、简答题

1. 简述生物药物按药物的化学本质和化学特性来分有哪些。

2. 简述生物药物原料的保存方法。

3. 简述生物药物的药理学特性。

项目二　生物药物的质量管理与控制

【项目目标】

●**知识目标**

1. 熟悉药品质量标准的定义、作用及分类。
2. 掌握现行版《中国药典》的结构及主要内容，掌握生物药物检验的基本程序。
3. 了解我国药品质量管理规范。

●**能力目标**

1. 具备利用现行版《中国药典》查找有关药品的质量标准的能力。
2. 具备能准确说出药品质量管理规范法令文件名称的能力。
3. 具备能遵循药品检验的程序和方法完成药品检验工作的能力。

●**素质目标**

1. 培养学生科学的药品质量观，形成良好的药品质量规范意识。
2. 树立“质量第一、依法检验”的职业道德和“实事求是、科学严谨”的工作作风，具有社会责任感和社会参与意识。

【学习导航】

本项目的内容是生物药物的质量管理与控制，项目实施介绍了药品的质量标准、生物药物质量的评价、生物药物常用的定量分析方法、生物药物的科学管理和《中国药典》及配套工具书查阅。知识拓展让学生了解疫苗（菌苗）类生物制品的质量检定项目及要求。通过学习使学生对生物药物的质量标准、质量评价、常用定量分析方法、科学管理规范等有所认知，为后续各类生物药物的质量检测的学习打下良好的基础。

【案例导入】

国家药监局关于19批次药品不符合规定的通告（2022年第32号）

2022年7月6日国家药监局发布了关于19批次药品不符合规定的通告。通告中公布了经湖北省药品监督检验研究院等10家药品检验机构检验，由16家企业生产的19批次不符合规定的药品名单及不符合规定项目。通告中不符合规定的药品有：依托红霉素颗粒、乙酰半胱氨酸注射液、龙泽熊胆胶囊、人参健脾丸、十五味黑药丸、艾叶、川牛膝、菊花、茜草、桃仁等。不符合标准规定药品的不合格项目包括：含量测定、硫化氢、性状、崩解时限、装量差异、重量差异、微生物限度、禁用农药残留量、显微鉴别、浸出物、羰基值等。对上述不符合规定药品，药品监督管理部门已要求相关企业和单位采取暂停销售使用、召回等风险控制措施，对不符合规定原因开展调查并切实进行整改。国家药品监督管理局要求相关省级药品监督管理部门依据《中华人民共和国药品管理法》，组织对上述企业和单位存在的涉嫌违法行为立案调查，并按规定公开查处结果。

药品的质量不仅决定了对疾病防治的效果，还直接影响患者的用药安全，必须加强对药品的质量管理与控制。药品质量通告是基于药品抽检结果向全社会主动公开药品质量状况的一种药品监管措施，通过信息公开的形式保障公众对药品监管和用药安全现状的知情权和监督权的同时震慑制售假劣药品的违法违规行为，促进药品质量提升，保障药品质量安全。《中华人民共和国药品管理法》二十八条规定："药品应当符合国家药品标准。经国务院药品监督管理部门核准的药品质量标准高于国家药品标准的，按照经核准的药品质量标准执行；没有国家药品标准的，应当符合经核准的药品质量标准。"九十九条规定："药品监督管理部门应当依照法律、法规的规定对药品研制、生产、经营和药品使用单位使用药品等活动进行监督检查，必要时可以对为药品研制、生产、经营、使用提供产品或者服务的单位和个人进行延伸检查，有关单位和个人应当予以配合，不得拒绝和隐瞒。"一百零一条规定："国务院和省、自治区、直辖市人民政府的药品监督管理部门应当定期公告药品质量抽查检验结果；公告不当的，应当在原公告范围内予以更正。"

药品质量通告是依法具有强制力和制裁性的独立的药品监管手段，是贯彻落实习近平总书记提出的最严谨的标准、最严格的监管、最严厉的处罚、最严肃的问责的"四个最严"要求不可或缺的重要举措。

【项目实施】

任务一　药品的质量标准

药品的质量直接关系到药品的有效性及安全性，直接影响人民群众的生命健康。药品的特殊性决定了对其进行质量控制的重要性，由于不同厂家生产工艺、技术水平及设备条件、运输与贮存条件的差异等都会影响药品的质量，所以国家必须制定对药品有强制执行力的统一的质量标准，即药品质量标准。

一、药品的质量标准概念与分类

药品质量标准是国家对药品质量、规格和检验方法所作的技术规定，是药品生产、供应、使用、检验和药政管理部门共同遵循的法定依据。药品质量标准由政府或政府授权的权威机构组织编撰，政府统一颁布，对保证药品质量、保障人民群众用药安全、有效和维护人民生命健康起着极其重要的作用。

药品质量标准有法定标准和非法定标准两种。法定标准是强制性标准，是药品质量的最低标准。我国的法定标准包括国家药品监督管理部门颁布的《中国药典》《药品标准》（简称局颁标准）和国家药品监督管理部门批准的药品注册标准。药品注册标准是指国家食品药品监督管理部门批准给申请人特定药品的标准，生产或销售该药品的企业必须执行该注册标准。制药企业生产的药品必须符合国家药品质量标准，否则不得出厂、销售和使用。非法定标准有行业标准、企业标准等。

1. 药典

药典是一个国家关于药品质量标准的法典，它不是词典、工具书或参考书，它和其他法令一样具有法律约束力，是国家管理药品生产与质量的法定依据。《中国药典》是由国家药典委员会编纂，经国务院批准后，国家药品监督管理局颁布执行。制造与供应不符合药典规定的药品是违法行为。

2. 局颁标准

局颁标准的主要收载范围：新药转正后疗效好、在国内使用广泛、今后可以过渡到药典的品种；部分品种尚未被药典收载，但在国内有需求、有生产，须执行统一的质量标准，故被收入局颁标准；被上一版药典收载，但未被新版药典收载的品种；国外药典收载的部分品种可以优先考虑制定其局颁标准。

3. 临床研究用药品质量标准

根据《中华人民共和国药品管理法》的规定，为保证在研新药的临床用药安全与临床结论的可靠性，在进行临床试验前，新药研制单位必须根据药品临床前的研究结果研制一个临时性质量标准，该标准经药品监督管理局批准，即为临床研究用药品质量标准，该标准仅在临床试验期间有效，仅供研制单位和临床试验单位使用。

4. 暂行或试行药品标准

在研新药临床研究用药品质量标准，经新药临床试验或使用后，报试生产时修订变更为试生产药品质量标准即暂行药品标准。该标准执行两年后，若药品质量稳定，药品转为正式生产，此时暂行药品标准修订完善为试行药品标准。如该试行标准执行两年后，药品的质量仍很稳定，则试行药品标准即可经药品监督管理局批准上升为局颁标准。

5. 企业标准

企业标准又称企业内部标准，是由药品生产企业结合自身实际情况制定的，用于控制药品质量的内部标准，以保证出厂药品的质量。企业标准仅在企业的质量管理中具有约束力，只作为企业的内控标准，属于非法定标准。企业标准往往是通过增加检测项目及提高要求，使其质量标准高于法定药品质量标准，以确保自己的产品具有质量优势和竞争优势，因此，企业标准通常都是对外保密的。

二、中国药典及常用国外药典

（一）中国药典

《中国药典》的查询

《中国药典》，英文名称 Pharmacopoeia of the People's Republic of China（ChP），不同版本可在其后括号内标示年份表示。《中国药典》由国家药典委员会编制和修订，国家药品监督管理局颁布执行，是记载药品质量标准的法典，是国家监督、管理药品质量的法定技术指标，具有法律约束力。自中华人民共和国成立后发行第一部《中国药典》（1953 年版）以来，迄今为止已出版了 11 版。《中国药典》每 5 年出版 1 版，在间隔期间出版相应版次增补本。现行版为《中国药典》（2020 年版），分为四部，共收载品种 5911 种。其中一部收载中药和饮片、植物油脂和提取物、成方制剂和单味制剂等，共 2711 种；二部收载化学药品、抗生素、生化药品以及放射性药品等，共收载 2712 种；三部收载生物制品，共 153 种；四部收载通则，包括药用辅料，通则包括制剂通则、检测方法及其他通则和指导原则三部分内容，四部中收载通用技术要求 361 个，药用辅料 335 种。《中国药典》（2020 年版）按照内容可分为凡例、正文、通则和索引等四个部分。

1. 凡例

凡例是药典的总“说明书”，是为解释和正确使用《中国药典》进行质量检定的基本原则，对正文品种及通则与质量检定有关的共性问题加以统一规定，在药典各部中列于正文之前，避免在全书中重复解释说明。“凡例”中的有关规定具有法定的约束力。

《中国药典》将凡例中对有关药品质量检定的项目规定进行分类，其分类项目有：名称及编排，项目与要求，检验方法及限度，标准品与对照品，计量，精确度，试药、试液、指示剂，动物实验，说明书，包装、标签等，以便于查阅和使用。

（1）关于标准品与对照品　标准品与对照品系指用于鉴别、检查、含量测定的标准物质。标准品系指用于生物检定或效价测定的标准物质，其特性量值一般按效价单位（或 μg）计物质；对照品系指采用理化方法进行鉴别、检查或含量测定时所用的标准物质，其特性量值一般按纯度（%）计。标准品与对照品的建立或变更批号，应与国际标准品或原批号标准品或对照品进行对比，并经过协作标定。然后按照国家药品标准物质相应的工作程序进行技术审定，确认其质量能够满足既定用途后方可使用。标准品与对照品均应附有使用说明书，一般应标明批号、特性量值、用途、使用方法、贮藏条件和装量等。标准品与对照品均应按其标签或使用说明书所示的内容使用或贮藏。

（2）关于计量　《中国药典》（2020 年版）使用的滴定液和试液的浓度，以 mol/L（摩尔/升）表示者，其浓度要求需精密标定的滴定液用“XXX 滴定液（YYY mol/L）”表示；作其他用途不需精密标定其浓度时用“YYY mol/L XXX 溶液”表示，以示区别。符号“%”表示百分比，系指重量的比例；但溶液的百分比，除另有规定外，系指溶液 100mL 中含有溶质若干克；乙醇的百分比，系指在 20℃时容量的比例。溶液的滴，系指 20℃时，1. 0mL 的水相当于 20 滴。溶液后标示的“（1→10）”的含义是：溶质 1. 0g（或 1. 0mL）加溶剂使成 10mL 的溶液。未指明用何种溶剂时，均系指水溶液；两种或两种以上液体的混合物，名称间用半字线“-”隔开，其后括号内所示的“:”符号，系指各液体混合时的体积（重量）比例。

（3）关于温度　水浴温度，除另有规定之外，水浴温度均指 98~100℃；热水是指 70~80℃；微温或温水是指 40~50℃；室温（常温）是指 10~30℃；冷水是指 2~10℃；冰浴是指 0℃；放冷是指放冷至室温。

（4）关于精确度和精密度　试验中的供试品与试药等“称重”或“量取”的量，均用阿拉伯数码表示，其精确度可以根据数值的有效数位来判断。如称取“0. 1g”，是指可称取质量为 0. 06~0. 14g；称取“2g”，是指可称取质量为 1. 5~2. 5g；称取“2. 0g”，是指可称取质量为 1. 95~2. 05g；称取“2. 00g”，是指可称取质量为 1. 995~2. 005g。精密称定是指称取质量应准确至所取质量的千分之一；称定是指称取质量应准确至所取质量的百分之一；精密量取是指量取体积的准确度应符合国家标准中对该体积移液管的精密度要求。取用量为“约”若干时，则指取用量不得超过规定量的上 10%。

（5）关于恒重　除另有规定外，系指供试品连续两次干燥或炽灼后称重的差异在 0. 3mg 以下的重量；干燥至恒重的第二次及以后各次称重均应在规定条件下继续干燥 1h 后进行；炽灼至恒重的第二次称重应在继续炽灼 30min 后进行。试验中规定“按干燥品（或无水物，或无溶剂）计算”时，除另有规定外，应取未经干燥（或未去水，或未去溶剂）的供试品进行试验，并将计算中的取用量按［检查］项下测得的干燥失重（或水分，或溶剂）扣除。

（6）关于检验方法和限度　《中国药典》正文收载所有品种，均应按规定的方法进行检验，还应对方法的适用性进行确认。如采用其他方法，应进行方法学验证，并将该方法和规定的方法比对，根据试验结果选择使用，但在仲裁时仍以药典规定之方法为准。药典中规定的各种纯度和限度数值及制剂的重（装）

量差异，为包括上限和下限两个数值本身及中间数值。规定的这些数值不论是百分数还是绝对数字，其最后一位数字都是有效位。试验结果在计算过程中，可以比规定多保留一位有效数字，再根据有效数字的修约规则进舍至规定的有效位。计算所得的最后数字或测定数值均可按修约规则进舍至规定的有效位，取此数值与标准中规定的限度数值比较，以判断是否符合规定的限度。

2. 正文

正文是药典的主要内容，根据药物自身的理化性质与生物学特性，按照批准的处方来源、生产工艺、贮藏运输条件等制定的，用以检测药品质量是否达到用药要求并衡量其质量是否稳定均一的技术规定。药典各部收载的正文略有差异，比如化学药品内容主要包括中文名、汉语拼音名、英文名、结构式、分子式与分子量、性状、鉴别、检查、含量测定、类别贮藏及制剂等；中药标准还包含炮制、性味与归经功能与主治等；生物制品标准还包含制造检定、使用说明等。

《中国药典》（2020 年版）三部中主要收载的是生物制品及相关通用技术要求，其中包括的药物主要有：预防类生物制品，以疫苗为主；治疗类生物制品，以免疫血清、抗毒素、血液制品、细胞因子和重组 DNA 产品等为主；体内诊断类生物制品，药典仅收录了结核菌素纯蛋白衍生物、卡介菌纯蛋白衍生物、布氏菌纯蛋白衍生物、锡克试验毒素等 4 种，主要用于皮内接种以判断个体对病原的易感性或免疫状态；体外诊断类生物制品，以诊断试剂盒等为主，仅收录了 7 种，主要用于实验室对各种疾病的诊断、检测、流行病学调查，以及生物制品质量标准及药品的临床疗效的判定。由于生物制品的理化特性及生产要求与二部收载的化学药品截然不同，药典三部所收载药品的正文内容与药典二部药品的也有很大差异，主要是根据批准的原材料、生产工艺、贮藏条件等所制定的，用来检测生物制品质量是否达到用药要求并判断其质量是否均一、稳定的技术规定。因此正文内容按顺序可分别列为：品名（包括中文通用名称、汉语拼音与英文名），定义、组成及用途，基本要求，制造，检定（原液、半成品、成品），保存、运输及有效期，使用说明（预防类制品）等。

3. 通则

通则主要包括制剂通则、通用方法（检测方法）和指导原则。制剂通则是指按照药物剂型分类，针对剂型的特点所规定的基本技术要求。通用方法（检测方法）是指各正文品种进行相同检查项目的检测所用的统一设备、程序方法和限度等，包括光谱法、色谱法、物理常数测定法、一般鉴别试验、特性检查法、生物检查法、生物测定法生物活性（效价测定）及试剂与标准物质等。指导原则是指为执行药典、考察药品质量、起草和复核药品标准等所制定的指导性规定。《中国药典》（2020 年版）四部中收载有制剂通则 38 个，通用方法（检测方法）281 个，指导原则 42 个，药用辅料 335 种。

4. 索引

索引是为了方便检索和使用《中国药典》。《中国药典》的索引除一部外，主要包括中文索引（按汉语拼音顺序排列）、英文索引（按英文名称首字母顺序排列），在使用药典时，既可通过品名（通则）目次查找，也可通过索引查找。

（二）常用国外药典

目前，已有很多国家编写了国家药典，还有区域性药典（《北欧药典》《欧洲药典》《亚洲药典》）以及世界卫生组织编定的《国际药典》（Ph. Int.）可作为药品质量标准或供参考。药品检验工作中可供参考的国外药典主要有以下几种。

1. 《美国药典》（the United States Pharmacopoeia，USP）

《美国药典》与《美国国家处方集》（the National Formulary，NF）已合并出版（USP-NF），合称为美国药典-国家处方集，简称《美国药典》，现行版为USP46-NF41（2023年版）。《美国药典》由美国药典委员会编定出版，分类收载了药物原料、药物制剂的标准，食品补充剂及其成分标准，药用辅料的标准收载于NF中。

2. 《英国药典》（British Pharmacopoeia，BP）

《英国药典》由英国药典委员会编制，是英国制药领域的唯一法定标准，每年修订出版1次。现行版《英国药典》为2024年版，共六卷。《英国药典》中不仅提供了药用和成药配方标准，也展示了许多明确分类并可参考的欧洲药典专著，收录了欧洲药典标准的内容，因此从《英国药典》中可方便获得大多数在欧洲国家使用的药品标准。

3. 《日本药局方》（Japan Pharmacopoeia，JP）

日本药典称为《日本药局方》，由日本药典委员会编制，目前为JP18版（2021年6月实施生效，2022年12月发布第一增补本），其内容与我国药典有一定的相似性。

4. 《欧洲药典》（European Pharmacopoeia，EP或Ph. Eur.）

《欧洲药典》由欧洲药品质量理事会编制出版，是欧洲药品质量控制标准。《欧洲药典》有英文和法文两种法定版本，每三年修订一版，每年发行3个增补本，现行版本为第11.0版（2024年版）。《欧洲药典》在欧盟范围内具有法律效力，欧盟各成员国必须无条件执行欧洲药典，其本国药典仅作《欧洲药典》的补充。

5. 《国际药典》（International Pharmacopoeia，Ph. Int.）

《国际药典》由世界卫生组织《国际药典》和药物制剂专家咨询组编制，有世界卫生大会批准出版，满足世界卫生组织成员国中的发展中国家实施药品监管的需要。经成员国法律明确规定执行时，才具有法律效力。现行版为第9版《国际药典》(2019 年版),同时出版了网络版和 CD-ROM 版。

任务二　生物药物质量的评价

一、生物药物质量检验的程序与方法

《中华人民共和国药品管理法》(以下简称《药品管理法》)第十一条规定“药品监督管理部门设置或者指定的药品专业技术机构,承担依法实施药品监督管理所需的审评、检验、核查、监测与评价等工作。”进行药品检验是为了对药品的质量做出公正的、科学的、准确的评价和判断,从而保证人民用药的安全、有效。药品检验工作者必须严格按照药品法规和药品检验标准进行操作,具有熟练、正确的操作技能以及良好的科学作风,一切按规则制度行事,严谨细致,依据检验结果实事求是地给出判定结论,坚持原则,求真务实,从而保证药品检验工作的公正性。

药品质量检验是药品进入市场前或临床使用前的质量分析,是药品质量监督与控制的重要环节。生物药物的质量检验工作是按照生物药物的质量标准对生物药物进行检验、比较和判定,检验的基本程序一般为取样、性状检查、鉴别、检查、含量测定、写出检验报告。

(一)取样

取样又称为抽样。分析任何药品首先需要进行取样,是指从一批产品(或物料)中按一定规则抽取样品的过程。为保证检验结果的科学性、真实性和代表性,取样的基本原则应该是随机、客观、均匀、合理。药品生产企业抽取的样品包括原辅料、中间体和产品。取样时必须检查品名、日期、批号、规格、来源、数量、包装等,检查符合要求后由专人负责取样,填写详细的取样记录并签字。取样时应全批取样,分部位取样,取样容器、被取样包装上均应贴上标签。

1. 取样量

取样时应根据样品特性按批进行。例如,药品包装(原料的单位为袋,中间体的单位为桶、锅,产品的单位为箱、袋、盒、桶等)总件数为 n,当 $n \leq 3$ 时,逐件取样;当 $n \leq 300$ 时,按 $\sqrt{n}+1$ 随机取样;当 $n>300$ 时,按 $\frac{\sqrt{n}}{2}+1$ 随机取样。一次所取样品至少可供 3 次检验使用,同时还应保证留样观察的用量。

2. 取样方法

(1)原辅料取样时,应将被取物料外包装清洁干净后移至与配料室洁净级别相当的取样室或其他场所进行,以免被取物料污染。

(2)固体样品用取样器或其他适宜的工具从袋(桶、箱)口一边斜插至对边袋（桶、箱）深约3/4处抽取均匀样品。取样数较少时，应选取中心点和周边四个抽样点，自上往下垂直抽取样品。

（3）液体样品用两端开口、长度和粗细适宜的玻璃管，慢慢插入液体中，使管内外液面保持同一水平，插至底部时，封闭上端开口，提出抽样管，抽取全液位样品。

（4）所取样品经混合或振摇均匀后（必要时进行粉碎）用“四分法”缩分样品，缩分至所需样品量为止。

（5）将所取样品按规定的数量分装两瓶，贴上标签或留样证，一瓶供检验用，一瓶留样保存。

（6）制剂样品和包装材料随机抽取规定的数量即可。

（7）针剂澄明度检查，按取样规定每盘随机抽取若干，全部混合均匀后再随机抽取。

（8）外包装按包装件50%全检。

（9）取样后应及时将打开的包装容器重新扎口或封口，同时在包装容器上贴上取样证，并填写取样记录。

3. 注意事项

（1）取样器具、设备必须清洁干燥，且不与被取物料起化学反应，应注意由于取样工具不洁而引起的交叉污染。抽取供细菌检查用的样品时，取样器具还须按规定消毒灭菌。

（2）盛放样品的容器必须清洁、干燥、密封。盛放遇光不稳定样品和菌检样品的容器应分别使用不透光容器和无菌容器。

（3）取样必须由质检人员进行，取样人必须对所取样品的代表性负责，不得委托岗位生产人员或其他非专业人员代抽取。

（4）取样者必须熟悉被取物料的特性及安全操作的有关知识及处理方法。抽取有毒有害样品时，应穿戴适宜的劳动保护用品。

（5）进入洁净区取样时，应按洁净区的有关规定进出。

（6）取样后要尽快检验。如一次检验不合格，除另有规定外，应加大取样数量，从两倍数量的包装中取样进行检验。重新取样时，也应符合相关标准规定的要求。

（7）易变质的原辅料，贮存期超过规定期限时，领用前要重新取样检验。抽取的检验样品按检验过程分为待检、在检和已检三种状态。

（二）性状

药品的外观性状是药品质量的重要表征之一。药品的性状检查包括外观和物理常数。

（三）鉴别

药物的鉴别是依据药物的化学结构、理化性质和生物学特性，采用化学、物理及生物学方法测定某些理化常数或光谱特征，测试药物的生物学特性来判断药物及其制剂的真伪。只有在鉴别无误的前提下，后续进行的药物检查和含量测定工作才有意义。药品的鉴别通常需用标准品或对照品在同一条件下进行对照试验。药物的鉴别通常不是由一项试验完成的，而是采用一组试验项目综合评价一种药物，力求使结论正确无误。常用的鉴别方法有：化学反应法、紫外分光光度法、酶法、电泳法、生物法等。

（四）检查

药物的检查包括杂质检查（纯度检查）、安全性检查和其他项目的检查等。具体检查内容是按药品质量标准规定的项目进行。

1. 杂质检查（纯度检查）

杂质检查可用来判定药物的优劣。杂质不仅影响药物质量，还能反映药物生产、贮藏等过程中可能存在的问题。杂质的去除一般会与药物生产成本及杂质去除的难易程度综合考虑，因此，在不影响疗效及人体健康的原则下，同时又便于生产、贮藏，可以允许一定量的杂质存在。药物的杂质检查通常按药品质量标准规定的项目进行限度检查，以判断药物的纯度是否符合规定要求，因此也被称为药物的纯度检查。

2. 安全性检查

由于生物药物的生产工艺一般都比较复杂，容易残留某些特殊杂质，这些特殊杂质常常引起机体出现毒性反应和安全问题。因此，要对生物药物进行安全性检查以保证临床用药的安全有效。主要的安全性检查项目如下：

（1）无菌检查　无菌检查是检查药典要求无菌的药品、生物制品、医疗器械、原料、辅料及其他品种是否无菌的一种方法。若供试品符合无菌检查法的规定，仅表明了供试品在该检验条件下未发现微生物污染。无菌检查法包括薄膜过滤法和直接接种法。只要供试品性质允许，应采用薄膜过滤法。

（2）异常毒性检查　异常毒性有别于药物本身所具有的毒性特征，是指由生产过程中引入或其他原因所导致的毒性。可以反映出药物及其制剂在生产制备过程中是否引入了外来异物或药物降解产生的不正常毒性反应产物。异常毒性检查是给予动物一定剂量的供试品溶液，在规定时间内观察动物出现的异常反应或死亡情况，检查供试品中是否污染了外源性毒性物质以及是否存在意外的不安全因素。供试品的不合格表明药品中混有超过药物本身毒性的毒性杂质，临床用药将可能增加急性不良反应的风险。

（3）细菌内毒素或热原检查　细菌内毒素是革兰氏阴性菌细胞壁上的一种脂多糖和微量蛋白的复合物，是细菌死亡或解体后才释放出来的一种具有内毒素生物活性的物质。细菌内毒素检查法利用鲎试剂来检测或量化由革兰氏阴性菌产生的细菌内毒素，以判断供试品中细菌内毒素的限量是否符合规定。细菌内毒素检查包括凝胶法和光度测定法，后者包括浊度法和显色基质法。供试品检测时，可使用其中任何一种方法进行试验。当测定结果有争议时，除另有规定外，以凝胶限度试验结果为准。

热原是由微生物产生的能引起恒温动物体温异常升高的致热物质。热原检查是将一定剂量的供试品，静脉注入家兔体内，在规定时间内，观察家兔体温升高的情况，以判定供试品中所含热原的限度是否符合规定。

（4）降压物质检查　降压物质是指某些药物中含有的能导致血压降低的杂质，包括组胺、类组胺或其他导致血压降低的物质，临床用药时可能引起急性降压不良反应。降压物质检查是比较组胺对照品（S）与供试品（T）引起麻醉猫血压下降的程度，以判定供试品中所含降压物质的限度是否符合规定。

（5）过敏反应检查　过敏反应检查是一种检查异性蛋白的试验方法。某些生物制品在生产制备过程中，可能混入一些具有免疫原性的特异性蛋白杂质，在临床使用时易引起患者出现多种过敏反应，因此对可能存在异性蛋白的生物制品，应按要求进行过敏反应的检查，确保生物药物的产品质量和用药的安全性。过敏反应的检查是将一定量的供试品溶液注入豚鼠体内，间隔一定时间后静脉注射供试品溶液进行激发，观察动物出现过敏反应的情况，以判定供试品是否引起动物全身过敏反应。

（五）含量（效价）测定

含量测定是采用化学分析法、仪器分析法和生物检定法测定药物中某种或某几种有效成分或特征性指标性成分的含量，从而判断确定药物的含量是否符合药品标准的规定要求。生物药物的含量表示方法通常有两种：一种用质量百分含量表示，适用于结构明确的小分子药物或经水解后变成小分子的药物；另一种用生物效价或酶活力（也称酶活性）单位表示，适用于多肽、蛋白质和酶类等药物。

综上，判断一个药物的质量是否合格，必须全面综合考虑性状、鉴别、检查与含量测定等多方面的检验结果。

（六）检验记录及检验报告的书写

上述药品检验及结果必须有完整的原始记录，药品检验记录是出具药品检验报告的依据，是进行科学研究和技术总结的原始资料。检验记录必须做到记录原始、真实，内容完整，书写清晰、整洁，不得涂改。全部项目检验完毕后，还应写出检验报告，并根据检验结果给出明确的结论。药物分析工作者在完成药品检验工作、写出书面报告后，还应对不符合规定的药品提出处理意见，以便供有关部门参考，并尽快地使药品的质量符合要求。

（1）检验人员在检验前应仔细核对检品标签与所填送验单的内容是否相符，逐个核对检品的编号、品名、规格、批号、效期、生产单位或产地、检验目的、收检日期、样品数量及封装情况等。

（2）原始检验记录必须使用蓝黑墨水或碳素笔书写，不得使用圆珠笔或铅笔书写。凡是微机打印的数据与图谱，应剪贴于记录纸的恰当位置上，并有操作者签名；若采用热敏纸打印的数据，为防止日久褪色难以辨识，应用蓝黑墨水或碳素笔将主要数据记录到记录纸上。

（3）检验记录中，应先写明检验的依据。按《中国药典》、局颁标准、地方药品标准等进行检验的，必须列出标准名称、版本、页数或标准批准文号。

（4）检验过程中，可根据检验先后顺序依次记录各检验项目，主要内容包括：项目名称、检验日期、实验条件、操作方法、结果现象、实验数据、计算和结果判断等。记录应完整、及时，严禁事后补记或转抄。若出现记录有误，可采用“杠改法”在错误的记录内容上用单线划去并保持原有的字迹可辨，不得擦抹涂改，同时在修改处签名或盖章，以示负责。检验或试验结果无论成败，均应详细记录、保存，及时分析其可能的原因，并在原始记录上注明。

（5）检验中使用到的标准品、对照品，应准确记录其来源、批号和使用前的处理等信息；若用于含量（或效价）测定的，还应注明其含量（或效价）和干燥失重（或水分）。

（6）每个检验项目均应写明标准中规定的限度或范围，根据检验结果做出单项结论（符合规定或不符合规定），并签署检验者姓名。

（7）整个检验工作结束后，应将检验记录逐页按顺序编号，并对检品做出明确的结论，写出书面报告。检验结论通常有如下几种情况：

①全面检验后各项指标均符合质量标准。检验结论可写为“本品按×××检验，结果符合规定”。

②全面检验后有个别项目不符合规定，判定为不符合规定。检验结论可写为“本品按×××检验，结果不符合规定”。

③如非全面检验，合格的写为“本品按×××检验上述项目，结果符合规定”；如有不合格时，结论写为“本品按×××检验上述项目，结果不符合规定”。

④按送检者所附检验资料或有关文献检验者，仅根据送检者对个别项目给出检验是否符合规定的结论。

⑤进口检验，除了应写明检验依据和检验结论外，还应写明是否准予进口。

对于检验不符合规定的药品应提出后续处理意见，以供有关部门参考。检验人员在书面报告上签名后，由质量检验机构负责人指定的人员对所采用的标准、内容的完整性、操作的规范性、计算结果和结论的判断等进行校核并签名，再经质量检验机构负责人审核后报告。

二、药物的 ADME

药物的 ADME 是指药物的体内过程，是药物经过各种给药途径（如静脉注射、静脉滴注、口服给药等）进入直至排出机体的过程，包括药物体内过程的吸收（absorption）、分布（distribution）、代谢（metabolism）及排泄（excretion），即 ADME 四个基本过程，可概括为药物的转运和转化或称为机体对药物的处置。

药物的吸收是药物由给药部位未经化学结构变化而进入血液循环系统的过程。药物的分布是药物由血液透过各种生理屏障向机体各部位可逆转运的过程。药物代谢是指药物经过体内吸收、分布之后，在药酶的作用下经历化学结构变化的过程。药物的排泄是药物及其代谢产物从体内被清除的过程。

体内过程中，药物的数量、化学结构与存在状态均可能发生变化，从而会改变药物的药理和毒理活性。因此，通过各种分析方法进行体内药物分析，研究药物及其制剂在体内的数量、化学结构和存在状态的变化，获得药物动力学的各类参数以及药物在体内的吸收、分布、代谢和排泄等信息，阐明药物剂型因素、生物因素与疗效之间的关系，研究药物的代谢转化过程和途径，阐明药物的药理作用及毒副反应的机理，从而指导药物的改进与发展，指导临床合理用药。

任务三　生物药物常用的定量分析方法

生物药物的定量分析是指采用适当的方法准确测定生物药物中某种或某几种有效成分或特征性指标性成分的含量。通过测定结果判定该生物药物是否符合药品质量标准的规定，从而对生物药物进行质量评价。生物药物常用定量分析方法如下。

一、免疫法

免疫化学法是以特异性抗原、抗体反应为基础的分析方法，是利用抗原、抗体在适宜条件下发生特异性、可逆性和非共价结合形成抗原-抗体复合物的原理，采用不同技术对抗原或抗体待测物进行定性、定量或定位检测的一种分析方法。免疫法具有高特异性、高灵敏度的特点，可广泛用于生物原料药或制剂的鉴别试验、纯度与杂质分析、含量或生物活性/效价测定及稳定性等质量属性的监测，测定各类抗原、半抗原或抗体。

根据对抗原或抗体是否进行标记，免疫化学法可分为标记免疫化学法和非标记免疫化学法。标记免疫化学法可采用酶、荧光基团、发光基团或放射性核素等作为标记物，常见方法有酶联免疫吸附法（ELISA）、免疫印迹法、免疫荧光分析法、发光免疫分析法、放射免疫分析法等。非标记免疫化学法常见方法有免疫沉淀法、免疫电泳法、凝集反应等。《中国药典》（2020 年版）中收载的免疫化学法（通则 3429）包括如下几种：

1. 酶联免疫吸附法

酶联免疫吸附法是将固相载体上抗原-抗体的特异性反应与酶催化底物相结合对供试品中的待测物进行定性或定量分析的方法。根据检测目的和操作步骤不同，ELISA 一般可分为直接法、间接法、竞争法和夹心法，其中夹心法又可分为直接夹心法、间接夹心法和桥式法。酶联免疫吸附法主要适用于生物原料药或制剂的鉴别试验、纯度与杂质分析、含量或生物活性/效价测定等。目前，《中国药典》（2020 年版）中酶联免疫吸附法主要用于含量测定，如牛血清白蛋白残留量测定法（通则 3411）、大肠埃希氏菌菌体蛋白质残留量测定法（通则 3412）、假单胞菌菌体蛋白质残留量测定法（通则 3413）、酵母工程菌菌体蛋白质残留量测定法（通则 3414）等。

2. 免疫印迹法

免疫印迹法是将膜固相载体上抗原–抗体的特异性反应与酶、荧光基团或放射性核素等标记技术相结合而对供试品中的待测物进行定性或定量分析的方法。根据是否发生电泳分离，免疫印迹法可分为电泳免疫印迹法和非电泳免疫印迹法；根据蛋白质分离原理，电泳免疫印迹法又可分为单向电泳免疫印迹法和双向电泳免疫印迹法；非电泳免疫印迹法主要包括斑点免疫印迹法和狭缝免疫印迹法。免疫印迹法多用于分析和鉴别混合物中蛋白质的特性、表达与分布，尤其适用于根据蛋白质分子质量大小和电荷差异进行分离后的蛋白质分析。

《中国药典》（2020 年版）中收录免疫印迹法（通则 3401）是以供试品与特异性抗体结合后，抗体再与酶标抗体特异性结合，通过酶学反应的显色，对供试品的抗原特异性进行检查。结果判定，阳性结果应呈现明显色带；阴性结果不显色。如免疫印迹法用于对注射用人干扰素 γ 进行鉴别试验。

3. 免疫荧光分析法

免疫荧光分析法是将抗原–抗体的特异性反应与荧光标记技术相结合而对供试品中的待测物进行定性、定量或定位检测的方法。此法根据抗原–抗体反应结合步骤的不同可分为直接染色法、间接染色法、补体荧光抗体法和特殊染色法等。免疫荧光分析法多用于生物原料药或制剂的效价测定、细胞表面抗原和受体的检测等。

4. 发光免疫分析法

发光免疫分析法是将抗原–抗体的特异性反应与高灵敏度的发光分析技术相结合而对供试品中的待测物进行定性或定量分析的方法。根据产生发光反应的体系不同，发光免疫分析法可分为生物发光法和化学发光法；根据所用标记物和发光原理不同，化学发光法又可分为直接法、酶促法和电化学法。发光免疫分析法常用于活细胞的各种生物学功能的检测，如细胞增殖或凋亡以及蛋白质印迹等。

5. 流式细胞术

流式细胞术是将细胞或颗粒载体上的抗原–抗体特异性反应与荧光标记技术相结合而对供试品中的待测物进行定性或定量分析的方法。流式细胞术属于免疫荧光分析法，主要用于药品鉴别试验、结合活性测定和细胞类产品的分析，包括细胞亚群比例测定、表型分析、细胞因子、细胞增殖、细胞凋亡及细胞周期等功能性检测。

6. 放射免疫分析法

放射免疫分析法是将抗原–抗体的特异性反应与放射性核素标记相结合而对

供试品中的待测物进行定性或定量分析的方法。此法一般可分为竞争性结合分析和非竞争性结合分析，经典的标记抗原的放射免疫分析法（RIA）即属于前者，而标记抗体的免疫放射分析法（IRMA）则属于后者。根据操作步骤不同，IRMA法又可分为直接法、间接法、双抗体夹心法及生物素-亲和素系统法。本法主要用于激素和各种蛋白质的测定等。

7. 免疫沉淀法

免疫沉淀法是指可溶性抗原（如血清、毒素等）与相应抗体，在适宜电解质存在的条件下发生结合，当比例适当时在澄清的溶液中形成肉眼可见的浑浊沉淀物的反应，主要用于抗原或抗体的定性或定量检测。根据反应介质和检测方法不同，免疫沉淀法可分为液体内沉淀反应和凝胶内沉淀反应。液体内沉淀反应主要有絮状沉淀反应、环状沉淀反应和免疫比浊法；凝胶内沉淀反应有单向免疫扩散法和双向免疫扩散法。

8. 免疫电泳法

免疫电泳法包括经典免疫电泳法、火箭免疫电泳法、对流免疫电泳法和交叉免疫电泳法。经典免疫电泳法系将琼脂糖凝胶电泳和免疫扩散相结合的实验方法：先采用琼脂糖凝胶电泳将供试品中的蛋白质按电泳迁移率的不同进行分离，然后通过免疫扩散与相应抗体形成沉淀线，并根据沉淀线的数量、位置、形态等特征分析供试品中各成分。其他三种免疫电泳法均由经典免疫电泳法衍生而来。

9. 凝集反应

凝集反应系指颗粒性抗原（如红细胞、细菌或者吸附可溶性抗原的惰性颗粒等）与相应抗体，在适宜电解质存在的条件下发生特异性结合，当比例适当时形成肉眼可见的凝集块的现象。根据发生原理、方法及检测目的不同，凝集反应一般分为直接凝集反应、间接凝集反应和 Coombs 试验，直接凝集反应又可分为玻片凝集试验和试管凝集试验，间接凝集反应可分为正向间接凝集试验、反向间接凝集试验、间接凝集抑制试验和协同凝集试验，Coombs 试验可分为直接 Coombs 试验和间接 Coombs 试验。

10. 表面等离子共振法

表面等离子共振法（SPR）系一种通过实时测定液相和固相界面上抗原-抗体复合物形成时偏振光共振角的变化来定量供试品中待测物的方法。本法无需标记，常用于检测生物分子间相互作用的特异性和亲和力大小及定量检测供试品中待测物的浓度。

二、电泳法

电泳是指溶解或悬浮于电解液中的带电荷的蛋白质、胶体、大分子或其他粒子，在电流作用下向其自身所带电荷相反的电极方向迁移。电泳法是指利用溶液中带有不同量电荷的阳离子或阴离子，在外加电场中使供试品组分以不同的迁移速度向对应的电极移动，实现分离并通过适宜的检测方法记录或计算，达到测定目的的分析方法。电泳法一般可分为两大类：一类为自由溶液电泳或移动界面电泳，另一类为区带电泳。电泳法具有灵敏度高、重现性好、检测范围广、操作简便并兼备分离、鉴定、分析等优点，已成为生物技术及生物药物分析的重要手段之一。《中国药典》（2020 年版）中收载有纸电泳法、醋酸纤维素薄膜电泳法、聚丙烯酰胺凝胶电泳法、琼脂糖凝胶电泳法、SDS 聚丙烯酰胺凝胶电泳法以及等电聚焦电泳法等。

1. 纸电泳法

纸电泳法以色谱滤纸作为支持介质。介质孔径大，没有分子筛效应，主要凭借被分离物中各组分所带电荷量的差异进行分离，适用于检测核苷酸等性质相似的物质。

2. 醋酸纤维素薄膜电泳法

醋酸纤维素薄膜电泳法以醋酸纤维素薄膜作为支持介质。此法适用于血清蛋白、免疫球蛋白、脂蛋白、糖蛋白、类固醇激素及同工酶等的检测。

3. 琼脂糖凝胶电泳法

琼脂糖凝胶电泳法以琼脂糖作为支持介质。琼脂糖是由琼脂分离制备的链状多糖，其结构单元是 D-半乳糖和 3，6-脱水-L-半乳糖。许多琼脂糖链互相盘绕形成绳状琼脂糖束，构成大网孔型的凝胶。这种网络结构具有分子筛作用，使带电颗粒的分离不仅依赖净电荷的性质和数量，还可凭借分子大小进一步分离，从而提高了分辨能力。本法适用于免疫复合物、核酸与蛋白等的分离、鉴定与纯化。

4. 聚丙烯酰胺凝胶电泳法

聚丙烯酰胺凝胶电泳法以聚丙烯酰胺凝胶作为支持介质。聚丙烯酰胺凝胶是由丙烯酰胺单体和少量的交联剂甲叉双丙烯酰胺，在催化剂作用下聚合交联而成的三维网状结构的凝胶。单体的浓度或单体与交联剂比例不同，其凝胶孔径就不同。使用聚丙烯酰胺凝胶作为支持介质进行电泳，生物大分子保持天然状态，其迁移速率不仅取决于电荷密度，还取决于分子大小和形状，可以用来研究生物大分子的特性，如电荷、分子质量、等电点等。

5. SDS 聚丙烯酰胺凝胶电泳法（SDS-PAGE 法）

SDS-PAGE 法是一种变性的聚丙烯酰胺凝胶电泳方法。本法分离蛋白质的原理是根据大多数蛋白质都能与阴离子表面活性剂十二烷基硫酸钠（SDS）按质量比结合成复合物，使蛋白质分子所带的负电荷远远超过天然蛋白质分子的净电荷，消除了不同蛋白质分子的电荷效应，使蛋白质按分子大小分离。本法用于蛋白质的定性鉴别、纯度和杂质控制以及定量测定。

6. 等电聚焦电泳法

等电聚焦（isoelectric focusing，IEF）电泳法是两性电解质在电泳场中形成一个 pH 梯度，由于蛋白质为两性化合物，其所带的电荷与介质的 pH 有关，带电的蛋白质在电泳中向极性相反的方向迁移，当到达其等电点（此处的 pH 使相应的蛋白质不再带电荷）时，电流达到最小，不再移动，从而达到检测蛋白质和多肽类供试品等电点的电泳方法。本法用于蛋白质的定性鉴别、等电点测定、限度检查以及定量测定。等电聚焦电泳法又可分为：垂直板电泳法和水平板电泳法。

三、酶法

酶是生物体内产生并具有催化活性的生物大分子，由于表现出特异的催化功能，具有专一性强、催化效率高的特点，因此酶也被称为生物催化剂。

酶法通常包括两种类型：一种是酶活性测定法，是以酶为分析对象，目的在于测定样品中某种酶的含量或活性，测定方法有取样测定法和连续测定法；另一种是酶分析法，是以酶作为分析工具或分析试剂，测定样品中酶以外的其他物质的含量，分析对象可以是底物、辅酶、酶抑制剂或酶活化剂，检测方法可采用动力学分析法和总变量分析法。两者检测的对象虽有所不同，但原理和方法都是以酶能专一而高效地催化某化学反应为基础，通过对酶反应速度的测定或对生成物等浓度的测定而检测相应物质的含量。酶法的特点是特异性强，干扰少，操作简便，样品和试剂用量少，测定快速精确，灵敏度高，主要基于药物与某些物质的结合或药物本身的化学反应，适用于一般理化方法难以检测的药物的含量的测定。

四、生物检定法

生物检定法是利用生物体（整体动物、离体组织、器官、细胞和微生物等）评估药物效价或生物活性的一种方法。它以药物的药理作用为基础，以生物统计为工具，运用特定的实验设计在一定条件下比较供试品和与其相当的标准品或对照品所产生的特定反应情况测定供试品的生物活性（药效或毒性），评价其有效性和安全性。生物检定法的应用范围包括药物的效价测定、微量生理活性物质的测定、某些有害杂质的限度检查和某些中药的质量控制等。

生物检定法中的生物反应主要包括质反应和量反应。质反应是反映某一特定程度是否出现。它不能以量来表示个体的反应程度，只能用一组动物中出现正或负反应的百分率来表示，如死亡率和惊厥率。量反应是指生物体反应能随药物剂量的增减而引起的可测性量变。其中，时反应为特殊的量反应，它是观察某一反应或反应程度出现所需要的时间，如血液凝结时间、动物生存时间。

生物检定法常运用特定的实验设计，在一定条件下比较供试品（T）和标准品（S）或对照品所产生的特定反应（如抑菌圈直径、惊厥反应指标、血压、血糖、重量等），通过等反应剂量间比例的运算或限值剂量引起的生物反应程度，从而测得供试品的效价、生物活性或杂质引起的毒性。对一些理化方法不能测定含量或理化测定不能反映临床生物活性的药物，可用生物检定法来控制药物质量，如抗生素常采用抗生素微生物检定法进行效价的测定。

生物检定法作为应用较广泛的常规方法，其方法的选择性和可靠性都经过了反复系统研究，其生物反应指标基本上与临床一致。但与其他方法比较，生物检定方法相对精密度低、专业性强，且费用较高。生物检定的常用方法主要分为体内测定和体外测定等。

1. 体内测定

体内测定一般以整体动物作为受试对象，给药后观察规定时间内的反应，此时的反应代表了药物对整个动物或整个在位组织的综合作用，包括血浆中药物或其代谢物的浓度、代谢效应、代谢产物的作用、细胞间相互作用、体内释放物质的作用及反馈机制等，其反应指标代表了该药物的整个药理作用。例如胰岛素的生物检定法是比较胰岛素标准品（S）与供试品（T）引起小鼠血糖下降的作用，以测定供试品的效价。试验需要活体动物，供试品消耗量大，试验时间长，精密度和灵敏度较差。

2. 体外测定

体外测定一般是以细胞、酶、受体等作为受试对象。例如药包材细胞毒性检查法，系将供试品或供试品溶液接触细胞，通过对细胞形态、增殖和抑制影响的观察，评价供试品对体外细胞的毒性作用。试验中受试对象个体差异小，试验时间较短，精密度和灵敏度较高，能在一定程度上保留药理作用特性，但缺点是不一定能反映供试品对整体的作用。

五、理化测定法

1. 重量分析法

重量分析法是根据被测物质在化学反应前后的重量差来测定组分含量的方法。本法需要使用适当的方法将被测组分与供试品中的其他组分分离，转化为一定的称量形式，进行称量，根据称量形式的重量来计算被测组分含量。本法根据被测组分分离方法的不同，可分为提取法、挥发法、沉淀法。

2. 滴定分析法（容量分析法）

本法是根据一种已知准确浓度的滴定液与被测组分按化学计量关系完全反应时所消耗的体积及其浓度计算被测组分含量的方法。根据滴定液与被测组分反应的类型不同，本法是可分为酸碱滴定法、沉淀滴定法、配位滴定法和氧化还原滴定法。滴定分析法应用范围广、仪器简单、操作简便、测定结果准确，但通常只适用于常量组分的分析，不适用于微量组分或痕量组分的分析。

3. 比色分析法

本法是根据待测组分与显色剂发生颜色反应，通过生成物颜色深浅来测定物质含量的分析方法。比色分析法灵敏度高、结果准确度高、操作简便、测定迅速，但仅适用于有色物质或能转变为有色物质的组分的测定。

4. 紫外-可见分光光度法

紫外-可见分光光度法（UV-Vis）是指通过被测物质在紫外-可见光区（200~760nm）的特定波长或一定波长范围内的吸光程度，对该物质进行定性定量分析的方法。该法具有仪器设备简单、操作简便、灵敏度和准确度较高等优点，是药物定性鉴别、杂质检查及含量测定的常用方法。

紫外-可见分光光度法的定量分析依据是朗伯-比尔定律（$A=KcL$），即在其他条件不改变的情况下，物质的吸光度（A）与液层的厚度（L）和吸光物质浓度（c）的乘积成正比。吸收系数（K）分为百分吸收系数和摩尔吸收系数两种，《中国药典》（2020年版）中采用百分吸收系数。

5. 气相色谱法

气相色谱法（GC）是以气体为流动相（载气）流经气相色谱柱进行分离定量的色谱分析法。供试品中各组分或其衍生物气化后，被载气带入色谱柱进行分离，各组分先后进入检测器，检测器将各个组分的浓度或质量转换成电信号变化并记录成色谱图，可根据色谱峰高或峰面积进行定量分析。气相色谱法具有分离效能高、选择性好、灵敏度高、分离分析速度快等特点，但不适用于挥发性差、对热不稳定的物质的分析。气相色谱法在《中国药典》（2020年版）中主要用于溶剂残留量的检查、乙醇测定、挥发性杂质检查、维生素E及其制剂的含量测定等。

6. 高效液相色谱法

高效液相色谱法（HPLC）是采用高压输液泵将流动相泵入色谱柱进行分离并测定含量的方法，其定性定量方法与气相色谱法通用。本法具有分离效能高、选择性好、灵敏度高、分离分析速度快、适用范围广等特点，已成为药物含量测定最常用的分析方法。在生物药物分析中常用的HPLC方法有反相高效液相色谱法、离子交换色谱法和凝胶色谱法等。

任务四　生物药物的科学管理

药品是一种特殊的商品，为达到对药品的科学有效的管理，药品监管理念从“药品质量通过检验检测控制来实现”发展到“药品质量通过生产过程控制来实现”，进而又发展为“药品质量是通过良好的设计而生产出来的”，即质量源于设计理念（quality by design，QbD）。要求药物从研发阶段开始就要考虑最终产品的质量，要求在配方设计、工艺路线确定、工艺参数选择、物料控制等各方面均要进行深入研究，积累丰富数据，综合确定最佳的产品配方和生产工艺，确保最终产品的安全、有效和质量可控，这个理念和生物药物一直坚持的全过程质量控制的方针是基本一致的。生物药物的质量保障与使用的安全、有效和合理，不仅与生物药物的研究、开发生产密切相关，还需要经营、使用和监管等多方面、多学科的密切协作，对生物药物实行全程的质量跟踪与管理，及时解决生物药物生产过程中的质量问题，监测并及时解决生物药物使用过程中的不良反应事件，才能保障人体用药的安全、有效和合理。

一、药品管理法

为加强药品管理，保证药品质量，保障公众用药安全和合法权益，保护和促进公众健康，我国政府制定了《药品管理法》。它是专门规范药物研制、生产、经营、使用和监督管理活动的法律。国务院药品监督管理部门依据该法制定了相关的管理规范。这些法规文件对药物的研制、生产、经营、使用和监督管理起到了良好的推动作用。

我国的《药品管理法》于1984年9月20日经第六届全国人民代表大会常务委员会第七次会议通过，自1985年7月1日起施行。2001年2月28日第九届全国人民代表大会常务委员会第二十次会议第一次修订通过，修改后的《药品管理法》自2001年12月1日起施行，该版又分别在2013年、2015年相继进行了两次修正。《药品管理法》在2019年8月26日第十三届全国人民代表大会常务委员会第十二次会议上第二次修订通过，自2019年12月1日起施行，共九章，155条。《药品管理法》是我国法律体系的重要组成部分，是所有药事部门进行药品监督管理的主要法律依据，其主要内容解读如下。

（一）总则

1. 适用范围

在中华人民共和国境内从事药品研制、生产、经营、使用和监督管理活动，适用本法。

（1）地域范围　中华人民共和国境内。

（2）对象范围　一切从事药品的研制、生产、经营、使用活动的单位和个人；对药品的研制、生产、经营、使用活动实施监督管理的政府药品监督管理部门和其他有关部门。

2. 国家发展药品的方针政策

（1）国家发展现代药和传统药，充分发挥其在预防、医疗和保健中的作用。国家保护野生药材资源和中药品种，鼓励培育道地中药材。

（2）国家鼓励研究和创制新药，保护公民、法人和其他组织研究、开发新药的合法权益。

3. 药品监督管理体制

国家对药品管理实行药品上市许可持有人制度；药品上市许可持有人对药品研制、生产、经营、使用全过程中药品的安全性、有效性和质量可控性负责；从事药品研制、生产、经营、使用活动，应当遵守法律、法规、规章、标准和规范，保证全过程信息真实、准确、完整和可追溯。

4. 药品监督管理部门设置

（1）国务院药品监督管理部门主管全国药品监督管理工作。药品监督管理部门分为国家级、省级、地（市）级和县级四级，各自负责辖区内的药品监督管理工作；国务院及各级人民政府有关部门在各自职责范围内负责与药品有关的监督管理工作。

（2）药品监督管理部门设置或者指定的药品专业技术机构，承担依法实施药品监督管理所需的审评、检验、核查、监测与评价等工作。

5. 药品追溯制度和药物警戒制度

（1）国务院药品监督管理部门制定统一的药品追溯标准和规范，推进药品追溯信息互通互享，实现药品可追溯。

（2）国家建立药物警戒制度，对药品不良反应及其他与用药有关的有害反应进行监测、识别、评估和控制。

6. 社会共建药品安全网

各级人民政府及其有关部门、药品行业协会、新闻媒体、个人应积极开展或参与药品安全宣传和药品安全法律法规等知识的普及工作。

（二）药品研制和注册

1. 药品研制

（1）国家支持以临床价值为导向、对人的疾病具有明确或者特殊疗效的药物创新，鼓励具有新的治疗机理、治疗严重危及生命的疾病或者罕见病、对人体具有多靶向系统性调节干预功能等的新药研制，推动药品技术进步。鼓励运用现代科学技术和传统中药研究方法开展中药科学技术研究和药物开发，建立和完善符合中药特点的技术评价体系，促进中药传承创新。鼓励儿童用药品的研制和创新，支持开发符合儿童生理特征的儿童用药品新品种、剂型和规格，对儿童用药品予以优先审评审批。

（2）从事药品研制活动，应当遵守药物非临床研究质量管理规范（good laboratory practice，GLP）、《药物临床试验管理规范》（good clinical practice，GCP），保证药品研制全过程持续符合法定要求。

2. 药品注册

（1）在中国境内上市的药品，应当经国务院药品监督管理部门批准，取得药品注册证书；但是，未实施审批管理的中药材和中药饮片除外。申请药品注册，应当提供真实、充分、可靠的数据、资料和样品，证明药品的安全性、有效性和质量可控性。

（2）对申请注册的药品，国务院药品监督管理部门组织药学、医学和其他技术人员进行审评，对药品的安全性、有效性和质量可控性以及申请人的质量管理、风险防控和责任赔偿等能力进行审查；符合条件的，颁发药品注册证书。国务院药品监督管理部门在审批药品时，对化学原料药一并审评审批，对相关辅料、直接接触药品的包装材料和容器一并审评，对药品的质量标准、生产工艺、标签和说明书一并核准。对治疗严重危及生命且尚无有效治疗手段的疾病以及公共卫生方面急需的药品，药物临床试验已有数据显示疗效并能预测其临床价值的，可以附条件批准，并在药品注册证书中载明相关事项。

（3）药品应当符合国家药品标准，即《中国药典》。经国务院药品监督管理部门核准的药品质量标准高于国家药品标准的，按照经核准的药品质量标准执行；没有国家药品标准的，应当符合经核准的药品质量标准。

（4）列入国家药品标准的药品名称为药品通用名称。该名称不得作为药品商标使用。

（5）国务院药品监督管理部门核发的药品批准文号、进口药品注册证、医药产品注册证的有效期为 5 年。国务院药品监督管理部门可以对药品生产企业生产的新药品种设立不超过 5 年的监测期，在监测期内，不得批准其他企业生产和进口。

（三）药品上市许可持有人

药品上市许可持有人是指取得药品注册证书的企业或者药品研制机构等。药品上市许可持有人的法定代表人、主要负责人对药品质量全面负责。中药饮片生产企业履行药品上市许可持有人的相关义务，对中药饮片生产、销售实行全过程管理，建立中药饮片追溯体系，保证中药饮片安全、有效、可追溯。经国务院药品监督管理部门批准，药品上市许可持有人可以转让药品上市许可。受让方应当具备保障药品安全性、有效性和质量可控性的质量管理、风险防控和责任赔偿等能力，履行药品上市许可持有人义务。

（四）药品生产

1. 从事药品生产活动的条件

（1）从事药品生产活动经所在地省、自治区、直辖市人民政府药品监督管理部门批准，取得药品生产许可证。药品生产许可证应当标明有效期和生产范围，有效期为 5 年，到期重新审查发证。

（2）应当具有符合规定的技术人员、厂房、设施和卫生环境、药品质量管理和质量检验机构设置、有保证药品质量的规章制度。

2. 药品生产活动管理

（1）应当遵守药品生产质量管理规范，建立健全药品生产质量管理体系，保证药品生产全过程持续符合法定要求。

（2）应当按照国家药品标准和经药品监督管理部门核准的生产工艺进行生产药品。中药饮片应当按照国家药品标准炮制；国家药品标准没有规定的，应当按照省、自治区、直辖市人民政府药品监督管理部门制定的炮制规范炮制。

（3）生产药品所需的原料、辅料、直接接触药品的包装材料和容器，应当符合药用要求。

（4）药品上市许可持有人、药品生产企业、药品经营企业和医疗机构中直接接触药品的工作人员，应当每年进行健康检查。患有传染病或者其他可能污染药品的疾病的，不得从事直接接触药品的工作。

（五）药品经营

1. 从事药品经营活动的条件

（1）从事药品批发活动，应当经所在地省、自治区、直辖市人民政府药品监督管理部门批准，取得药品经营许可证。从事药品零售活动，应当经所在地县级以上地方人民政府药品监督管理部门批准，取得药品经营许可证，药品经营许可证应当标明有效期和经营范围，有效期5年，到期重新审查发证。

（2）从事药品经营活动应当具有符合规定的药学技术人员、营业场所、设备、仓储设施、卫生环境、机构设置和规章制度。

2. 药品经营企业管理

（1）应当遵守药品经营质量管理规范，建立健全药品经营质量管理体系，保证药品经营全过程持续符合法定要求。

（2）应当从药品上市许可持有人或者具有药品生产、经营资格的企业购进药品；购进未实施审批管理的中药材除外。

（3）对购进药品，应当有真实、完整的购销记录；应当建立并执行进货检查验收制度。

（4）零售药品应当准确无误，并正确说明用法、用量和注意事项；调配处方应当经过核对，对处方所列药品不得擅自更改或者代用。对有配伍禁忌或者超剂量的处方，应当拒绝调配；必要时，经处方医师更正或者重新签字，方可调配。销售中药材，应当标明产地。应当由依法经过资格认定的药师或者药学技术人员负责本企业的药品管理、处方审核和调配、合理用药指导等工作。

（5）应当制定和执行药品保管制度。

（6）药品网络交易第三方平台提供者应当向所在地省、自治区、直辖市人民政府药品监督管理部门备案。疫苗、血液制品、麻醉药品、精神药品、医疗用毒性药品、放射性药品、药品类易制毒化学品等国家实行特殊管理的药品不得在网络上销售。

（7）新发现和从境外引种的药材，经国务院药品监督管理部门批准后，方可销售。

（8）进口药品的企业向口岸所在地药品监督管理部门备案，同时药品检验机构对进口药品进行抽查检验，未经检验或者检验不合格的，不得销售或者进口。

（六）医疗机构药事管理

1. 人员要求

医疗机构应当配备依法经过资格认定的药师或者其他药学技术人员，负责本单位的药品管理、处方审核和调配、合理用药指导等工作。非药学技术人员不得直接从事药剂技术工作。

2. 监督管理

（1）医疗机构购进药品，应当建立并执行进货检查验收制度。

（2）医疗机构应当有与所使用药品相适应的场所、设备、仓储设施和卫生环境，制定和执行药品保管制度，采取必要措施，保证药品质量。医疗机构应当坚持安全有效、经济合理的用药原则。

（3）依法经过资格认定的药师或者其他药学技术人员调配处方，应当进行核对，对处方所列药品不得擅自更改或者代用。对有配伍禁忌或者超剂量的处方，应当拒绝调配；必要时，经处方医师更正或者重新签字，方可调配。

（4）医疗机构配制制剂，应当经所在地省、自治区、直辖市人民政府药品监督管理部门批准，取得医疗机构制剂许可证。医疗机构配制的制剂应当按照规定进行质量检验；合格的，凭医师处方在本单位使用。医疗机构配制的制剂不得在市场上销售。

（七）药品上市后管理

对药品上市后管理提出了明确要求。规定建立年度报告制度，持有人每年将药品生产销售、上市后研究、风险管理等情况按照规定向药品监督管理部门报告。同时持有人应当主动开展药品上市后研究。

（八）药品价格和广告的管理

主要包括药品定价原则规定、沟通和公开药品价格信息、禁止在药品购销中行贿受贿；药品广告审批管理、药品广告内容管理。

（九）药品储备和供应的管理

明确了国家实行药品储备制度、国家建立药品供应监测体系、国家实行短缺药品清单管理制度、国家实行短缺药品优先审评制度等。

（十）监督管理

重新界定了假药和劣药的范围；药品监督管理部门监督检查的范围及其义务；药品质量的抽查检验，药品监督管理机构对药品相关企业的监督检查，有关行政强制措施及行政处理；国家实行药品安全信息统一公布制度。

（十一）法律责任

主要是对药品研究、生产、销售、进口、使用、价格、广告、采购、保管、收受回扣等违法行为的处罚以及对药品监督管理机构和工作人员违法的处罚。

（十二）附则

主要是对《药品管理法》中未涉及的“中药材”“地区性民间习用药材”的补充说明及本法施行时间规定。

二、药品质量管理“6P”（GMP、GSP、GAP、GCP、GLP、GPP）

为了确保药品质量能符合质量标准的要求，在药品的各个环节都必须加强管理，很多国家都根据本国的实际情况制定了诸多科学管理规范和条例。我国对药品质量全过程起指导作用的药品质量管理规范文件有药品生产质量管理规范（good manufacture practice，GMP）、药品经营质量管理规范（good supply practice，GSP）、中药材生产质量管理规范（good agriculture practice for Chinese drugs，GAP）、药物临床试验管理规范（good clinical practice，GCP）、药物非临床研究质量管理规范（good laboratory practice，GLP）、优良药房工作规范（good pharmacy practice，GPP）等，这些规范文件对加强药品的全面质量控制都有十分重要的意义和作用。

1. 药品生产质量管理规范（GMP）

GMP是药品生产和质量管理的基本准则，适用于药品制剂生产的全过程和原料药生产中影响成品质量的关键工序。GMP可分为质量控制系统和质量保证系统两大方面，其中质量控制系统是指对原辅料、中间品、产品的系统质量控制。质量保证系统是对生产过程中人为差错、混淆、污染等问题进行系统的严格管理，保证药品质量。我国的第一部GMP于1988年正式颁布，经过多次修订，现行版GMP为2023年版，共14章，313条。

2. 药品经营质量管理规范（GSP）

GSP是为了保证经销药品的质量，保护用户、消费者的合法权益和人民用药安全有效而制订的。其主要内容包括医药商品进、存、销三个环节确保质量所必备的硬件设施，人员资格及职称，质量管理程序和制度及文件管理系统等。我国的第一部GSP是1984年经国家医药管理局批准，中国医药公司发布；经过多次修订，现行版GSP为2021年版，分为4章，共187条。

3. 中药材生产质量管理规范（GAP）

为规范中药材生产，保证中药材质量，促进中药标准化、现代化，自2002年6月1日起制订试行本规范。2022年3月17日国家药监局、农业农村部、国家林草局、国家中医药局联合发布了《中药材生产质量管理规范》的公告（2022年第22号）（简称新版中药材GAP），共14章，144条。本规范包含质量管理、基地选址、种子种苗或其他繁殖材料、种植与养殖、采收与产地加工、质量检验等章节，适用于中药材生产企业规范生产中药材的全过程管理，是中药材规范化生产和管理的基本要求。GAP 对中药材生产企业的质量管理提出了系统的要求，要求企业应当加强质量管理，明确影响中药材质量的关键环节的管理要求，建立有效的生产基地单元监督管理机制，配备与生产基地相适应的人员、设施、设备，明确中药材生产批次，建立中药材质量追溯体系，制定主要环节生产技术规程，制定不低于现行标准的中药材质量标准，制定中药材种子种苗或其他繁殖材料标准。GAP 中要求对中药材生产企业质量控制实行“六统一”：统一规划生产基地，统一供应种子种苗或其他繁殖材料，统一化肥、农药等投入品管理，统一种植或者养殖技术规程，统一采购与产地加工技术规程，统一包装与贮存技术规程。

4. 药物临床试验管理规范（GCP）

为保证药物临床试验过程规范，数据和结果的科学、真实、可靠，保护受试者的权益和安全，根据《药品管理法》《中华人民共和国疫苗管理法》《中华人民共和国药品管理法实施条例》制定了 GCP。GCP 适用于为申请药品注册而进行的药物临床试验。药物临床试验的相关活动应当遵守本规范。GCP 是药物临床试验全过程的质量标准，包括方案设计、组织实施、监察、稽查、记录、分析、总结和报告。我国第一版 GCP（试行版）于 1998 年 3 月由国家卫生部颁布；第二版 GCP 于 1999 年 9 月由国家药品监督管理局颁布实施；第三版 GCP 于 2003 年 9 月由国家食品药品监督管理局颁布实施；第四版 GCP 于 2020 年 7 月，由国家药品监督管理局、国家卫生健康委员会联合发布实施，共 9 章，83 条。

5. 药物非临床研究质量管理规范（GLP）

药物的非临床研究是指非人体研究，也称为临床前研究。制定 GLP 是为了评价药品安全性，是在实验室条件下，通过动物实验进行非临床（非人体）的各种毒性实验，包括单次给药的毒性试验、反复给药的毒性试验、生殖毒性试验、致突变试验、致癌试验、各种刺激性试验、依赖性试验以及与药品安全性的评价有关的其他毒性试验。本规范根据《中华人民共和国药品管理法》制订，适用于为申请药品注册而进行的非临床研究。1999 年 9 月，GLP（试行版）颁布实施；经过多次修订，现行版 GLP 为 2017 年版，共 12 章，50 条。

6. 优良药房工作规范（GPP）

为科学规范医疗机构药师工作，提高医疗机构药师工作质量，根据《药品管理法》《医疗机构药事管理暂行规定》《处方管理办法》等相关法规制度，制定了本规范。GPP 主要适用于医疗机构药师，也可以用于相似服务性质的药师。本规范是衡量药师为病人或消费者服务的标准，即药师在药品供应、促进健康、提高病人自我保健和改善处方质量等活动中贯彻“药学服务”的具体标准。

实训二　《中国药典》及配套工具书查阅

一、任务描述

药典是一个国家收载药品质量标准的法典，在本国内具有法律约束力。药品质量标准是国家对药品质量、规格和检验方法所作的技术规定，是药品生产、供应、使用、检验和药政管理部门共同遵循的法定依据。药典由政府或政府授权的权威机构组织编撰，政府统一颁布，对保证药品质量、保障人民群众用药安全、有效维护人民生命健康起着极其重要的作用。我国所有的国家药品标准均应符合《中国药典》凡例及通则的相关要求。能熟练进行《中国药典》及其配套工具书的查阅是进行药物的质量管理与控制的基础。

二、任务实施

（一）准备工作

（1）通过案例演示、任务驱动教学法开展实训。要求预习充分，能在规定的时间内独立准确完成查阅内容，达到熟练使用药典的目的。

（2）准备实训用品：《中国药典》（2020 年版）、教学多媒体、电脑、手机。

（二）药典查阅

（1）查阅《中国药典》的历史沿革、编纂情况、凡例和基本结构。

（2）根据下表所列查阅项目，查阅《中国药典》（2020 年版），记录查阅内容所在位置（凡例、正文、通则等）、页码及具体的查阅结果内容，填写实训报告。

查阅项目与查阅结果

序号	查阅项目	查阅结果		
		位置	页码	内容
1	试验精密度（恒重、空白试验）			
2	贮藏（密闭、密封、熔封或严封）			
3	重金属检查法（重金属定义、标准铅溶液浓度）			
4	热原检查法（何种实验动物）			
5	注射剂安全性检查（包括哪几项检查）			
6	制药用水（类型）			
7	无菌检查法（定义、检查方法）			
8	控制菌检查（金黄色葡萄球菌检查用培养基）			

续表

序号	查阅项目	查阅结果		
		位置	页码	内容
9	硫酸软骨素钠（含量测定的仪器、含量要求）			
10	维生素 B_{12} 注射液（pH 测定方法、pH 标准规定）			
11	磺胺嘧啶（鉴别所用仪器和试剂）			
12	抗生素微生物检定法（管碟法定义、分类）			
13	胰蛋白酶（效价测定方法、底物、效价标准）			
14	青霉素钠（细菌内毒素检测方法、限度）			
15	头孢克肟片（溶出度检查的溶出条件）			
16	冻干破伤风抗毒素（抗体效价规定）			
17	乙型脑炎减毒活疫苗（保存、运输及有效期）			
18	蛋白质含量测定法（哪几种方法）			
19	人血白蛋白（蛋白质含量测定方法、残余乙醇含量测定方法）			
20	乙型肝炎病毒表面抗原诊断试剂盒（反应时间的设置）			

（三）注意事项

（1）查阅时，应首先根据查阅项目的类型判断其在《中国药典》（2020 年版）的第几部中，然后再在相应的部分进行查阅。

（2）将查阅到的具体项目内容完整地填写在实训报告中，要求字迹工整、内容全面、记录准确、不要随意涂改，不得简化或缩略后填写。

（3）查阅过程中，一定要爱护药典，轻拿轻放，不得折损书页，不得在书页上圈画或做标记。

（四）结束工作

（1）进行任务总结（教师点评与总结、学生互评）。

（2）填好使用登记本，整理实训场地与环境卫生。

三、任务探究

（1）《中国药典》（2020 年版）三部中，原料药物与药物制剂收载的内容有何异同？

（2）“从事药物分析检测工作不需要创新，只需要严格依照各种药品质量标准进行分析检测即可”的说法是否正确？“严格依标准而行”与“创新”是否相矛盾？

【知识拓展】

疫苗（菌苗）类生物制品的质量检定

疫苗是以病原微生物（细菌、病毒）或其他组成成分、代谢产物为起始材料，采用生物技术制备而成，用于预防、治疗人类相应疾病的生物制品。疫苗的种类包括：灭活疫苗、减毒活疫苗、亚单位疫苗、基因工程重组蛋白疫苗、类毒素疫苗和其他类疫苗等。疫苗类生物制品的质量控制称为质量检定，包括理化性质检定、安全检定、效力检定等。下面以皮内注射用卡介苗为例，介绍细菌类疫苗的质量检定内容及要求。

卡介苗最早由法国科学家卡尔梅特和介朗研制成功，是一种用于预防儿童结核病的疫苗，由减毒后的牛型结核杆菌制成，接种对象主要为无接种禁忌症的新生儿，新生儿一般需在出生24h内完成接种，因此，卡介苗又被称为“出生第一针”，目前主要采用皮内注射法进行接种。皮内注射用卡介苗是用卡介菌经培养后，收集菌体，加入稳定剂冻干制成。根据《中国药典》（2020年版），皮内注射用卡介苗的检定包括以下内容。

一、原液检定

1. 纯菌检查

按《中国药典》（2020年版）通则1101（无菌检查法）进行。将原液使用适于卡介菌生长的培养基在适宜条件下进行培养，培养结束后的生长物做涂片镜检，不得有杂菌。

2. 浓度测定

用国家药品检定机构分发的卡介苗参考比浊标准，以分光光度法测定原液浓度。

二、半成品检定

1. 纯菌检查

按《中国药典》（2020年版）通则1101（无菌检查法）进行。将半成品使用适于卡介菌生长的培养基在适宜条件下进行培养，培养结束后的生长物做涂片镜检，不得有杂菌。

2. 浓度测定

用国家药品检定机构分发的卡介苗参考比浊标准，以分光光度法测定原液浓度。应不超过配制浓度的110%。

3. 沉降率测定

将供试品置室温下静置2h，采用分光光度法测定供试品放置前后的吸光度值（A_{580}），计算沉降率，应≤20%。

4. 活菌数测定

应不低于 1.0×10^{7}CFU/mg。

5. 活力测定

采用 XTT 法测定。细菌能将 XTT（四唑鎓盐）还原为水溶性的棕黄色产物甲臜，与中间电子偶合剂等共同作用，能够反映出细菌活菌含量，在波长为 450nm 附近有最大吸收峰。活力测定时，将供试品和参考品稀释至 0.5mg/mL，取 100μL 分别加到培养孔中，于 37～39℃避光培养 24h，检测吸光度（A_{450}），供试品吸光度应大于参考品吸光度。

三、成品检定

除装量差异、水分测定、活菌数测定和热稳定性试验外，按标示量加入灭菌注射用水，复溶后进行其余各项检定。

1. 鉴别试验

（1）抗酸染色法　抗酸染色涂片检查，细菌形态与特性应符合卡介菌特征。

（2）多重 PCR 法　采用多重 PCR 法检测卡介菌基因组特异的缺失区 RD1，应无 RD1 序列存在，供试品 PCR 扩增产物大小应与检测参考品一致。

多重 PCR 鉴别试验：采用 ET1（5′-AAGCGGTTGCCGCCGACCGACC-3′）、ET2（5′-CTGGCTATATTCCTGGGCCCGG-3′）、ET3（5′-GAGGCGATCTGGCGGTTTGGGG-3′）三条引物，分别以灭菌超纯水稀释至终浓度为 10μmol/L。DNA 分子质量标记物为 50bp DNA ladder。

取供试品 1 支，加入灭菌水 1mL 复溶，将内容物移入 1.5mL EP 管中，12000r/min 离心 5min，弃上清，留 40～50μL 液体重悬供试品沉淀物，沸水浴 10min，8000r/min 离心 5min，取上清作为多重 PCR 检测模板。

取供试品 PCR 检测模板 5μL，加至 45μL 反应试剂中［10 倍 PCR 缓冲液（pH8.3 100mmol/L Tris-HCl，500mmol/L KCl，15mmol/L $MgCl_2$）5μL、dNTP Mixture 2μL、5U/μL Taq DNA 聚合酶 0.3μL、引物 ET1 2μL、引物 ET2 4μL、引物 ET3 2μL，灭菌超纯水 29.7μL］，共 50μL 反应体系。检测参考品同法操作。每个供试品平行做 2 管。

反应体系于 94℃预变性 10min，然后 94℃变性 1min，64℃退火 1min、72℃延伸 30s，循环 30 次后，72℃再延伸 7min。取 PCR 产物 10μL 加 6 倍 loading buffer［配方为：①吸取 2mL EDTA（500mmol/L pH8.0）加入约 40mL 双蒸水；②称量加入 250mg 溴酚蓝；③量取加入 50mL 丙三醇；④定容至 100mL，4℃保存］2μL 混匀后上样于 3%的琼脂糖凝胶泳道，50bp DNA ladder 直接上样 6μL。于 100mA 电泳 50min。采用凝胶成像仪，以 50bp DNA ladder 为分子质量标记，

观察供试品与参考品 PCR 扩增片段分子质量大小。

2. 物理检查

（1）外观　应为白色疏松体或粉末状，按标示量加入注射用水，应在 3min 内复溶至均匀悬液。

（2）装量差异　依《中国药典》（2020 年版）通则 0102（注射剂）进行，应符合规定。除另有规定外，注射用无菌粉末均照下述方法检查，应符合规定。

取供试品 5 瓶（支），除去标签、铝盖，容器外壁用乙醇擦净，干燥，开启时注意避免玻璃屑等异物落入容器中，分别迅速精密称定；容器为玻璃瓶的注射用无菌粉末，首先小心开启内塞，使容器内外气压平衡，盖紧后精密称定。然后倾出内容物，容器用水或乙醇洗净，在适宜条件下干燥后，再分别精密称定每一容器的质量，求出每瓶（支）的装量与平均装量。每瓶（支）装量与平均装量相比较（如有标示装量，则与标示装量相比较），应符合下列规定，如有 1 瓶（支）不符合规定，应另取 10 瓶（支）复试，应符合规定。

（3）渗透压摩尔浓度　依《中国药典》（2020 年版）通则 0632（渗透压摩尔浓度测定法）进行，应符合批准的要求。通常采用测量溶液的冰点下降来间接测定其渗透压摩尔浓度，可直接使用渗透压摩尔浓度测定仪测定。

3. 水分

依《中国药典》（2020 年版）通则 0832（水分测定法）进行，应不高于 3.0%。《中国药典》（2020 年版）共收录了 5 种方法，分别是：

（1）费休法　包括容量滴定法和库仑滴定法。容量滴定法是根据碘和二氧化硫在吡啶和甲醇溶液中与水定量反应的原理来测定水分。所用仪器应干燥，并能避免空气中水分的侵入；测定应在干燥处进行。库仑滴定法仍然以卡尔-费休氏反应为基础，应用永停滴定法测定水分。

（2）烘干法　取供试品 2~5g，如果供试品的直径或长度超过 3mm，在称取前应快速制成直径或长度不超过 3mm 的颗粒或碎片平铺于干燥至恒重的扁形称量瓶中，厚度不超过 5mm，疏松供试品不超过 10mm，精密称定，开启瓶盖在 100~105℃ 干燥 5h，将瓶盖盖好，移置干燥器中，放冷 30min，精密称定，再在上述温度干燥 1h，放冷，称重，至连续两次称重的差异不超过 5mg 为止。根据减失的质量，计算供试品中含水量（%）。

（3）减压干燥法　取供试品 2~4g，混合均匀，分别取 0.5~1g，置于已在供试品同样条件下干燥并称重的称量瓶中，精密称定，打开瓶盖，放入上述减压干燥器中，抽气减压至 2.67kPa（20mmHg）以下，并持续抽气半小时，室温放置 24h。在减压干燥器出口连接无水氯化钙干燥管，打开活塞，待内外压一致，关闭活塞，打开干燥器，盖上瓶盖，取出称量瓶迅速精密称定质量，计算供试品中的含水量（%）。

(4) 甲苯法　取供试品适量（相当于含水量1~4mL），精密称定，置于甲苯法仪器装置中进行反应。检读水量，并计算成供试品的含水量（%）。

(5) 气相色谱法　取无水乙醇、对照溶液及供试品溶液各1~5μL，注入气相色谱仪，测定，记录峰面积，使用公式进行计算，即得。

4. 纯菌检查

按《中国药典》(2020年版) 通则1101（无菌检查法）进行。将成品使用适于卡介菌生长的培养基在适宜条件下进行培养，培养结束后的生长物做涂片镜检，不得有杂菌。

5. 效力测定

用结核菌素皮肤试验（皮内注射0.2mL，含10IU）阴性、体重300~400g的同性豚鼠4只，每只皮下注射0.5mg供试品，注射5周后皮内注射TB-PPD或BCG-PPD 10IU/0.2mL，并于24h后观察结果，局部硬结反应直径应不小于5mm。

6. 活菌数测定

每亚批疫苗均应做活菌数测定。抽取5支疫苗稀释并混合后进行测定，培养4周后含活菌数应不低于1.0×10^{6}CFU/mg。本试验可与热稳定性试验同时进行。

7. 无有毒分枝杆菌试验

选用结核菌素纯蛋白衍生物皮肤试验（皮内注射0.2mL，含10IU）阴性、体重300~400g的同性豚鼠6只，每只皮下注射相当于50次人用剂量的供试品，每2周称体重一次，观察6周，动物体重不应减轻；同时解剖检查每只动物，若肝、脾、肺等脏器无结核病变，即为合格。

若动物死亡或有可疑病灶时，应进行毒力试验。用结核菌素纯蛋白衍生物皮肤试验（皮内注射0.2mL，含10IU）阴性、体重300~400g的同性豚鼠4只，各腹腔注射1mL菌液（5mg/mL），每周称体重，观察5周动物体重不应减轻；同时解剖检查，大网膜上可出现脓疱，肠系膜淋巴结及脾可能肿大，肝及其他脏器应无肉眼可见的病变。

8. 热稳定性试验

取每亚批疫苗于37℃放置28d测定活菌数，并与2~8℃保存的同批疫苗进行比较，计算活菌率；放置37℃的本品活菌数应不低于置2~8℃本品的25%，且不低于2.5×10^{5}CFU/mg。

【榜样引领】

技艺精湛的国医大师——金世元

金世元，出生于1926年的北京，一直从事中医药教育科研工作，是北京卫生职业学院的主任中药师，首都医科大学中医药学院客座教授，享受国务院政府特殊津贴，同时兼任中华中医药学会中成药分会主任委员、国家科技部国家秘密技术中医中药审查专家、药监局基本药物的评审专家，也是我国第二届国医大师，第一批国家级非物质文化遗产项目中药炮制技术代表性传承人。

现已年近百岁的金世元，是中医药界的一面旗帜、一个传奇。“博学”是所有和金世元接触过的人对他最深的印象，他被称为当今中医药学界的“国药泰斗”，中药鉴定、炮制、中成药、调剂的问题无所不知，他是当前国医大师中唯一的药学泰斗，业界尊称为“活药典”。

金世元善于学习、注重实践、勤于总结。在金世元的药学研究中，形成了以“医药圆融、源于实践”为特色的学术思想，积累了丰富的实践经验。他在中药鉴定方面，经验丰富，见解独到。他深入药材产地调查药源，尤对道地药材的鉴别与质量评价见解独到，技艺纯熟。他中药炮制方面，深得古法，技术精湛；对中药炮制与临床疗效的关系方面的研究颇有见地，全面掌握各类传统炮制技法，尤对北京特色中药炮制品种及工艺了如指掌。他在中成药合理使用方面，理论深厚，成果丰硕。他倡导在中医辨证施治的基础上合理使用中成药，对中成药的处方来源、历史演变、药物组成、配伍意义、功效特点等方面都有独到见解，擅长相似中成药的鉴别应用。他在中药调剂方面，以质量为先，技艺纯熟，强调精湛医术与优良调剂技术的相互结合，对已濒临失传的传统“一口印”调剂技术更是技艺精湛。

金世元认为中药学需要不忘传承，也要创新发展。他根据自己多年临床治疗支气管炎的有效处方，研制开发出“射麻口服液”；与北京同仁堂合作将著名成药“乌鸡白凤丸”剂改成口服液，均已被原卫生部批准正式投入市场。在学术思想传承方面，他桃李满园、成效显著。他的弟子遍布医疗、科研、教学、生产、经营等多个领域。

在金世元从事中医药工作与研究的近80年间，他热爱祖国、忠于事业、崇尚医德、恪守药德；传承创新，学术成果丰硕，成效显著，广受业内赞誉，为中医药事业的传承发展做出了突出的贡献。

【项目总结】

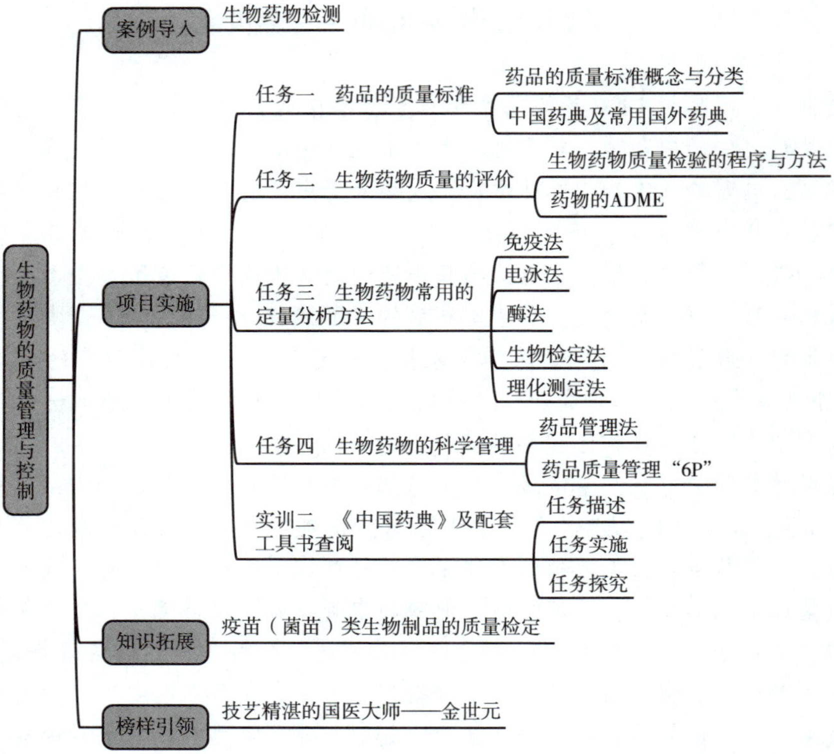

【项目检测】

一、填空题

1. 《中国药典》目前共出版了________版，《中国药典》（2020 年版）共________部，按照内容可分为________、________、________和索引四个部分。

2. 取样时应根据样品的特性按批取样。当药品包装总件数为 n，当________时，逐件取样；当 $n \leqslant 300$ 时，按________随机取样；当 $n > 300$ 时，按________随机取样。一次所取样品至少可供________次检验使用，同时还应保证留样观察的用量。

3. 水浴温度均指________；热水是指________；室温（常温）是指________。

4. 称取 0.4g，是指可称取质量为________~________g；称取 4g，是指可

称取质量为________~________g；称取 4.00g，是指可称取质量为________~________g。精密称定是指称取质量应准确至所取质量的________。

5. 无菌检查法包括________和________。

6. 免疫化学法是以特异性________反应为基础的分析方法，具有高特异性、高灵敏度的特点。

7.《药品管理法》是专门规范药物________、________、________、________和监督管理活动的法律。

8. 药品质量管理“6P”，包括________、________、________、________、________和 GPP。

9. GMP 的中文全称是________；GSP 的中文全称是________；GAP 的中文全称是________。

二、简答题

1. 简述我国国家药品质量标准有哪些。

2. 简述生物药物检验的一般基本程序。

3. 简述药品质量管理“6P”中的 6 个药品质量管理规范文件分别适用于何种情况。

项目三　氨基酸类生物技术药物

【项目目标】

●**知识目标**

1. 明晰氨基酸类药物的基础知识。
2. 熟悉氨基酸类药物生产的基本技术和方法。
3. 掌握典型赖氨酸发酵生产技术及其操作要点。

●**能力目标**

1. 具备氨基酸类药物生产的基本操作技能。
2. 能熟练操作赖氨酸的制备工艺。
3. 能正确调控氨基酸类药物生产的相关参数。

●**素质目标**

1. 养成规范操作、爱护仪器的习惯。
2. 增强解决问题的能力和安全生产意识。
3. 具备高度的社会责任感和良好的职业道德。

【学习导航】

本项目的内容是氨基酸类生物技术药物，项目实施介绍了氨基酸类药物的基础知识和生产方法，并通过典型药物的制备实训呈现主要工艺过程和生产方法。知识拓展部分介绍氨基酸工业的发展历史。通过学习使学生对氨基酸类药物的结构、分类、性质、药用价值、主要生产方法等有所认知，具备基本的实操技能，关注氨基酸类药物的发展过程和研究进展。

【案例导入】

小行星为生命起源提供氨基酸

氨基酸被认为是组成生命的基石，因为它们可以被生物体用来合成蛋白质，作为生物大分子的蛋白质又被称为生命的主要承担者。氨基酸就像字母一样，可以通过不同的排列组成众多单词，而有机体使用20种氨基酸，通过各种各样的排列组合，构建数以千万种的蛋白质。有科学家认为，地球上的生命是在化学反应导致形成氨基酸后开始的，而氨基酸又形成了蛋白质，最终才使地球上的生命蓬勃发展，氨基酸可以作为了解生命起源的线索。

据日本媒体2022年6月6日报道，该国宇宙航空研究开发机构等团队分析了2020年底该机构的“隼鸟2号”探测器从小行星“龙宫”带回的岩石样本，发现其中存在超过20种氨基酸。横滨国立大学名誉教授小林宪正认为，这些氨基酸可能与地球的生命诞生有关。这显示氨基酸在宇宙中并不特殊。其实，这并不是科学家们第一次在宇宙中发现氨基酸了，很早之前从陨石中就检测到了，但无法排除这些氨基酸是来自地球污染的可能性。“隼鸟2号”采集样本的特别之处在于它没有被阳光或宇宙射线风化，而是从小行星地下收集到样本，除了上面提到的人体无法合成的异亮氨酸和缬氨酸，这些样品还含有胶原蛋白成分甘氨酸和鲜味成分谷氨酸。这些氨基酸被证实在46亿年前形成后，在地球上的丰度很高，但在地球被岩浆覆盖后，它们就消失了。

小行星上发现氨基酸不一定证明地球生命来自外太空，但那是否能证明其他星球也同样存在生命呢？目前为止，科学界在可探测的宇宙空间内，发现了氨基酸、水等产生生命的物质，但仍未发现任何生命迹象。由此可以看出，氨基酸是构成生命的必要条件，但不是产生生命的充分条件，因此外星球发现类似物质也并不代表着其中一定会存在生命。太阳系中有着成千上万颗各类小行星，它们记录着太阳系最初形成时的样子，也蕴含着众多不为人知的秘密，对小行星的探测和研究，也许可以帮我们解答生命到底起源于何处。

目前，我国也批复了行星探测工程，计划于2025年前后实施近地小行星取样返回工作，到时更多的研究样本将为我们带来更有价值的信息。人类在太空中的步伐越走越远，这也可以帮我们探索生命的起源。

【项目实施】

人体的整个生长、发育、代谢、遗传等生命过程都有氨基酸的参与。氨基酸不仅是机体所需的营养物质，在生命体内的物质代谢调控、信息传递方面扮演着重要角色，对于某些疾病也有一定的治疗作用。大量的实验验证氨基酸对消化道疾病、肾脏疾病、脑病、癌症、心血管病、肝脏疾病、呼吸道疾病等有良好的疗效，并且很多药物已经市场化生产，氨基酸原料药的数量和种类也在增加。

不仅在医药方面，食品、化妆品、农业等方面都能见到氨基酸的身影。谷氨酸钠（味精的主要成分）是人类应用的第一个氨基酸，也是世界上应用范围最广、产销量最大的一种氨基酸。人们陆续发现甘氨酸、丙氨酸、脯氨酸、天冬氨酸也具有调味作用，并将之应用于食品行业。氨基酸及其衍生物与人体皮肤结构相似，易被皮肤吸收，使老化和硬化的表皮恢复水合性和弹性，延缓皮肤衰老，在日用化工上的应用已有取代常用化工原料的趋势。在农业方面，以氨基酸为原料合成的除草剂、防腐剂，作为不污染环境、无公害的新型农药出现在田野上。

氨基酸的多元化应用不但创造了高额的价值，也改善了人们的生活质量。氨基酸正在从单一方面的应用逐渐向多方面的应用拓展，应用的深度也得到进一步的挖掘。

任务一　氨基酸类药物的认知

一、氨基酸的结构、种类与性质

（一）氨基酸的结构

氨基酸是指含有氨基的羧酸。生物体内的各种蛋白质是由 20 种基本氨基酸构成的，它们的结构不同，但是有以下共同特点。

1. 除脯氨酸外，都是 α-氨基酸

氨基酸的结构通式如图 3-1 所示。

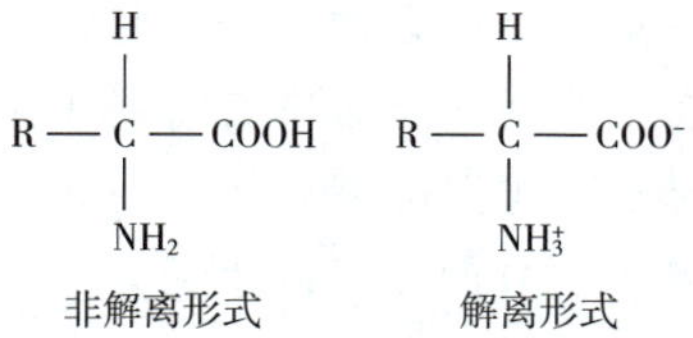

图 3-1　氨基酸的结构通式

从结构通式中可以看出，氨基酸的氨基都在 α-碳原子上，故为 α-氨基酸（脯氨酸为亚氨基酸），不同氨基酸的区别就在于 R 基团，R 基团的结构不同，造成不同氨基酸在结构及性质上的差异。

2. 均为 L 型氨基酸

每种氨基酸都有 D 型和 L 型两种立体异构体，这是与甘油醛相比较确定的：书写时将羧基写在碳原子的上端，氨基在左边的为 L 型，氨基在右边的为 D 型。从天然蛋白质水解得到的氨基酸都属于 L 型。

3. 除甘氨酸外，都具有旋光性

从结构上看，除甘氨酸外，所有 α-氨基酸的 α-碳原子周围连着四个不同的基团，都是不对称碳原子或称手性碳。因此，除甘氨酸外的 19 种基本氨基酸都是手性分子，具有旋光性，能使偏振光平面向左或向右旋转，左旋通常用（-）

表示，右旋通常用（+）表示。

（二）氨基酸的种类

氨基酸分类方法很多，可根据用途或结构来进行分类。

1. 按用途分类

人们通常根据在动物体内的合成量及其能满足动物营养的程度将氨基酸分为必需氨基酸与非必需氨基酸。

（1）必需氨基酸　用于合成蛋白质的氨基酸共有20种，其中8种氨基酸在人体内不能合成。这些人体（或其他脊椎动物）不能合成或合成速度远不足身体需要，必须通过食物供给的氨基酸为必需氨基酸。必需氨基酸包括甲硫氨酸（蛋氨酸）、缬氨酸、赖氨酸、异亮氨酸、苯丙氨酸、亮氨酸、色氨酸、苏氨酸。除成人的8种之外，婴幼儿的必需氨基酸还包括组氨酸。

食物蛋白质营养价值的高低主要取决于其必需氨基酸的含量以及所含氨基酸的种类和比例是否与人体对必需氨基酸的需求一致。必需氨基酸的含量越高而且种类和比例与人体的需求越一致，就越能满足人体组织蛋白更新的需求，蛋白质的营养价值也就越高。

（2）半必需氨基酸　半胱氨酸、酪氨酸、精氨酸、丝氨酸和甘氨酸长期缺乏可能引起生理功能障碍，它们在体内虽能合成，但其合成原料是必需氨基酸。半胱氨酸和酪氨酸如果供给充裕可以减少必需氨基酸中甲硫氨酸和苯丙氨酸的需要量。

（3）非必需氨基酸　除上述之外的氨基酸，则属于非必需氨基酸。非必需氨基酸可在人体合成，作为营养源不需要从外部补充。

2. 按结构分类

目前常以R基团侧链的结构和性质作为氨基酸分类的基础。根据R基团侧链在中性溶液中的解离状态不同，可将氨基酸分为以下四类。

（1）非极性氨基酸　是带有非极性侧链，但不带电荷的中性氨基酸（如甘氨酸、丙氨酸、缬氨酸、亮氨酸、异亮氨酸、脯氨酸、苯丙氨酸、色氨酸、甲硫氨酸）。此类氨基酸在水中的溶解度随侧链大小的增加而降低。

（2）非电离的极性氨基酸　是带有极性侧链，但不带电荷的中性氨基酸（如丝氨酸、苏氨酸、半胱氨酸、酪氨酸、天冬酰胺和谷氨酰胺），这类氨基酸较易溶于水。

（3）酸性氨基酸　此类氨基酸侧链带负电荷（如天冬氨酸和谷氨酸），极易溶于水。

（4）碱性氨基酸　是侧链带正电荷（如赖氨酸、组氨酸和精氨酸）的氨基酸，易溶于水。

这种分类方法有助于我们理解氨基酸在蛋白质结构中的作用。蛋白质折叠时，极性侧链趋向于排列在折叠蛋白质的外侧，以利于与水或其他极性分子形成氢键，并与水相互作用；而非极性疏水侧链往往聚集于蛋白质内部，隐藏在折叠蛋白质内部的疏水侧链能够避免它们与细胞内水相的细胞溶质相接触，在蛋白质内部形成一个高度压缩的疏水中心。

氨基酸按结构分类情况见表 3-1。

表 3-1　　按结构分类的 20 种氨基酸

名称	结构式	中文缩写	英文缩写		等电点（pI）
非极性氨基酸					
甘氨酸 glycine	CH_2-COO^- $\vert$ $^{+}NH_3$	甘	Gly	G	5. 97
丙氨酸 alanine	$CH_3-CH-COO^-$ $\vert$ $^{+}NH_3$	丙	Ala	A	6. 00
亮氨酸* leucine	$(CH_3)_2CHCH_2-COO^-$ $\vert$ $^{+}NH_3$	亮	Leu	L	5. 98
异亮氨酸* isoleucine	$CH_3CH_2CH-CHCOO^-$ $\vert\quad\vert$ $CH_3\quad ^{+}NH_3$	异亮	Ile	I	6. 02
缬氨酸* valine	$(CH_3)_2CH-CHCOO^-$ $\vert$ $^{+}NH_3$	缬	Val	V	5. 96
脯氨酸 proline	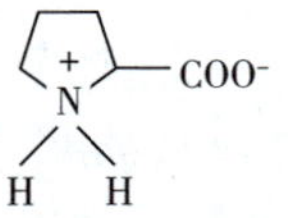	脯	Pro	P	6. 30
苯丙氨酸* phenylalanine	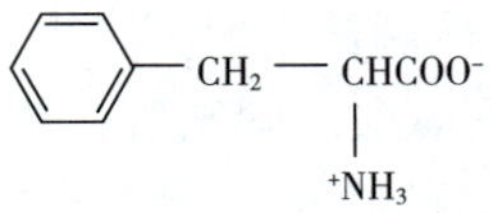	苯丙	Phe	F	5. 48
甲硫氨酸* methionine	$CH_3SCH_2CH_2-CHCOO^-$ $\vert$ $^{+}NH_3$	甲硫	Met	M	5. 74
色氨酸* tryptophan	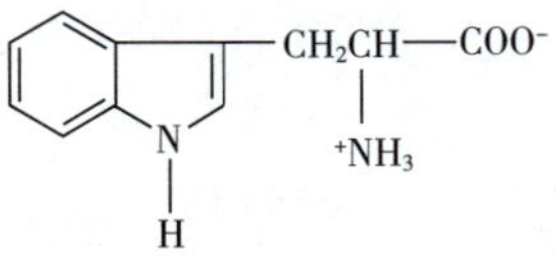	色	Trp	W	5. 89
非电离的极性氨基酸					
丝氨酸 serine	$HOCH_2-CHCOO^-$ $\vert$ $^{+}NH_3$	丝	Ser	S	5. 68

续表

名称	结构式	中文缩写	英文缩写		等电点（p*I*）
谷氨酰胺 glutamine	$H_2N—C(=O)—CH_2CH_2CH(^+NH_3)COO^-$	谷胺	Gln	Q	5.65
苏氨酸* threonine	$CH_3CH(OH)—CH(^+NH_3)COO^-$	苏	Thr	T	5.60
半胱氨酸 cysteine	$HSCH_2—CH(^+NH_3)COO^-$	半胱	Cys	C	5.07
天冬酰胺 asparagine	$H_2N—C(=O)—CH_2CH(^+NH_3)COO^-$	天胺	Asn	N	5.41
酪氨酸 tyrosine	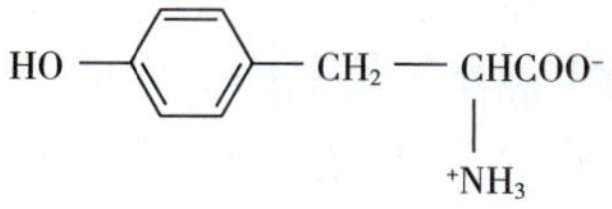	酪	Tyr	Y	5.66
酸性氨基酸					
天冬氨酸 aspartic	$HOOCCH_2CH(^+NH_3)COO^-$	天	Asp	D	2.77
谷氨酸 glutamic	$HOOCCH_2CH_2CH(^+NH_3)COO^-$	谷	Glu	E	3.22
碱性氨基酸					
赖氨酸* lysine	$^+NH_3CH_2CH_2CH_2CH_2CH(NH_2)COO^-$	赖	Lys	K	9.74
精氨酸 arginine	$H_2N—C(=^+NH_2)—NHCH_2CH_2CH_2CH(NH_2)COO^-$	精	Arg	R	10.76
组氨酸 histidine	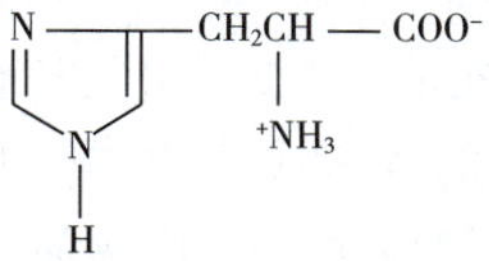	组	His	H	7.59

注：带＊者为必需氨基酸。

（三）氨基酸的理化性质

1. 一般的物理性质

α-氨基酸一般为无色晶体，熔点较高，一般在200℃以上，其味随不同种氨基酸而有所不同。不同种类氨基酸在水中溶解度差别较大，并能溶解于稀碱中，但不能溶解于有机溶剂中，通常用乙醇把氨基酸从溶液中沉淀析出。

2. 两性解离与等电点

氨基酸分子中既有氨基（—NH_2）又有羧基（—COOH），氨基可以接受质子呈碱性，而羧基可以给出质子呈酸性，所以氨基酸既有酸性又有碱性，这一性质称为氨基酸的两性性质。

氨基酸溶于水后，可以调节溶液的pH使氨基酸分子以两性离子形式存在。氨基酸分子所带正负电荷相等时溶液的pH称为氨基酸的等电点（p*I*）。在pH>p*I*的溶液中，氨基酸大部分以负离子形式存在；在pH<p*I*的溶液中，氨基酸大部分以正离子形式存在。

3. 氨基酸的光学性质

参与蛋白质组成的20种氨基酸，在可见光区域都没有光吸收，在紫外光区域（220~300nm）只有酪氨酸、苯丙氨酸和色氨酸有吸收光的能力。因为它们的R基含有苯环共轭双键系统。酪氨酸的最大光吸收波长在275nm，苯丙氨酸在257nm，色氨酸在280nm。蛋白质由于含有这些氨基酸，因此也有紫外吸收能力。一般最大光吸收波长为280m，因此利用分光光度法可快速、简便地测定蛋白质的含量。

4. 氨基酸的化学反应

氨基酸的化学反应主要是指其α-氨基、α-羧基以及侧链上的官能团所参与的那些反应。

（1）与亚硝酸反应　在室温下亚硝酸能与含游离α-氨基的氨基酸起反应，定量地放出氮气，氨基酸被氧化成羟酸（含亚氨基的脯氨酸则不能与亚硝酸反应）。在标准条件下测定生成的氮气体积，即可计算出氨基酸的量。用此方法反应很快，也较为准确，是定量测定氨基酸的方法之一，还可用于蛋白质水解程度的测定。

（2）茚三酮反应　茚三酮在弱酸性溶液中与α-氨基酸共热，引起氨基酸氧化脱氨、脱羧反应，最后茚三酮与氨和还原茚三酮发生缩合，大多数氨基酸作用生成蓝紫色物质，氨基酸浓度不同时，蓝紫色的深浅也不同。该化合物在570nm波长处具有最大吸收峰，在570nm波长下进行比色就可测定样品中氨基酸的含量。由于此处吸收值与氨基酸的含量成正比，因此此反应可作为氨基酸定量分析的方法之一。天冬氨酸的此反应生成棕色物质，脯氨酸或羟脯氨酸的此反应生成黄色物质，因此茚三酮也可在分离氨基酸时作为显色剂定性、定量地测定氨基酸。

二、氨基酸及其衍生物的药用价值

氨基酸及其衍生物具有十分广泛的药理生理作用。随着现代生物医药的迅猛发展，氨基酸这一生命基础营养物质也越来越多地展现了对人体独特的生化特点和医学作用，也越来越多地被药典收录。如能促进毛发生长、防治肝炎、增加巨细胞的L-胱氨酸；可以改善高血氨症状、治疗肝昏迷的L-谷氨酸；作为离子载体、能促进尿素生成、降血氨的L-天冬氨酸；治疗肌肉疾病、胃酸过多症、促进脂肪代谢的L-甘氨酸；改善脑神经功能，促进红细胞再生、乳汁合成的L-色氨酸；还有镇静副交感神经、治疗消化性溃疡的L-组氨酸等。氨基酸及其衍生物在医药中的应用主要体现在以下几个方面。

1. 复方氨基酸输液

多种结晶L-氨基酸依特定比例混合制成的静脉内输注液称为复方氨基酸输液。目前，氨基酸类药物的临床应用主要有补充营养、降低血氨，慢性肾衰以及急慢性肝炎的辅助治疗等。氨基酸输液经过多年的发展，已经由初期单纯的蛋白质水解物，发展到按一定比例配比的复方氨基酸溶液，并已经应用于临床多年。

复方氨基酸输液可直接注入进食不足者的血液中，促进蛋白质、酶及激素的合成，提高血浆蛋白浓度与组织蛋白含量，维持氮平衡，调节机体正常代谢。目前复方氨基酸输液已由单一营养液发展到尿毒症、肝病等的专用输液。复方氨基酸输液在现代静脉营养输液以及“要素饮食”疗法中占有非常重要的地位，对维持危重患者的营养、抢救患者生命起积极作用，成为现代医疗中不可缺少的医药品种之一。如复方氨基酸注射液（18AA-I），又称新肾必安、肾必氨基酸，是由18种氨基酸与钾、钠、钙、镁等无机盐配制而成的灭菌水溶液。在能量供给充足的情况下，可进入组织细胞，参与蛋白质的合成代谢，获得正氮平衡，并生成酶类、激素、抗体、结构蛋白，促进组织愈合，恢复正常生理功能。也可用于改善手术前后患者的营养状况及各种原因所致低蛋白血症患者。

2. 治疗消化道疾病的氨基酸及其衍生物

此类氨基酸的作用为治疗消化道溃疡和调节胃液酸度，如谷氨酸及其钠盐、谷氨酰胺、乙酰谷酰胺铝、甘氨酸及其铝盐、硫酸甘氨酸铁及盐酸组氨酸等。

（1）治疗消化道溃疡的氨基酸　L-谷氨酰胺是L-谷氨酸的γ-酰胺，它是治疗溃疡病的有效药物。其作用是一部分谷氨酰胺转化为一部分消化器黏膜。机制是谷氨酰胺的酰胺基能转移到葡萄糖分子上生成葡萄糖胺，后者是消化器黏膜上皮组成成分，修补消化器黏膜使之再生，而呈现补洞效果，临床可见溃疡消失。如与抗酸剂氢氧化铝、碳酸镁、次硝酸铋、甘氨酸、碳酸钙配伍用，疗效更好。此类药物临床应用的还有二丙谷酰胺、己酰谷氨酰胺、丙谷胺等。

过敏和植物神经系统的高度兴奋可以引起消化性溃疡，L-组氨酸对过敏性疾病有效，且作用于间脑抑制副交感神经，所以对消化性溃疡有效。组氨酸能降低胃液酸度，缓和胃肠手术时的疼痛，减轻妊娠期呕吐及胃部灼热感。此类制剂还有二羟基铝-L-组氨酸。

（2）调节胃液酸度的氨基酸　胃酸可被甘氨酸的氨基中和，常将甘氨酸与其他抗酸药物配伍用，如30%甘氨酸+70%碳酸钙，前者快速缓冲，后者持续中和，疗效更好。甘氨酸的碱性铝盐也有强的缓冲作用，其缓冲作用能防止药物对胃黏膜的刺激。临床用甘氨酸铝与乙酰水杨酸等量并用，可减少后者对胃的刺激。另外，盐酸谷氨酸既是盐酸的输送者，又是胃液分泌的刺激剂，用于胃液缺乏、消化不良、食欲不振等。

3. 治疗肝病的氨基酸及其衍生物

此类氨基酸通过降低血氨、影响中枢传递介质、纠正肝功能低下造成的氨基酸失衡而用于肝昏迷治疗，也可通过趋脂作用而用于脂肪肝的防治。

（1）降低血氨的氨基酸　解氨毒是肝脏主要生理机能之一，当肝功能衰竭时，参加尿素循环的几种酶的活性降低，尿素循环难以进行，血氨增高，氨干扰脑的能量代谢，对神经细胞膜有直接毒害作用，导致中枢神经系统功能紊乱，出现意识改变和昏迷为主的一系统神经症状，此症状又称肝性脑病。对于这种肝昏迷患者，应用精氨酸、鸟氨酸、瓜氨酸可使尿素循环活化而重新疏通，使血氨降低，肝昏迷症状得到缓解。

（2）影响中枢传递介质的氨基酸　肝昏迷与中枢神经介质异常有关，左旋多巴是一种非构成蛋白质的氨基酸，它是多巴胺生物合成的前体，能透过血脑屏障进入脑细胞，经多巴脱羧酶作用后变为多巴胺，结合于受体，取代假神经介质，改善中枢神经传导，并恢复中枢神经系统的正常功能，使病人神志清醒。左旋多巴还能提高大脑对氨的耐受性，而且它是甲基受体，应用后可降低甲基化合物的生成。但左旋多巴对肝细胞有毒害作用，患者醒后可能黄疸加深，为减轻其副作用，降低其用量，提高功效，常与外周作用的多巴脱羧酶抑制剂如3-羟基苯肼联合应用以维持血中多巴的较高水平，从而增加入脑的多巴量。

（3）纠正血浆氨基酸失衡的氨基酸　肝昏迷患者血浆中所有氨基酸浓度均有升高，但因肝功能严重损害时，胰岛素不能激活而成高胰岛素血症，胰岛素促进肌肉对支链氨基酸的摄取和消除，使血中支链氨基酸相对减少。由于支链氨基酸（如异亮氨酸、亮氨酸、缬氨酸）与苯丙氨酸、酪氨酸、色氨酸由一个共同载体转运，在透过血脑屏障时有竞争作用。支链氨基酸相对减少，则色氨酸进入脑组织的量增加，从而使5-羟色胺增加，5-羟色胺神经元与睡眠有关，而使肝昏迷形成和加重。肝昏迷脑中5-羟色胺增加时，注射支链氨基酸可使脑中芳香族氨基酸进脑量减少，5-羟色胺水平下降，肝昏迷得到改善。

（4）用于防治脂肪肝的氨基酸　肝脏在脂类代谢中占有重要地位，当患肝炎时常有脂肪代谢紊乱，脂肪因运转障碍而沉淀于肝细胞内出现脂肪肝，继续发展可能致肝硬化，甲硫氨酸与胱氨酸可改善脂肪肝。

甲硫氨酸铬是由生命必需金属微量元素三价铬与人体必需氨基酸甲硫氨酸合成的配位化合物，具有靶向性传递到胰腺的功能，口服后25～30min在胰腺中的量比在肝脏中高7～8倍，可向胰腺传递铬和抗氧剂甲硫氨酸。其作用主要是促进胰岛素的分泌和提高胰岛素的敏感性，是胰岛素的加强剂。甲硫氨酸铬还是自由基的清除剂，其作用与SOD相类似，并且还可以抑制自由基的产生，因此，能促进受自由基损伤的胰腺功能的恢复和改善胰腺酶的活性，是胰腺功能的康复剂。甲硫氨酸铬在体内还是甲基供体，促进胆碱合成并与积存肝内的脂肪作用，变为易吸收的卵磷脂，可防治肝脂肪蓄积，临床用于肝炎、肝硬化、脂肪肝、酒精和磺胺中毒等。

胱氨酸在体内由甲硫氨酸而来，因此引入胱氨酸可以减少必需氨基酸甲硫氨酸的需要量，使甲硫氨酸发挥趋脂及合成磷酸肌酸等作用，因此胱氨酸间接起到趋脂作用，而用于脂肪肝的防治。但过多的胱氨酸对肝脏有毒性，引起门静脉性肝坏死和随后产生肝硬化，需予以注意。

4. 用于脑及神经系统疾病的氨基酸及其衍生物

（1）L-谷氨酸与L-谷氨酰胺　在脑代谢中，L-谷氨酸与L-谷氨酰胺充当重要角色，脑中氨基酸的消耗以此二种为最多，因而二者被称为“脑粮”，它们对维持和改进脑机能是很必要的。

L-谷氨酸参与输送钾离子到脑中，L-谷氨酸和脑中的氨形成谷氨酰胺而解除氨中毒，谷氨酰胺可透过血脑屏障而排出。当脑中葡萄糖供应不足时，L-谷氨酸生成α-酮戊二酸进入三羧酸循环，成为脑组织的能量来源。L-谷氨酸与L-谷氨酰胺用于改善脑出血后遗症的记忆障碍、思考力不佳，促进智力不足的儿童智力发育和防止癫痫。

（2）γ-氨基丁酸　谷氨酸经谷氨酸脱羧酶催化脱羧生成γ-氨基丁酸，γ-氨基丁酸为中枢神经突触传递的化学介质。γ-氨基丁酸可以促进葡萄糖代谢，增加能量供应，进而改善大脑机能，可以降低血氨，也能作用于延髓循环中区而降低血压。γ-氨基丁酸对中枢神经元有普遍抑制作用。睡眠时大脑皮层释放γ-氨基丁酸，癫痫发作时γ-氨基丁酸含量明显减少。

（3）左旋多巴　左旋多巴为抗震颤麻痹药。其通过血脑屏障进入脑组织，经多巴脱羧酶脱羧而转变成多巴胺，发挥作用。左旋多巴用于原发性震颤麻痹症及非药源性震颤麻痹综合征，对中、轻度效果较好，对重度或老年人效果较差。

5. 用于心血管病的氨基酸及其衍生物

天冬氨酸可由大肠杆菌发酵而得，天冬氨酸与镁钾离子结合而形成的复合盐对细胞的亲和力很强，可作为钾离子的载体，使其重返细胞内。钾离子可促进细胞的除极化，维持肌收缩张力，从而改善心肌收缩功能，并能减低耗氧量。镁离子为生成糖原及高能磷酸酯不可缺少的物质，可增强天冬氨酸钾盐的作用。天冬氨酸镁钾适用于心力衰竭冠状动脉功能不全、心肌代谢障碍所引起的各种疾病，如心绞痛、心肌硬化、心肌营养不良、心肌梗死等，对洋地黄等强心苷中毒所引起的心律失常也有良效。天冬氨酸镁钾还可用于急、慢性肝炎、肝硬化、胆汁分泌障碍、高血氨症、妊娠中毒、低血钾等。

另外，用于心血管病的还有赖氨酸、甲硫氨酸合剂，能够抑制重症高血压病，也是优良的血栓预防剂。碘化组氨酸、碘化酪氨酸与糖类、山梨醇、磷酸钙、甘氨酸配伍也具有降低胆固醇的作用。

6. 治疗肿瘤的氨基酸及其衍生物

近年来，发现不同癌细胞的增殖需要大量消耗某种特定氨基酸。寻找这种氨基酸的结构类似物——代谢拮抗剂，被认为是治疗癌症的一种有效手段。天冬酰胺的结构类似物是*S*-氨甲酰基半胱氨酸，有抗白血病的明显效果。偶氮丝氨酸是谷氨酰胺的抗代谢物，用于治疗急性白血病及霍奇金病。

7. 其他

氨基酸及其衍生物类药物的应用还有很多。例如胱氨酸及半胱氨酸均有抗辐射损伤作用，并能促进造血功能、增加白细胞和促进皮肤损伤的修复，临床上用于治疗辐射损伤、急慢性肝炎及脂肪肝等；乙酰半胱氨酸作为呼吸道黏液溶解剂，适用于黏痰阻塞引起的呼吸困难等。还有很多氨基酸及其衍生物的药用价值有待进一步开发。

任务二　氨基酸类药物生产的主要方法

一、微生物发酵生产技术

微生物发酵法生产是以糖为碳源，以氨或尿为氮源，通过微生物的发酵直接制得，或者利用菌体的酶，加入前体物质合成特定氨基酸。这是目前最重要和主要的氨基酸生产方法，多数L-氨基酸均以该法生产。该法的关键是有优良的菌种，包括直接产酸的菌种和产酶的菌种。经人工诱变、细胞融合及基因重组技术改造微生物细胞，已获得多种氨基酸高产菌种。

1. 氨基酸的主要生产菌

现有氨基酸生产菌主要是棒状杆菌属、短杆菌属、小杆菌属、节杆菌属和埃希菌属中的细菌。前4个属在细菌的分类系统中彼此比较接近，其中短杆菌属属于短杆菌科（Brevibacteriaceae），而棒状杆菌属、小杆菌属和节杆菌属则属于棒状杆菌科（Corynebacteriaceae），短杆菌科和棒状杆菌科均属于真细菌目中的革兰氏染色阳性、无芽孢杆菌及有芽孢杆菌的一大类。埃希氏菌属隶属于肠杆菌科（Enterobacteriaceae），为肠杆菌目中的革兰氏染色阴性、无芽孢的一类菌株。

（1）棒状杆菌属（*Corynebacterium*）　细胞为直到微弯的杆菌，常呈一端大的棒状，折断分裂形成“八”字形或栅状排列，不运动，但少数植物致病菌能运动。革兰氏染色阳性，但常呈阴性反应，菌体内常着色不均一，常有横条纹或串珠状颗粒。胞壁染色表明菌体由多细胞组成，抗酸染色阴性，好氧或厌氧。棒状杆菌属以葡萄糖为底物发酵产酸，少数以乳糖为底物发酵产酸。

（2）短杆菌属（*Brevibacterium*）　此属细菌细胞为短的、不分枝的直杆菌，细胞大小为（0.5～1）μm×（1～5）μm，革兰氏染色阳性，大多数不运动，而运动的种具有周生鞭毛或端生鞭毛。短杆菌属在普通肉汁蛋白胨培养基中生长良好，多数以葡萄糖为底物发酵产酸，不能以乳糖为底物；有时产非水溶性色素，色素呈红、橙红、黄、褐色；菌体形态较规则，非抗酸性菌，除分裂时菌体内形成隔膜外，菌体细胞内不具有隔膜。

（3）小杆菌属（*Microbacterium*）　细胞为杆菌，形态和排列均与棒状杆菌相似，细胞大小为（0.5～0.8）μm×（1～3）μm，有时呈球杆菌状。小杆菌属美蓝染色呈现颗粒，革兰氏染色阳性，不抗酸，无芽孢。在普通肉汁蛋白胨培养基上生长，补加牛乳或酵母膏则生长更好。小杆菌属产生带灰色或微黄色的菌落；发酵糖产酸弱，主要产乳酸，不产气。

（4）节杆菌属（*Arthrobacterium*）　该属细菌为好氧菌，其突出的特点是在培养过程中出现细胞形态由球菌变杆菌，由杆菌变球菌，革兰氏染色由阳性变阴性，又由阴性变阳性的变化过程。有的种细胞大小均匀，与小球菌在形态上无明显区别，而有的种大小不均一，大的球状细胞可比小的大几倍，称为孢囊。杆状细胞随培养时间的延长而缩短，最后变为球状细胞，革兰氏染色也可以转变为阳性。该属细菌一般不运动；固体培养基上菌苔软或黏，液体培养生长旺盛；大部分的种能液化明胶；以碳水化合物为底物时产酸极少或不产酸；可还原硝酸盐，但不产吲哚。大部分的菌种在37℃不生长或微弱生长，20～25℃为适温。表现为典型的土壤微生物。

（5）埃希氏菌属（*Escherichia*）　此属中，大肠埃希氏菌（*Escherichia coli*）及其衍生菌较为常用。细胞为直杆状，细胞大小为（1.1～1.5）μm×（2.0～6.0）μm，单个或成对排列。许多菌株有荚膜和微荚膜。该属细菌革兰氏染色呈阴性；以周生鞭毛运动或不运动；兼性厌氧，具有呼吸和发酵两种代谢类型；最适生长温度37℃；为化能有机营养型微生物。

目前工业上用于氨基酸生产的菌株主要是谷氨酸棒杆菌（*C. glutamicum*）、大肠杆菌（*E. coli*）及其衍生菌株。

2. 氨基酸的常规育种方法

应用遗传突变技术可以调节微生物的代谢，获得在合成氨基酸方面具有各自特点的遗传突变株。

（1）诱变育种　诱变育种主要是指人为选用物理或化学等因素，对出发菌株进行合理的诱变处理，并通过合理的筛选条件筛选出优良变异菌株的育种方法。诱变育种的理论基础是突变，突变泛指微生物细胞内遗传物质的结构和数量突然发生的可遗传性的改变，往往产生新的等位基因和表现型。相比于自然选育，诱变育种大大缩短了菌种选育的时间，诱变育种效果显著，应用广泛，是工业微生物育种的常用方法。目前发酵工业中所使用的工业菌株，绝大多数都是通过诱变育种产生的。

发酵法生产氨基酸，需要让微生物尽可能多地合成某种氨基酸，并顺利地排出细胞到发酵液中，这就需要打破微生物原有的氨基酸合成控制机制，这就是营养缺陷型微生物的育种原理。如赖氨酸属于天冬氨酸族氨基酸，与甲硫氨酸、苏氨酸在同一条合成链中，且赖氨酸位于合成链的最底端。要用发酵法得到赖氨酸，一是必须打断合成链中通往甲硫氨酸和苏氨酸合成的支链，让合成链只通往赖氨酸合成，如甲硫氨酸和苏氨酸营养缺陷型菌株；二是解除合成链中对赖氨酸合成的反馈抑制和反馈阻遏，让赖氨酸的合成能持续进行。

应用遗传突变技术可获得在合成氨基酸方面具有各种特点的遗传突变株。如在甲硫氨酸的生物合成过程中，通过筛选赖氨酸营养缺陷型、苏氨酸营养缺陷型或者赖氨酸、苏氨酸双重营养缺陷型，可以阻断或者降低赖氨酸和苏氨酸对关键酶天冬氨酸激酶的反馈抑制，从而达到累积甲硫氨酸的目的。

（2）原生质体融合　起源于 20 世纪 60 年代的原生质体融合技术是一项重要的菌种改良技术，是将亲株细胞分别去除细胞壁后进行融合，经基因组间的交换重组，获得融合子的过程。目前常采用的融合方法有化学聚乙二醇（polyethyleneglycol，PEG）融合、电诱导融合和激光诱导融合等。化学 PEG 融合是较常见的一种融合方法。

原生质体融合育种可打破微生物的种界界限，实现远缘菌株的基因重组。原生质体融合育种也可与其他育种方法相结合，如把常规诱变和原生质体诱变所获得的优良性状组合到一个单株中。例如谷氨酸作为鸟氨酸的合成前体物，筛选带有谷氨酸合成能力强的抗性标记的菌株可以使得代谢流流向谷氨酸，更有利于鸟氨酸的积累。再通过原生质体融合技术，与实验室经长期诱变育种选育出的 L-鸟氨酸高产菌融合，使得高产谷氨酸的抗性标记导入鸟氨酸生产菌中，使之获得上述性状，达到进一步提高 L-鸟氨酸产量的目的。

（3）基因工程技术构建氨基酸工程菌　基因工程综合采用了生物化学和微生物学的现代技术和手段，用人工方法将某种生物的基因提取出来，在离体条件下进行切割后，再将它与作为载体的 DNA 分子连接起来，导入某一受体细胞中，使之进行复制、繁殖并得以表达，从而使受体细胞获得新的遗传性状。应用重组 DNA 技术进行定向育种，具有重要的实际应用价值和理论意义。它不仅可以打破种、属的界限，将不同菌株的优良性状集中到一株菌上，选育出高产、优质、易自动化生产和现代化管理的超级菌，而且在基础理论的研究中，对于了解细胞的代谢调节机制和进行基因定位等都具有重要的作用。利用基因工程育种的主要手段包括：①细胞代谢关键途径或靶点的识别；②对原有代谢途径的改造；③新代谢途径的构建。采用基因工程选育氨基酸产生菌的最终目的是通过基因工程手段增加目的氨基酸生物合成途径中代谢通量，增加目的氨基酸合成中前体物质的供应以及产物合成过程中辅因子供应，从而增加目的氨基酸的产量。例如，把微生物的氨基酸合成酶的基因连接于特定的质粒上，让它在氨基酸生产菌中转化，使目的基因扩增，酶量增多，从而提高目的氨基酸生产效率。通过特定的质粒阻断副产物合成途径，从而降低副产物产量，使氨基酸产量增加。

目前微生物育种技术已经从诱变、推理、重组技术发展到代谢工程、系统生物学和异源生物合成等方法，传统诱变育种由于其诸多优势仍然是工业生产菌株选育中最常用的标准方法，但其缺点是耗时和费力、随机性大、容易造成优良特性菌株的漏筛。菌种高通量筛选技术的出现弥补了常规育种的不足，在选育谷氨酸高产菌株和色氨酸高产菌株方面有所应用，并随着组合化学、微芯片技术和基因组学的发展而不断发展。

3. 氨基酸发酵原料

从营养要求来看，所有的微生物都需要碳源、氮源、无机元素、水、能源和生长因子，如果是好氧微生物则还需要氧气。碳源是供给菌体生命活动所需的能量和构成菌体细胞以及代谢产物的基础。氮源主要是构成菌体细胞物质和代谢产物，即蛋白质、氨基酸等含氮代谢物。微生物生长发育过程和生物合成过程也需要宏量元素和微量元素，如镁、硫、磷、钾、锰等。一些特殊的微量生长因子如生物素、硫胺素、肌醇等，对缺陷型微生物是必不可少的。另外有些产品的生产还需要使用诱导剂、前体和促进剂。

原料选择时要遵循以下原则：①价格低廉；②因地制宜，就地取材；③资源丰富，容易收集；④要容易贮藏；⑤对人体无害，不含有影响发酵过程的杂质，或者含量极少；⑥适合微生物的需要和吸收利用；⑦对生产中除发酵以外的其他方面，如通气、搅拌、精制、废弃物处理等带来的困难最少。

在选择原料时，还需注意以下问题：①选用的培养基与所使用的发酵罐结构有关；②从实验室规模放大到实验工厂规模，再放大到工业生产规模，都要考虑培养基组分的变化；③培养基的组成，除考虑菌体生长和产物的形成需要外，还要考虑培养基的 pH 变化、泡沫的形成、氧化还原电位和微生物形态等，还有前体物质和代谢抑制剂的需要。在氨基酸发酵过程中，普遍以碳水化合物作为碳源。使用最广的碳水化合物是玉米淀粉，也可使用其他农作物，如大米、马铃薯、甘薯、木薯淀粉等。淀粉可通过酶法水解产生葡萄糖，满足生产使用。从工艺角度来看，凡是能被生物细胞利用并转化成所需的代谢产物或菌体的物料，都可作为氨基酸发酵工业生产的原料。

4. 菌种扩大培养

随着氨基酸工业的不断发展，氨基酸发酵的生产规模越来越大，发酵罐的体积也不断增加，从几十立方米发展到几百立方米，巨大体积的发酵培养需要足够数量的菌种才能充分发挥发酵罐的体积优势，菌种从实验室斜面培养到几百立方米的发酵罐培养需要一个菌种扩大培养的过程。氨基酸菌种扩大培养的目的就是为每次氨基酸发酵培养提供足够数量的代谢旺盛的高产菌种。氨基酸发酵培养的周期与接种量的大小密切相关，接入足够数量成熟的菌种有利于缩短发酵周期，提高发酵罐的设备利用率，增加产能，同时也有利于减少染菌的几率。因此，氨基酸菌种扩大培养的任务，不但要得到成熟的纯种菌种，还要获得足够数量的活力旺盛的菌种。

氨基酸菌种扩大培养的过程一般可以分为两个阶段：实验室菌种制备阶段和生产车间菌种放大培养阶段。实验室菌种制备阶段一般包括斜面种子活化培养、摇瓶液体放大培养或斜面放大培养；生产车间菌种放大培养阶段一般是在生产车间利用种子罐将实验室制备的菌种进一步放大培养的过程。

5. 氨基酸发酵过程控制

与其他微生物发酵一样，氨基酸发酵是一个复杂的生化过程，涉及诸多因素，如氨基酸生产菌种、培养基的组成、发酵条件的控制等。常见的发酵过程控制参数有温度、压力、pH、溶解氧、搅拌转速、空气流量、液位、补糖、补培养基或前体等，通过对发酵条件的工艺控制，直接影响着氨基酸生产菌的代谢活动，进一步通过发酵液的各种检测指标反映出来。这些检测指标主要有发酵液的pH、温度、菌体浓度、溶解氧浓度、糖浓度、氮浓度、产物浓度和尾气中CO_2含量等。依据这些指标，运用代谢组学和发酵动力学方法对氨基酸发酵过程进行分析，预测氨基酸生产菌的代谢方向，从而进一步指导优化氨基酸发酵过程调控。

发酵罐控制柜的操作系统

(1) 温度　发酵培养温度对氨基酸生产菌的生长代谢和发酵过程具有非常重要的影响。温度通过影响生物体内的各种酶反应而影响整个生物体的生命活动，各种微生物在一定的条件下都有一个最适的生长温度范围，在此温度范围内，微生物生长繁殖最快。最适温度是指在该温度下，最适于菌体的生长和产物的生成。它是在一定条件下测得的结果。大多数氨基酸生产菌株的最适生长温度都在28~37℃。

温度对氨基酸发酵的影响是多方面的。从酶反应动力学来看，温度升高，酶反应速度加快，生长代谢加快，产物生成提前。但是，温度越高，酶失活越快，菌体越容易衰老，影响产物的合成。温度还能改变发酵液的溶解氧从而影响发酵。另外，温度也影响生物合成方向。此外，温度还会影响发酵液的物理性质，以及菌种对营养物质的分解吸收等。因此，要保证正常的发酵过程，就需维持最适温度。近年来对氨基酸代谢调节的研究发现，温度与菌体的调节机制关系密切。例如，在20℃时，氨基酸合成途径的终产物对前端酶的反馈抑制比在正常温度时更大。温度除对氨基酸生产菌种的生长和发酵过程有影响外，还影响其组成及酶的特性。同一菌种的生长和产物合成的最适温度也往往不同。例如，谷氨酸生产菌（生物素亚适量法）的最适生长温度为30~32℃，积累谷氨酸的最适温度为34~37℃。

为了使氨基酸生产菌的生长速率最快、代谢产物的产率最高，在氨基酸发酵过程中必须根据菌种的特性，严格选择和控制最适合的温度。不同的菌种和不同的培养条件以及不同的酶反应和不同的生长阶段，最适宜的生长温度均有所不同。需要注意的是，氨基酸发酵现多用基因工程菌，菌体内导入了大量外源基因的质粒，因此，无论在种子保藏还是发酵过程中一般都选择较低温度，目的就是减缓菌体繁殖速率，避免因繁殖速率过快而导致外源基因的丢失或复制不完整，造成发酵过程中吸光度（OD）高、产酸低、产量下降等现象，发酵中后期菌体繁殖速率减弱，可以适当提高温度、增加酶的活性、提高设备利用率。

（2）pH 对氨基酸发酵的影响及调控　pH 是菌种生长和产物合成非常重要的参数，是代谢活动的综合指标，对于氨基酸发酵过程具有十分重要的意义。大多数氨基酸生产菌的最适 pH 为 6.5~7.5。如果 pH 范围不合适，则氨基酸生产菌种的生长和产物的合成都要受到抑制。菌种生长的最适 pH 和产物合成的最适 pH 有时候不一定是相同的，大部分氨基酸生产菌是一致的，但也有例外。比如，色氨酸生产菌最适生长 pH 为 6.8~7.0，而发酵产物合成最适 pH 为 6.5。这不仅与菌种特性有关，也与产物的化学性质有关。所以，根据不同菌种和产物的特性，在发酵过程中控制 pH 是非常重要的。

在氨基酸发酵过程中，pH 往往处于动态变化之中。pH 的这种变化取决于氨基酸生产菌的种类、基础培养基的组成和发酵条件。在菌体代谢过程中，自身有维持其最适生长 pH 的能力，但外界条件发生较大变化时，pH 将会不断波动。氨基酸生产菌种一方面通过代谢活动分泌氨基酸，氨基酸有酸性的、中性的或者碱性的，当某一种氨基酸富集时，会导致发酵环境的 pH 变化；另一方面，氨基酸生产菌种通过利用发酵培养基中的酸性物质或碱性物质从而引起发酵液的 pH 变化。

在实际生产中，调节控制 pH 的方法应根据具体情况加以选用。如调节培养基的初始 pH，或加入缓冲剂制成缓冲能力强、pH 改变不大的培养基，若能使盐类和碳源的配比平衡，则不必加缓冲剂。也可在发酵过程中加弱酸或弱碱调节 pH，合理地控制发酵条件。此外，若仅用酸或碱调节 pH 不能改善发酵情况，进行补料则是一个较好的办法，既可调节培养液的 pH，又可补充营养，增加培养基的碳、氮浓度，减少阻遏作用，从而进一步提高发酵产物的产率。在氨基酸发酵过程中一般采用液氨流加法调节控制 pH，即在氨基酸发酵过程中，根据 pH 的变化流加液氨（或氨水）调节 pH，且作为氮源，供给 NH_4^+。氨价格便宜，来源容易。但氨作用快，对发酵液的 pH 波动影响大，应采用少量多次流加，以免造成 pH 过高，抑制菌体生长，也应防止 pH 过低、NH_4^+ 不足等现象的出现。也可以尿素作为氮源进行流加调节 pH，pH 变化具有一定的规律性，且易于操作控制，流加时除主要根据 pH 的变化外，还应当考虑菌体生长、耗糖、发酵的不同阶段来采取少量多次流加，维持 pH 稍低些，以利于微生物的生长。按氨基酸生产菌的生理代谢需要，有时通过调节流加糖速率来控制 pH。在氨基酸发酵中，如果发酵液中的糖分缺乏，发酵液的 pH 会显著升高，此时应及时补入糖液以降低氨基酸发酵液的 pH。

（3）溶解氧对氨基酸发酵的影响及调控　大部分氨基酸生产菌的生长发育和产物合成都需要消耗氧气，它们只有在氧分子存在的情况下才能完成生物氧化作用，因此，供氧对氨基酸发酵必不可少。氨基酸生产菌只能利用溶解于液体中的氧，而氧在水中的溶解度很低，这就使溶解氧（DO）成为氨基酸发酵过程中最重要的控制因素。28℃时氧在发酵液中 100%的空气饱和浓度只有 7mg/L 左右，比糖的溶解度小 7000 倍。在对数生长期，即使发酵液中的溶解氧能达到 100%空气饱和度，若此时中止供氧，发酵液中的溶解氧可在几分钟之内耗竭，使溶解氧成为限制因素。在氨基酸工业发酵中产率是否受氧的限制，只靠通气量的大小是难以确定的。因为溶解氧的高低不但取决于供氧、通气搅拌等，还取决于氨基酸生产菌的需氧状况。判断溶解氧是否能够满足微生物的需求最简便又有效的方法是实时监测发酵液中的溶解氧浓度。从溶解氧变化的情况可以了解氧的供需规律及其对氨基酸生产菌生长和产物合成的影响，目前，主要在发酵罐中安装溶氧电极进行溶解氧的测定。

氨基酸发酵所用菌种大多都是好氧或兼性厌氧菌，较常见的有大肠杆菌、谷氨酸棒杆菌等，氨基酸的发酵大多数是有氧发酵如谷氨酸、赖氨酸、精氨酸、苯丙氨酸、苏氨酸、色氨酸等，也有部分是有氧培养菌体，当菌体浓度达到工艺值时转厌氧发酵的，如丙氨酸、缬氨酸等。菌体生长繁殖阶段对溶解氧需求是最大的，因此发酵 OD 值达到峰值之前，菌体不断增殖，要及时地提高搅拌转速、风量、罐压等条件，保证培养基中的溶解氧供给。此阶段供氧不足，就导致菌体生长受到抑制，表现为 OD 值增长缓慢、耗糖慢、耗氨慢，严重时菌体出现变异、代谢紊乱，导入的过表达质粒基因丢失，造成后期产酸低、转化率下降。如果供氧量过大，会导致菌体过氧化而提前衰老，同时造成能源的浪费。一般种子培养溶解氧控制在 35%～45%，发酵罐 OD 值达到峰值之前控制溶解氧在 25%～35%即可。当发酵进入稳定期，菌体需氧量较对数生长期下降，此时耗氧主要是满足氨基酸代谢需要，因此发酵进入稳定期后溶解氧量会自动回升，对于耗氧型氨基酸发酵控制过程中要注意及时交叉降低风量、转速、罐压，将溶解氧控制在 15%～25%即可，防止溶解氧含量过高造成菌体早衰。厌氧氨基酸发酵进入稳定期后应关闭发酵罐底风，开少量顶风保持发酵罐正压即可。

（4）菌体浓度 菌体浓度的大小对氨基酸发酵产物得率会产生重要的影响。一般情况下，氨基酸的产率与菌体浓度成正比，但有时候菌体浓度过高可能引起培养液中营养成分明显改变和有毒物质积累，导致菌体代谢途径发生改变，特别是溶解氧传递的限制，甚至糖耗增加高于正常水平，造成发酵生产转化率较低。因此，采用临界菌体浓度、摄氧速率与传氧速率相平衡时的菌体浓度，即摄氧速率随菌体浓度变化的曲线与传氧速率随菌体浓度变化的曲线交点所对应的菌体浓度，来获得最高生产率。生产上常采取调节补料速度的方法来控制氧的消耗和菌体的生长，使氨基酸生产菌处于半饥饿状态，使得氨基酸发酵液有足够的氧浓度，从而达到高产的目标。

氨基酸发酵过程应设法控制菌体浓度在合适的范围内，主要通过接种量和培养基中营养物质的含量来控制菌体浓度。接种量是指种子液体积和培养液体积之比。一般氨基酸发酵常用的接种量为10%~20%。接种量的大小由发酵罐中菌体的生长繁殖速度决定，一般情况下，采用较大的接种量可缩短生长到达高峰的时间，使产物的合成提前，这是由于种子量多，同时种子液中含有大量的胞外酶，有利于基质的利用，并且氨基酸生产菌在整个发酵罐内迅速占优势，从而减少杂菌生长机会。但接种量过大，也可能使菌体生长过快，培养液黏度增加，导致溶解氧不足，影响产物合成。对于通过培养基中营养物质的含量来控制菌体浓度，首先要确定培养基中各种成分的配比，其次要采用中间补料的方式进行控制。在生产上可采用测定菌体代谢产生的二氧化碳量来控制生产过程的补糖量，以控制菌体的生长和浓度。

（5）CO_2对氨基酸发酵的影响及调控 排气中CO_2含量是菌体呼吸情况的反映，对氨基酸发酵有一定影响。如谷氨酸生物合成需要有CO_2固定反应，由磷酸烯醇式丙酮酸羧化生成草酰乙酸，供合成谷氨酸所必需的C_4二羧酸，无CO_2存在时这一步反应将无法进行。排气CO_2含量过高也影响菌体正常的呼吸作用。已知谷氨酸发酵在菌体呼吸充足时显示最大产量，因此在发酵过程中必须供给菌体充足氧气。生产上可以采用间断或连续测定排气中CO_2含量的办法来调节通气量，以满足供氧要求。一般控制排气CO_2含量10%左右，发酵开始4~5h排气中CO_2含量迅速上升至10%以上，通过加大通风，以保持排气CO_2含量为10%；到发酵期后期，由于呼吸作用减弱，通风需下降，才能保持排气中CO_2含量在10%左右。发酵期可降到10%，最后放罐前也要控制在8%以上，绝不能降到0，以免后期通风过大而影响产酸。若排气CO_2含量一反常态，迅速下跌，说明菌体污染了噬菌体。因为菌体一死，即停止呼吸，不再放出CO_2，故CO_2含量在正常通风条件下迅速下跌。若排气CO_2含量连续上升，不符合正常发酵过程中排气CO_2含量规律，说明发酵很可能污染了杂菌，要及时采取措施。因此，在氨基酸发酵过程中，排气中CO_2含量可以作为氨基酸发酵过程的一个重要指标。

（6）泡沫对氨基酸发酵的影响及调控　在氨基酸发酵过程中，为了适应氨基酸生产菌的生理特性，并取得较好的发酵效果，通入大量的无菌空气。同时，为了加速氧气在水中的溶解度，必须加以剧烈搅拌使气泡被分割成无数小气泡，以增加气液接触面积，气泡必须在培养液中停留一定的时间。同时菌体代谢会产生 CO_2，加上发酵液中糖、蛋白质和代谢物等发泡物质的存在会使发酵液含有一定数量的泡沫。适量泡沫的存在可以增加气液的接触面积，有利于氧的传递。

氨基酸发酵液中的玉米浆、皂苷、糖蜜所含的蛋白质和细胞本身具有稳定泡沫的作用。氨基酸发酵生产过程中持久性泡沫的存在会给发酵带来许多不利的影响。主要表现为：①发酵罐的装料系数减少。装料系数是装量与容量的比，发酵罐的装料系数一般取 70%左右，通常充满余下空间的泡沫约占整个培养基的 10%，且其成分也不完全与主体培养基相同。②若泡沫过多不加以控制，还会造成排气管有大量逃液，导致产物损失。泡沫升到罐顶有可能从封轴渗出，增加污染杂菌的机会。③泡沫严重时会影响通气搅拌的正常运行，妨碍菌体的呼吸，造成代谢异常，并导致终产物产量下降或菌体提早自溶，后一过程还会促使更多的泡沫形成。④泡沫的产生增加了菌群的非均性，由于泡沫高低的变化和处在不同生长周期的微生物随泡沫漂浮或黏附在罐壁上，使这部分菌体有时在气相环境中生长，引起菌体的分化甚至自溶，从而影响了菌群的整体效果。⑤消泡剂的加入有时会影响发酵或给下游提取工作带来困难。由于泡沫会给发酵过程造成许多不利的影响，因此，必须控制和消除发酵过程中的泡沫，这也是能否取得高产的重要控制环节。氨基酸发酵工业中常用的两种消泡方式是：化学消泡和机械消泡。化学消泡是一种使用化学消泡剂的消泡法，也是目前应用最广的一种消泡方法。其优点是化学消泡剂来源广泛，消泡效果好、作用迅速可靠。微生物工业上常用的消泡剂主要有 4 类：天然油脂类，高级醇（酯）类，聚醚类，硅酮类。应用较多的是聚醚类的聚氧丙烯甘油和聚氧乙烯丙烯甘油（俗称“泡敌”），用量为 0.03%~10%，消泡能力比植物油大 10 倍以上。“泡敌”的亲水性好，在发泡介质中易铺展，消泡能力强，但其溶解度也大，消泡活性维持时间较短。

机械消泡是一种物理作用，靠机械强烈振动、压力的变化，促使气泡破裂，或借机械力将排出气体中的液体加以分离和回收。其优点是不用在发酵液中加入其他物质，节省原料（消泡剂），减少由于加入消泡剂所引起的污染机会。缺点是效果往往不如化学消泡迅速可靠，需要一定的设备和消耗一定的动力，并且不能从根本上消除引起泡沫稳定的因素。

二、天然蛋白质水解技术

以毛发、血粉及废蚕丝等为原料，通过酸、碱或酶水解成多种氨基酸混合物，经分离纯化获得各种药用氨基酸的方法称为水解法。目前用水解法生产的氨基酸有 L-胱氨酸、L-精氨酸、L-亮氨酸、L-异亮氨酸、L-组氨酸、L-脯氨酸及

L-丝氨酸等。

1. 酸水解法

一般是在原料中加入约4倍质量的6mol/L盐酸或8mol/L硫酸，于110℃加热回流16~24h，或加压下于120℃水解12h，使氨基酸充分析出，除酸即得氨基酸混合物。本法的优点是水解迅速而彻底，水解过程不引起氨基酸发生旋光异构作用，所得氨基酸均为L-型氨基酸。缺点是营养价值较高的色氨酸几乎全部被破坏，同时将谷氨酰胺和天冬酰胺分别转化为谷氨酸和天冬氨酸，含羟基的丝氨酸和酪氨酸部分被破坏，水解产物可与醛基化合物作用生成一类黑色物质而使水解液呈黑色，需进行脱色处理。

2. 碱水解法

通常在原料中加入6mol/L氢氧化钠或4mol/L的氢氧化钡，于100℃水解6h，得氨基酸混合物。碱水解法的成本也很低，并且不破坏色氨酸，但含羟基或巯基的氨基酸全部被破坏，且产生消旋作用。碱水解可破坏大多数氨基酸的结构，工业上多不采用。

3. 蛋白酶水解

蛋白质原料在一定pH和温度条件下经蛋白水解酶作用分解成氨基酸和小肽的过程称为酶水解法。许多不同种类的蛋白酶均可将肽键裂解，根据反应类型的不同可将蛋白酶分为外肽酶（在蛋白质末端水解肽键）和内肽酶（在蛋白质内部水解肽键）。如二肽酶可水解二肽，而其他的蛋白酶则将蛋白质末端氨基酸残基移除。当蛋白酶对特定氨基酸肽键有明显的偏好性时，可以以其偏好的氨基酸对酶进行命名，如亮氨酸氨基肽酶、脯氨酸外肽酶。相反，一些酶具有非常广泛的特异性，可用字母数字命名，如肽基二肽酶A、肽基二肽酶B、二肽酶Ⅰ和二肽酶Ⅱ。一部分蛋白酶同时含有外肽酶和内肽酶的性质如组织蛋白酶B和H。酶的选择取决于蛋白质的种类和需要的水解程度。例如，水解含有较多疏水性氨基酸的蛋白质，需优先选择可裂解氨基酸肽键的酶。与酸或碱水解蛋白过程相比，酶水解的主要优点是水解条件温和，可最大限度地减少水解过程中对蛋白质、氨基酸的破坏等副作用；蛋白酶能特定并精确控制肽键水解的程度；水解后可加热使酶失活，便于蛋白质水解产物的分离。缺点是水解不彻底，产物中除氨基酸外，尚含较多肽类。水解得氨基酸后，通常用溶解度法、等电点沉淀法、特殊试剂沉淀法、吸附法及离子交换法等对氨基酸进行分离，再进一步结晶精制得到纯化后的产物。

蛋白质虽然可被酸、碱或蛋白酶水解，但碱水解会引起氨基酸的外消旋，即产品不都是L型，酶水解很难使蛋白质水解完全，故实际上只有酸水解在生产中实际应用。一般只有在其他方法不易生产，且原料易得的情况下，采用水解法生产氨基酸。

三、酶法合成技术

酶法拆分DL-氨基酸的基本原理是：制取一种酶，该酶只与D-氨基酸或L-氨基酸中的一种进行酶促反应，从而使两种构型的氨基酸进行分离，也可将两种构型的氨基酸制成适当的衍生物，该酶只与其中的一种进行反应，从而将两种氨基酸分离。采用上述方法制得L-氨基酸的同时，也得到D-氨基酸。D-氨基酸通过消旋，又可变成DL-氨基酸，继续进行酶法拆分，使人工合成的产物得到充分利用。该法的关键技术是能获得优良的酶。优良的酶应是来源易得，制备成本较低；酶活性强，催化效率高；酶的稳定性好，便于保存和使用。如酶法拆分DL-甲硫氨酸生产L-甲硫氨酸，反应需要一种脱乙酰基酶，该酶只能使L-乙酰甲硫氨酸脱去乙酰基，对D-乙酰甲硫氨酸则无作用，如此使两种构型的氨基酸得以分离。

实训三　L-赖氨酸的发酵生产

一、任务描述

赖氨酸能促进人体发育、增强免疫功能，并有提高中枢神经组织功能的作用。由于谷物食品中的含量甚低，且在加工过程中易被破坏而缺乏，故称赖氨酸为第一限制性氨基酸。缺乏赖氨酸的症状包括疲劳、虚弱、头晕、恶心、呕吐、没有食欲、发育迟缓、贫血等，可在医疗专业人员建议下采取赖氨酸营养补品。我国关于赖氨酸对儿童发育影响的研究表明，食用赖氨酸半年，儿童对疾病的免疫力增强、食欲增加、精神活泼、面色红润、呼吸道感染疾病减少、智能提高。成人补充赖氨酸可增加食欲，提高抗病力。妇女妊娠及哺乳期、老人、病人病后恢复期等特别需要大量的赖氨酸。此外，赖氨酸对营养不良、贫血、乙型肝炎、支气管哮喘等病具有一定疗效。赖氨酸每日的建议摄入量是儿童每磅（1磅≈0.45kg）体重10mg，成年人每天在3000~9000mg。

赖氨酸的生产主要有蛋白质水解法、酶法、化学合成法和直接发酵法等四种。前二者方法一般采用较少，而直接发酵法是国内外目前工业化生产赖氨酸的主要方法。

二、任务实施

（一）准备工作

（1）建立工作小组，制订工作计划，确定具体任务，任务分工到个人，并记录到工作表。

（2）收集提取与精制赖氨酸的必要信息，掌握相关知识及操作要点，与指导教师共同确定出一种最佳的工作方案，赖氨酸的生物合成途径随微生物的种类不同而异。

（3）完成任务单中实际操作前的各项准备工作。

①材料准备：北京棒杆菌 AS1. 563。

②试剂：淀粉、玉米浆、氨水、氯化铵等。

③仪器：恒温振荡器、小型发酵罐、高速离心机、732 型阳离子交换柱、冷冻干燥机等。

（二）操作过程

微生物发酵法生产赖氨酸操作流程如图 3-2 所示。

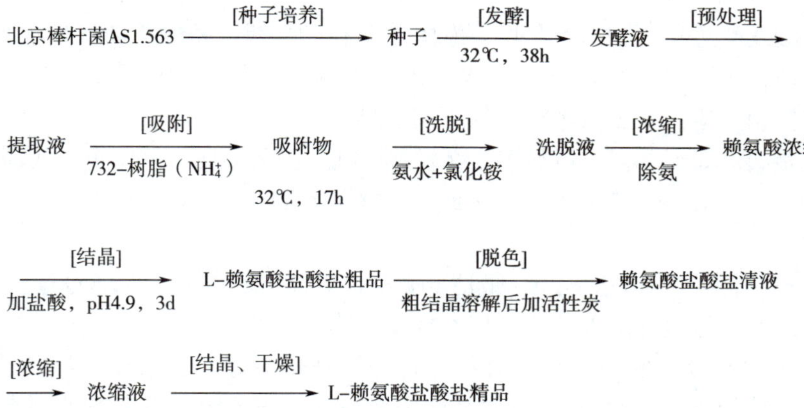

图 3-2　微生物发酵法生产赖氨酸工艺路线

1. 菌种

赖氨酸的生产菌种主要有谷氨酸棒杆菌、金色短杆菌以及酵母等。由于酵母菌只能产生胞内赖氨酸，不能分泌到发酵液中，生产提纯较复杂，所以目前用于工业发酵生产的菌株主要是棒状杆菌和短杆菌等细菌的各种变异株，常用生产菌种为北京棒杆菌 AS1. 563。

菌种保藏

2. 培养基的制备

（1）碳源　赖氨酸产生菌几乎都能利用葡萄糖、蔗糖、果糖和麦芽糖，作为这些糖类来源的原料主要是淀粉（如大米、玉米和薯类）、甘蔗糖蜜、甜菜糖蜜等。

（2）氮源　赖氨酸是二氨基的碱性氨基酸，所以赖氨酸发酵所用的氮源量比普通发酵要大得多。赖氨酸发酵中，有机氮源和无机氮源均有使用。常用的有机氮源有黄豆饼粉、棉籽饼粉、玉米浆、鱼粉、酵母粉等，它们含有丰富的蛋白质、多肽和游离氨基酸，往往还含有少量的糖类、脂肪、无机盐、维生素和某些生长因子，因而微生物在含有有机氮源的培养基中表现出生长旺盛、菌体浓度增长速度快的特点。常用的无机氮源主要有铵盐和硝酸盐等。玉米浆和菌体蛋白水解液混合使用作为L-赖氨酸发酵的有机氮源，能提高产酸量和糖酸转化率，又可在成本方面相对其他有机氮源占有明显的优势。

（3）无机盐　磷、镁、钾、钙等无机盐是菌体生长促进物质。磷酸化作用是糖代谢主要途径之一；镁能刺激菌体生长，又是很多酶促反应中的无机激活剂。硫构成蛋白质和某些酶的活性中心。

（4）生长因子　赖氨酸发酵中，一般添加生物素能明显增加赖氨酸产量，培养基的生物素含量在30μg/L以上较好。

3. 赖氨酸发酵工艺条件

赖氨酸发酵过程分为两个阶段：发酵前期和产酸期。发酵前期（0~12h）为菌体生长期，主要是菌体繁殖，很少产酸。当菌体生长一定时间后，转入产酸期。工艺控制上应该根据两个阶段的不同而异。

（1）温度　幼龄菌对温度敏感，在发酵前期，提高温度，菌体生长代谢加快，产酸期提前，但易衰老，产量减少。因此，发酵前期常控制温度为32℃，中后期控制温度为30℃。

（2）pH控制　pH6.5~7.5，最适pH为6.5~7.0。在整个发酵过程控制pH平稳为好，可通过缓冲溶液、流加酸性或碱性物质调节。

（3）种龄和接种量　种龄以对数生长期的种子为好。当采用二级种子扩大培养时，接种量较少，约2%，种龄一般为8~12h；当采用三级种子扩大培养时，接种量较大，约10%，种龄一般为6~8h。

（4）供氧　在培养条件适中时，特别重要的因素是通气搅拌效果。赖氨酸是天冬氨酸族氨基酸，它在供养充足、细菌充分呼吸时能达到最大生成量。发酵罐培养时，耗氧速率为40~54mmol/(L·h)。发酵罐结构一定时，一般通过调节通气量来控制供氧。

（5）生物素　生物素可促进草酰乙酸生成，增加天冬氨酸供给，提高赖氨酸产量。以葡萄糖、丙酮酸为唯一碳源时，添加过量的生物素（200~500μg/L），赖氨酸的积累显著增加。

（6）醋酸　乙酰CoA促进磷酸烯醇式丙酮酸羧化作用，添加醋酸，增加乙酰CoA的生成，促进磷酸烯醇式丙酮酸羧化反应，提高赖氨酸产量。

（7）硫酸铵　硫酸铵对赖氨酸的发酵影响也较大。当硫酸铵含量大时菌体生长迅速，但赖氨酸产量较低。无其他铵离子的情况下，硫酸铵用量为4.0%~4.5%时，赖氨酸产量最高。

4. 发酵液的预处理

发酵液的预处理包括除去菌体和影响提取收率的杂质离子。除去菌体的方法有离心分离法和添加絮凝剂沉淀两种方法。离心分离法采用高速离心机分离除去，因菌体小需要反复离心，故成本较高。添加絮凝剂沉淀是先将发酵液调节到一定 pH，加入适量的絮凝剂，使菌体絮凝沉淀，加助滤剂过滤除去。钙离子一般通过加入草酸，使其生成钙盐沉淀而除去。

5. 赖氨酸的提取

从发酵液中提取赖氨酸通常有四种方法：①沉淀法，利用赖氨酸生成难溶性的盐而沉淀分离；②有机溶剂油提法；③离子交换树脂吸附法；④电渗析法。

目前工业生产均采用 732 型离子交换树脂吸附法提取赖氨酸，该法回收率高、产品纯度高。下面介绍 732 型离子交换树脂吸附法提取赖氨酸的主要步骤：

（1）上柱吸附　上柱液以一定流速通过树脂层，树脂吸附上柱液中的赖氨酸，称为上柱吸附。上柱方式有正上柱和反上柱两种。正上柱是上柱液自上而下通过树脂层，属于多级交换，交换容量比较大。如果发酵液含固形物比较多，流速较快时，容易造成树脂层的堵塞；可采用反上柱。反上柱是上柱液自下而上通过树脂层，属于一级交换，交换容量比较小。上柱流速对交换效果影响很大，应根据上柱液性质、树脂性质、柱的大小及上柱方式等具体情况决定。赖氨酸提取上柱流速根据树脂柱的大小，线速度一般取 0.01~0.08m/s。交换柱：直径 1.0~1.4m 时，取线速度 0.05~0.08m/s。

（2）洗脱与收集　从树脂上洗脱赖氨酸所采用的洗脱剂有氨水、氨水+氯化铵或氢氧化钠。使用氨水洗脱时，一般浓度为 3.6%~5.4%。优点是洗脱液经浓缩除氨后，杂质较少，有利后续工序精制；缺点是树脂吸附的阳离子，如 Ca^{2+}、Mg^{2+}等不易洗脱，随着操作的次数增加，树脂吸附能力下降。氨水+氯化铵洗脱特点是可以洗脱被树脂吸附的 Ca^{2+}等阳离子，提高树脂的交换容量，而且在碱性条件下赖氨酸先被洗脱，然后 Ca^{2+}等阳离子才被洗脱，可采取分段收集，减少赖氨酸收集液中阳离子的含量。同时，通过调节氨水和氯化铵的比例，可直接使赖氨酸形成单盐酸盐，无需中和。氢氧化钠洗脱特点是没有氨味，操作容易，但是在洗脱液中 Na^{+}含量较高，影响赖氨酸的提纯精制。采用单柱顺流洗脱，一般线速度为 0.01~0.03m/s，收率可达 90%~95%。

6. 赖氨酸的精制

（1）真空浓缩　因洗脱液中赖氨酸浓度较低，而氨的含量较高，故需用真空浓缩除氨并提高赖氨酸含量。蒸发的主要工艺条件为：温度 70℃以下，真空度 0.08MPa 左右，加热蒸汽压力约为 0.2MPa。一般以真空度高而温度低些为好。

（2）中和结晶与分离　赖氨酸盐酸盐浓缩液放入搅拌结晶罐中，搅拌结晶 16~20h，控制温度在 5℃左右。母液经浓缩后再结晶，直至不能结晶时，将母液稀释后上离子交换柱吸附回收赖氨酸。所得的晶体为赖氨酸盐酸盐粗晶体。

（3）重结晶和干燥　将赖氨酸盐酸盐粗结晶品加一定量水，加热至 70~80℃

使其溶解，加入3%~5%活性炭，搅拌脱色，过滤得赖氨酸盐酸盐清液。炭渣用水洗涤，洗水用于下批溶解赖氨酸盐酸盐。清液在70℃以下，真空度0.8MPa，真空蒸发后放入结晶罐搅拌结晶。重结晶后将赖氨酸盐酸盐晶体在60~80℃下干燥至含水量0.1%以下，然后粉碎至60~80目，包装得成品。

(三) 结束工作

(1) 填好所有操作记录单、任务单、评价表。

(2) 检查设备仪表是否洁净完好。

(3) 清理工作场地与环境卫生。

(4) 进行任务总结（小组讨论与汇报、组间互评、教师点评与总结）。

三、任务探究

(1) 讨论种子培养基和发酵培养基的配比，如何优化可以使赖氨酸的产量更高?

(2) 影响树脂交换容量的因素有哪些?

(3) 732型离子交换树脂吸附法操作的注意事项有什么?

【知识拓展】

氨基酸工业的发展历史

一、国外发展历史

日本是最早开始氨基酸发酵生产的国家，也是世界氨基酸产品的主要生产国，在国际市场的占有率领先。1956年，日本协和发酵公司选育出谷氨酸棒杆菌，通过对生物素用量的研究以及发酵罐扩大试验，1957年该公司正式工业化发酵生产味精。谷氨酸发酵成功地推动了其他氨基酸发酵研究和生产的发展，研究人员为了改良谷氨酸棒杆菌的性能，引入遗传生化学的知识与技术，选育了能积累赖氨酸、鸟氨酸和缬氨酸等的突变株，从而使赖氨酸、鸟氨酸和缬氨酸等的发酵生产得以实现。除了大宗氨基酸产品发酵，日本在氨基酸功能研究、复合氨基酸和氨基酸衍生物产品开发方面也具有很强的实力。从氨基酸的研究开发实力和氨基酸产品的齐全程度而言，日本是全球氨基酸的重要开发基地之一。

目前，国外氨基酸产业发展较成熟的国家包括日本、美国、德国、法国和韩国，这些国家在氨基酸生产技术研究、产品开发和市场推广方面具有领先优势。近十年来，由于一些发展中国家具有原料、能源和人力资源等方面的优势，日韩欧美等的氨基酸大企业相继在东南亚和拉美等地建厂生产氨基酸，氨基酸生产逐步向发展中国家扩展转移。国际氨基酸科学协会（ICAAS）公布的调查报告显示亚太地区目前已成为全球最大的氨基酸市场。

在日益激烈的国际竞争形势下，世界范围内的发酵强国都在氨基酸发酵工业方面投入了大量的人力、物力进行研究，发展趋势也逐渐向产品多元化、质量高端化、生产自动化和应用扩大化方向发展。

二、国内发展历史

我国作为农业大国，具备发酵成本优势，同时由于氨基酸市场巨大，国外主要氨基酸生产企业纷纷在我国投资建厂。从20世纪80年代开始，在国家产业政策支持下，我国自主的氨基酸生产工业化也开始快速发展。经过几十年的发展，我国已形成世界上规模最大的氨基酸发酵产业，无论是在工业总产量还是在年产值方面，都居于世界前列。目前我国氨基酸产业形成了以大企业和大集团为主导地位的格局，产业集中度大大提高。虽然我国已成为氨基酸产品的"世界工厂"，但目前产品仍以谷氨酸、赖氨酸和苏氨酸等大宗氨基酸为主，高附加值的小品种氨基酸相对较少，高端的氨基酸类产品开发也落后于国外。随着氨基酸在食品、医药和饲料等方面应用的开拓，国内市场对高附加值氨基酸的需求逐年增长，近些年，在大宗氨基酸发酵技术进步的带动下，我国的氨基酸产业也开始从"规模化"转向"精细化"和"高质化"，部分高附加值氨基酸产品和新型氨基酸衍生物的研发和生产已逐渐达到国际先进水平，我国开始形成了以大宗氨基酸为主、高附加值小品种氨基酸为补充的相对完善的氨基酸产业格局。

【榜样引领】

中国微生物学奠基人——高尚荫

高尚荫，微生物学家，病毒学家、教育家、中国病毒学的奠基人之一。创办了我国最早的病毒学研究机构和我国第一个微生物专业、第一个病毒学专业。

高尚荫作为中国病毒学研究的开拓者和奠基人之一，对中国微生物学和病毒学事业的发展产生了重要影响。他在流感病毒，新城鸡瘟病毒、家蚕脓病病毒、根瘤菌噬菌体、猪喘气病原物及昆虫多角体、颗粒体病毒的性质及应用等方面，均有深入研究。通过烟草花叶病毒的分析研究，证实了病毒性质的稳定性，在国际上首次将流感病毒培养于鸭胚尿囊液中，创立昆虫病毒单层培养法，在家蚕卵巢、肌肉、气管、食道等组织培养中应用成功，开展昆虫病毒的物理、化学、生物学的研究，为生物防治提供了科学依据。

【项目总结】

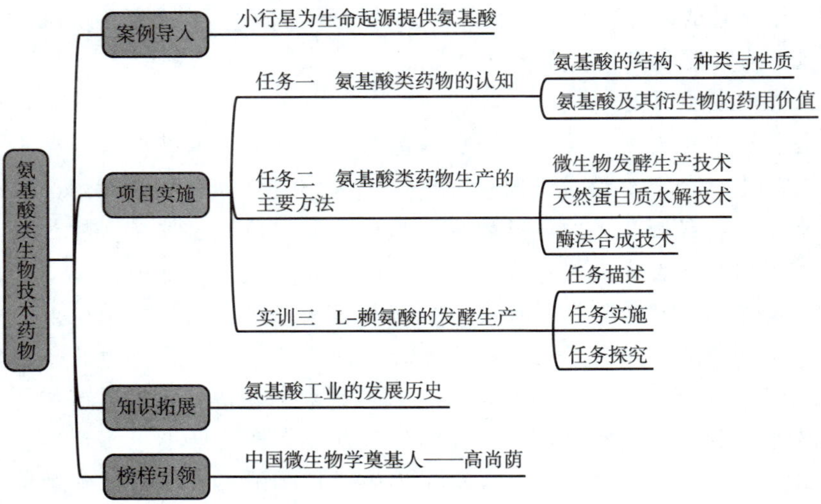

【项目检测】

一、单选题

1. 下列属于必需氨基酸的是（　　）。

A. 酪氨酸　　B. 精氨酸　　C. 丝氨酸　　D. 亮氨酸

2. 下列哪个是治疗溃疡病的有效药物？（　　）

A. L-谷氨酰胺　B. 精氨酸　　C. 鸟氨酸　　D. 瓜氨酸

二、填空题

1. 通常可用紫外分光光度法测定蛋白质的含量，这是因为蛋白质分子中的________、________和________三种氨基酸的共轭双键有紫外吸收能力。

2. 氨基酸的等电点是指________。在 $pH>pI$ 的溶液中，氨基酸大部分以________离子形式存在；在 $pH<pI$ 的溶液中，氨基酸大部分以________离子形式存在。

3. 脯氨酸和羟脯氨酸与茚三酮反应产生________色的物质，而其他氨基酸与茚三酮反应产生________色的物质。

三、简答题

1. 简述氨基酸及其衍生物药物的生理活性有哪些。

2. 影响微生物发酵法生产氨基酸的主要因素有什么？

项目四　多肽与蛋白质类生物技术药物

【项目目标】

●知识目标

1. 明晰多肽与蛋白质类药物的基础理论和基本知识。

2. 熟悉多肽与蛋白质类药物生产的基本技术和方法。

3. 掌握典型多肽和蛋白质生产的工艺流程、生产技术及其操作要点和相关参数的控制。

●能力目标

1. 具备多肽与蛋白质类药物生产的基本操作技能。

2. 可操作典型胰岛素的制备工艺。

3. 能进行多肽与蛋白质类药物生产相关参数的控制，并能编制生产多肽与蛋白质类药物的工艺方案。

●素质目标

1. 培养学生具有爱国爱业爱己、忠诚积极负责、乐学善思的核心素质。

2. 培养学生具备质量意识、安全意识、环保意识、无菌意识。

3. 培养学生精益求精、开拓创新的工匠精神。

【学习导航】

本项目的内容是多肽与蛋白质类生物技术药物，项目实施介绍了多肽与蛋白质类药物的基础知识和典型药物制备实训，知识拓展让学生了解基因工程法生产多肽和蛋白质类药物的知识。通过学习使学生对多肽与蛋白质类药物的分类、来源、生理活性、主要生产方法和必备实操技能等有所认知。

【案例导入】

人类蛋白质组计划

2003 年 4 月，历时 13 年的“国际人类基因组计划”正式完成。但仅仅测绘出基因组序列，并非这一计划的最终目的，必须对其编码产物——蛋白质组进行系统深入的研究，才能真正实现基因诊断和基因治疗。人类蛋白质组研究成为继人类基因组计划之后生物科技发展的重要课题。早在 1998 年，我国科学家就开始了肝脏蛋白质组的研究，并于 2002 年国际蛋白质组第一次研讨会上倡导并提出了开展人类肝脏蛋白质组计划的建议。

肝病是一种几乎肆虐了大半个地球的人类公敌。全球仍以每年新增肝炎病患者约 5000 万人的速度递增。我国和大多数亚洲国家一样是个肝脏病多发国，有超过 1 亿人患肝病，是肝病多发的国家之一，每年死于肝病的人有数十万之多，乙型肝炎病毒携带者占人口的比例相当高。全国一年所花费的防治经费高达 1 千亿元以上，数额巨大。

人类个体间的遗传背景、生存环境乃至心理和精神状态等诸多方面存在显著差异，这决定了人类肝脏组织样本具有一定的异质性。为了绘制具有代表性的人类肝脏表达谱，中国蛋白质组学团队与国际同行合作，系统评价了肝脏组织样本个体差异对蛋白组学研究结果的影响，建立了国际首份完整的人体组织器官蛋白质组学的样品制备标准化工作流程，为人类肝脏蛋白质组国际计划的实施奠定了基础。在此基础上，中国蛋白质组学研究团队对各种生理和病理状态下肝脏组织样本进行了系统的蛋白质组学研究，共鉴定到双叶岛以上高可信的肝脾蛋白质 6788 个，其中 3721 个蛋白质在肝脏组织中被首次鉴定。这是迄今为止人类蛋白质组学研究计划中最大的单一组织脏器的蛋白质组数据集，引领并促进了国际蛋白质组合作计划的深入开展。

人类肝脏蛋白质组计划的实施，将极大提高肝病的治疗和预防水平，降低医疗费用，同时，将使我国在肝炎、肝癌为代表的重大肝病的诊断、防治与新药研制领域取得突破性进展，并不断提高我国生物医药产业的创新能力和国际竞争力。

蛋白质组学更高层次的研究离不开技术的发展，而技术的发展又为蛋白质组学提供新的视角和思维方式。中国蛋白质组学研究团队在蛋白质组学样品制备、微量复杂样品的高效色谱分离、翻译后修饰蛋白质的富集、蛋白质组鉴定中和定量分析以及生物信息学工具的发展等蛋白质组学研究的几乎所有方面都取得了显著发展。

【项目实施】

多肽和蛋白质类药物指用于预防、治疗和诊断的多肽和蛋白质类物质生物药物。多肽是 α-氨基酸以肽链连接在一起而形成的化合物，它也是蛋白质水解的中间产物。n 条多肽链按一定的空间结构缠绕纠结就构成了蛋白质。大分子蛋白质水解会生成多肽。多肽和蛋白质药物由于其特异性强、安全性高的特点已广泛应用于各种疾病的临床治疗，但其主要给药途径是注射给药，降低了患者的依从性。口服作为一种安全性高、依从性强的给药途径逐渐成为研究焦点，但胃肠道的组织结构和生理功能使得多肽和蛋白质类药物口服后生物利用度低、半衰期短。口服后多肽和蛋白质类药物的吸收成为此类药物口服给药途径开发的瓶颈，但随着技术的发展，近年来对促进多肽和蛋白质类药物口服吸收的研究在临床前和临床试验方面均取得较大进展。自 1953 年首个具有生物活性的多肽成功合成以来，多肽和蛋白质类药物的研究发展迅速。随着生物技术的发展，多肽和蛋白质类药物广泛应用于多种疾病的治疗中，包括血液系统疾病、癌症、内分泌系统疾病、心血管系统疾病、免疫系统疾病、呼吸系统疾病等。为保证多肽和蛋白质类药物在体内的最高生物利用度和活性，目前其主要给药途径仍是注射给药，但多种不同的给药方式已被开发，包括口服给药、鼻腔给药、口腔黏膜给药、肺部吸入给药、直肠给药、阴道给药、结膜给药、经皮给药等，其中口服给药是最方便、患者依从性最高的给药方式，所以对多肽和蛋白质类药物口服给药途径的开发是研究的热点。

任务一　多肽与蛋白质类药物的认知

一、多肽类药物的基础知识

（一）概述

多肽由氨基酸通过肽键连接而成聚合物，生物化学家称为肽。所有的生物，从最简单的病毒到人类，它们千变万化的蛋白质绝大多数都是由 20 种氨基酸组成。一种肽含有的氨基酸数目不多于 10 个的称为寡肽，超过 10 个的就称为多肽。氨基酸数目为 50 多个以上的多肽称为蛋白质。从某种意义上讲蛋白质也是多肽。

目前生物医学在人体内已经发现的生物活性多肽有 1000 多种，它们在生殖、消化、免疫、神经、内分泌等系统中发挥着不可或缺的生理调节作用。如细胞生长因子对靶细胞的增殖、运动、收缩、分化和组织改造起调控作用等；神经紧张肽（NT）能降低血压，对肠和子宫有收缩作用。鉴于多肽生物活性高，它们在人的生长、细胞发育分化、大脑活动、肿瘤病变、免疫防御、生殖控制、抗衰老及分子进化等方面又具有极其特殊的功能，因此人们渴望将生物活性多肽应用到医疗、保健、检测等多个领域中去，为人类造福。

多肽类药物习惯上常指多肽类激素。现已知生物体内含有和分泌很多种激素，活性多肽及脑中就存在近 40 种，而人们还在不断地发现、分离、纯化新的活性多肽物质。多肽在生物体内的浓度很低，但生理活性很强，在调节生理功能时起着非常重要的作用。

自从1953年生物化学家用人工方法合成多肽催产素以来，伴随着分子生物学、生物化学技术的飞速发展，多肽的研究取得了惊人的、划时代的进展。

（二）多肽的功能特性

多肽是生物体内重要的生物活性成分，其生理功能表现在以下几个方面：

（1）多肽是体现信息的使者，可引起各种各样的生理活动和进行生化反应的调节。

（2）多肽生物活性高，1×10^{-7}mol/L就可发挥活性，如胆囊收缩素在千万分之一就可以发挥作用。

（3）分子小，结构易于改造，相对于蛋白质而言较易于人工合成。如人工合成胰岛素就是一种51肽。

（4）许多活性多肽都是由无活性的蛋白质前体经酶加工剪切转化而来，它们中间许多都有共同的来源、相似的结构。研究活性多肽的结构与功能的关系以及活性多肽之间的结构异同与活性的关系，可以为新药的设计和研制提供原材料。

（三）多肽类生化药物分类

依据多肽类生化药物的作用机制和存在的部位将其分为以下几种。

1. 加压素及其衍生物

此类药物有脑神经垂体素、加压素、鞣酸加压素、去氨加压素、苯赖加压素、鸟氨酸加压素（POR-8）等。

2. 催产素及其衍生物

此类药物有催产素、去氨基催产素、催产素酒石酸盐等。

3. 促皮质素及其衍生物

此类药物有促皮质素、锌促皮质素（ACTH-Zn）、磷锌促皮质素、明胶促皮质素、叛纤促皮质素、丝赖促皮质18肽、甘精促皮质肽、锌促皮质24肽、促皮质24肽、促皮质25肽、促皮质28肽等。

4. 下丘脑-垂体肽激素

此类药物有促性腺素释放激素、促甲状腺激素释放激素、生长激素释放激素（CHRH）、生长激素抑制素（CHIH）、促黑色素细胞抑制激素（MRIH）、促黑色素细胞释放激素（MRH）、催乳素释放激素（PRH）、催乳素抑制激素（PIH）、促皮质素释放激素（LRH）等。

5. 消化道激素

消化道激素类药物有促胃泌素34肽、促胃泌素17肽、促胃泌素14肽、促胃泌素5肽、促胃泌素4肽、胰泌素、胆囊收缩素39肽、胆囊收缩素33肽、胆囊收缩素8肽、抑胃肽、胃动肽、血管活性肽、胰多肽、P物质、神经降压肽、蛙皮肽14肽、蛙皮肽10肽等。

6. 其他激素和活性肽

其他激素和活性肽有胸腺素、胰高血糖素、降钙素、血管紧张肽Ⅰ（10肽）、血管紧张肽Ⅱ（8肽）、血管紧张肽Ⅲ（7肽）、脑啡肽、内啡肽、睡眠肽、记忆肽、松果肽、胰蛋白酶抑制剂等。

7. 多肽类细胞生长调节因子

多肽类细胞生长调节因子包括表皮生长因子（EGF）、转移因子（TF）、心钠素（ANP）等。

8. 含有多肽成分的组织制剂

这是一类临床疗效确切，但其中具体有效成分还不确定的制剂，主要包括骨宁、眼生素、血活素、氨肽素、妇血宁、蜂毒、蛇毒、安胎素、神经营养素、胎盘提取物、花粉提取物、脾水解物、心脏激素等。

（四）性质

多肽是小分子物质，化学性质与氨基酸相似。由于组成多肽的氨基酸残基的种类和数量不同，导致其化学性质和生物功能有很大差别。当氨基酸增加到一定数量时，因其分子质量的增加而使化学性质倾向于蛋白质。

多肽的显色反应与氨基酸相似，双缩脲反应是多肽键的特征反应，凡具有两个直接连接的肽键结构或通过一个碳原子相连的肽键结构的化合物，均有此反应。

肽一般由2~50个氨基酸残基组成，含20个以上氨基酸的多肽与蛋白质没有明显界限，无严格定义，有的以分子质量为界，有的以有无空间结构为依据来区分。通常综合多种性质而以胰岛素当作最小的蛋白质。

二、蛋白质类药物的基础知识

（一）概述

蛋白质是一类重要的生物大分子，在生物体内占有特殊地位，是细胞内原生质的主要成分之一，是生命现象的物质基础。蛋白质的生物学功能多种多样，它们是生物体内物质代谢的催化剂（酶），在调节生物体内物质运输和新陈代谢，调节或控制细胞的生长、分化，遗传信息的表达，信息的接收和传递，实现生物体的防御机制等诸多方面起着重要的作用。

蛋白质是构成生物体的一类重要的有机含氮化合物，是塑造一切细胞核组织的基本材料，是生命的物质基础。蛋白质是由20种氨基酸结合而成的生物高分子，一般均由100个以上的氨基酸组成。氨基酸按照不同的比例和排列顺序连接在一起，构成了繁多的蛋白质种类。各种不同的蛋白质，不仅成分不同，其分子的立体结构、理化性质和生理生化功能等也各不相同。作为蛋白质类药物应用于临床的，至今已有60多种（不含酶类药物），主要是从动物脏器或组织包括人的血液中分离制得的。

蛋白质药物可分为多肽和基因工程药物、单克隆抗体和基因工程抗体、重组疫苗。与以往的小分子药物相比，蛋白质药物具有高活性、特异性强、低毒性、生物功能明确、有利于临床应用的特点。由于其成本低、成功率高、安全可靠，已成为医药产品中的重要组成部分。1982 年美国 Likky 公司首先将重组胰岛素投放市场，标志着第一个重组蛋白质药物的诞生。

（二）蛋白质类药物的分类

1. 蛋白质类激素

蛋白质类激素主要包括垂体蛋白质激素和促性腺激素。

（1）垂体蛋白质激素　主要有生长激素（GH）、催乳激素（PRL）、促甲状腺激素（TSH）、促黄体生成激素（LH）、促卵泡激素（FSH）等。其中生长激素有严格的种属特性，动物生长激素对人体无效。

（2）促性腺激素　主要有人绒毛膜促性腺激素（HCG）、绝经尿促性腺激素（HMG）、血清促性腺激素（SGH）等。

（3）其他蛋白质激素　主要有胰岛素、胰抗脂肝素、松弛素、尿抑胃素等。

2. 血浆蛋白

血浆蛋白中的主要成分有白蛋白（Alb）、纤维蛋白溶酶原、血浆纤维结合蛋白（FN）、免疫丙种球蛋白、抗淋巴细胞免疫球蛋白、Veil 病免疫球蛋白、抗-D 免疫球蛋白、抗-HBs 免疫球蛋白、抗血友病球蛋白、纤维蛋白原（Fg）、抗凝血酶Ⅲ、凝血因子Ⅷ、凝血因子Ⅸ等。不同物种间的血浆蛋白存在着种属差异，虽然动物血与人血的蛋白质结构非常相似，但不能用于人体。

3. 蛋白质类细胞生长调节因子

蛋白质类细胞生长调节因子主要包括干扰素 α、β、γ（IDN），白细胞介素 1~16（IL），神经生长因子（NGF），肝细胞生长因子（HGF），血小板衍生的生长因子（PDGF），肿瘤坏死因子（TNF），集落刺激因子（CSF），组织纤溶酶原激活因子（t-PA），促红细胞生成素（EPO），骨发生蛋白（BMP）等。细胞生长因子对靶细胞的增殖、运动、收缩、分化和组织、改造起调控作用等。

4. 黏蛋白

黏蛋白主要有胃膜素、硫酸糖胺、生长因子、血型物质 A 和血型物质 B 等。

5. 胶原蛋白

胶原蛋白主要有明胶、氧化聚合明胶、阿胶、冻干猪皮等。

6. 碱性蛋白质

碱性蛋白质主要有硫酸鱼精蛋白。

（三）蛋白质类药物的性质

1. 酸碱性

蛋白质是呈两性解离的电解质，其离子基团除末端氨基和末端羧基以外，还有侧链上的酸性或碱性离子基团。蛋白质呈酸性或碱性决定于酸性基团或碱性基团的多寡。在酸性溶液中，蛋白质游离成阳离子；在碱性溶液中，游离成阴离子。但在某一酸碱度或 pH 的溶液中，蛋白质分子可能不游离，或游离成为阳离子和阴离子的趋势相等，或成为两性离子，这时溶液的 pH 成为蛋白质的等电点（p*I*）。

在等电点时，蛋白质分子所带正电荷和负电荷总数相等，即净电荷为零，此时溶解度最小，不稳定，易于从溶液中沉淀析出。各种蛋白质分子都有各自的等电点，哺乳动物和人体的许多蛋白质的 p*I* 都在 5 左右（体液中的 pH 约为 7.4），大多数都以阴离子形式存在。一些蛋白质含碱性基团较多，p*I* 偏于酸性，此类蛋白质称为酸性蛋白质。

2. 离子结合

蛋白质能与阴离子和阳离子结合。不同蛋白质的混合物在一定的 pH 下，如果这些蛋白质的 p*I* 正好都处于此 pH 的两侧，就会存在阴、阳两种离子，因而形成蛋白质与蛋白质相互结合的盐，在组织中就是这种情况，因为组织中一般都含有碱性蛋白质和酸性蛋白质。小离子与蛋白质的特异性结合在组织和体液中也起重要作用。

很多离子与蛋白质形成不溶性的盐，可以作为蛋白质的沉淀剂，如磷钨酸、三氯乙酸、磺基水杨酸等，它们的阴离子能与阳离子形式的蛋白质形成不溶性盐。重金属离子被用来沉淀在 p*I* 碱侧的蛋白质，此时的蛋白质具有阴离子的性质。

3. 胶体性质

蛋白质对水的亲和力很大，在水溶液中可形成亲水胶体，在适当的条件下，蛋白质可从胶体溶液中析出成为结晶体。因其胶体颗粒很大，不能穿过“半透膜”，而水及分子质量较小的无机物和有机物能通过，故可用以除去蛋白质溶液中的杂质。

蛋白质的亲水胶体颗粒具有两种稳定因素，一是胶粒上的电荷，二是水化层。去掉这两个稳定因素，蛋白质胶粒就会因凝集而沉淀。例如，先加电解质 $(NH_4)_2SO_4$、Na_2SO_4 或 NaCl，中和蛋白质胶粒的电荷，再加入乙醇脱去水化层，蛋白质胶粒立即沉淀。先去水化层，再中和其电荷，也可以引起同样的沉淀。

4. 变性

若以某些物理因素如加热、紫外线照射、超声波等或化学因素如酸、碱、重金属盐、有机溶剂等进行作用，蛋白质严格的空间结构会被破坏（不包括肽链断裂），引起蛋白质性质的改变。这种分子构象变化的现象称为蛋白质的变性作用。

球状蛋白质变性后，明显的改变是溶解度降低，多数变成不溶性的沉淀物。蛋白质变性后会部分或完全失去原有的生理生化功能。

蛋白质分子借助次级键使体系成为一个有规则的空间结构，变性作用使次级键破坏，从而使结构松散。各种蛋白质结构的稳定性不同，变性的难易程度也不一样。变性不涉及共价键的裂解和破坏。当产生变性的条件消失时，如果蛋白质能恢复到原来未变性的状态，也就是恢复到原来的空间结构的话，这种变性称为可逆性变性。若蛋白质不能恢复全部的生物活性及原来的结构，则称为不可逆变性。

蛋白质变性后除失去生物活性以外，还会失去结晶能力，黏度增加，溶解度降低，沉降系数和扩散常数改变，在氢原子可交换能力上和旋光色散、圆二色性、吸收光谱等方面也有显著变化。

任务二　多肽与蛋白质类药物生产的主要方法

一、原材料的选择与预处理

（一）生物材料的选择与前处理

发酵工程下游技术发展及发酵液的预处理

生物材料的选择是此类药物制备的重要环节，材料的选择主要依据不同的药物而定。在工业生产上，一般选择：材料来源丰富、容易获得；有效成分含量高；制备工艺简单，难于分离的杂质较少；成本低、经济效益好的生物材料或微生物材料为原料。

选材时，根据目的物的分布，除选择富含有效成分的生物品种外，还应注意植物的季节性、地理位置和生长环境；动物的年龄、性别、营养状况、遗传素质、生理状况；微生物菌种或细胞株的传代次数、培养基的成分和微生物细胞的生长时期等之间的差异。

不同的蛋白质类药物可以分别或同时来源于动物、植物和微生物。选择生物材料时，要保证来源丰富、成本低、目的物含量高、易于分离纯化，同时还需考虑种属特异性、发育阶段、生理状态、原料来源、解剖部位、生物技术产品的宿主菌或细胞等因素的影响。

1. 种属

牛胰含胰岛素单位比猪胰高，牛为4000IU/kg胰脏，猪为3000IU/kg胰脏，抗原性猪比牛的低。前者与人胰岛素相比，只有1个氨基酸的差异，而牛有3个氨基酸的差异。

2. 发育生长阶段

幼年动物的胸腺比较发达，老龄后逐渐萎缩，因此胸腺原料必须采自幼龄动物。人绒毛膜促性腺激素（HCG）在妊娠妇女60~70d的尿中达到高峰，到妊娠18周已降到最低水平，然而绝经后促性腺激素（HMG）必须从绝经期的妇女尿中获取。肝细胞生长因子是从肝细胞分化最旺盛阶段的胎儿、胎猪或胎牛肝中获得的。若用成年动物，必须经过肝脏部分切除手术后，才能获得富含肝细胞生长因子的原料。

3. 生物状态

动物饱食后宰杀，胰脏中的胰岛素含量增加，有利于胰岛素的提取分离。严重再生障碍性贫血症患者尿中的促红细胞生成素含量增加。

4. 原料来源

血管舒缓素可分别从猪胰脏和猪颚下腺中提取，而稳定性以颚下腺来源的为好，因其不含蛋白水解酶。

5. 原料解剖学部位

胃膜素以采取动物全胃黏膜的为好，胃蛋白酶则以采取胃底部黏膜的为好，因胃底部黏膜富含消化腺。

材料选定后，必须尽量保持新鲜，尽快加工处理。如果所得材料不能立即进行加工时则应冷冻保存，对动物材料应深度冷冻保存。

（二）组织或细胞的破碎

分离提取蛋白质、多肽类物质必须首先破碎生物体组织或细胞，将它们从组织或细胞内释放出来，并保持原来的天然状态，不丢失生物活性。组织或细胞破碎时，应根据不同的情况选择适当的方法，一般破碎程度越高目的产物产量越高。如果材料是体液、代谢排泄物，或细胞分泌到细胞外的某些多肽激素、蛋白质、酶等，则不需要破碎细胞。

组织和细胞破碎的方法很多，如机械法、物理法、化学法和酶解法等，应根据生产实际，不同的生物材料采用不同的破碎方法。动物组织、植物种子、叶片等一般使用高速组织捣碎机、匀浆器等；植物细胞具有坚硬的细胞壁，一般先用纤维素酶处理，细菌细胞一般先用溶菌酶处理，然后用超声波振荡、高速挤压或冻融交替等方法破碎。

1. 捣碎法

利用组织捣碎机高速旋转叶片所产生的剪切力将组织细胞破碎，通常转速达到 12000r/min。物料在玻璃杯中通过电机旋转驱动旋刀同时进行劈裂、碾碎、掺和等过程，将物料搅拌捣碎。组织捣碎机体积小、消耗功率少、工作效率高，但对浓度高的液体和质料硬的物质如骨头等均不适宜。为了防止发热和升温过高，通常是转 10~20s，停 10~20s，可反复多次。

捣碎法适用于动物组织、内脏、植物种子、嫩菜叶、较柔软的果蔬等材料的破碎。但由于旋转刀片的机械剪切力较大且破碎过程中温度易迅速上升，不适用于核酸、酶等生物大分子的提取。

2. 球磨法

球磨机是破碎微生物细胞的常用设备，一般有立式和卧式两种，在磨腔中装入小玻璃球或小钢球，由电动机带动搅拌碟片高速搅拌微生物细胞悬浮物，通过小磨球之间的研磨作用使细胞破碎。

该法适用于绝大多数微生物细胞的破碎。如采用高速湿法球磨分离纯化重组人肿瘤坏死因子时，菌体经间歇式球磨机破碎 3min，玻璃珠直径为 0.25～0.50mm，装珠量为破碎室总体积的 85%，搅拌转速 1500r/min，破碎液于 4℃，15000r/min 离心 15min 后去除细胞碎片。在以上条件下，目标蛋白回收率可达 90.3%，活性回收率为 85.8%。

影响球磨法破碎率的因素主要有：①搅拌器速率增加，剪切力增大，细胞破碎量增大。但是能量消耗多、热量产生多、磨球的磨损以及因剪切力易引起产物失活。实际生产中，搅拌器外缘速率控制在 5～15m/s。②最佳的细胞浓度由实验来确定。如 Netzsh LM20 砂磨机破碎酵母或细菌时，细胞浓度控制在 40%左右。③磨球越小，细胞破碎速率越快，但难以停留在磨腔中。在工业化规模操作中，球径大于 0.4m，且不同的细胞应选择不同的球径。球粒的体积占研磨机腔体自由体积的百分比同样影响破碎效果，一般控制在 80%～90%。④为控制磨室温度，在搅拌器和磨室外筒分别设计有冷却夹套，通过冷却剂来调节磨室的温度，操作温度一般控制在 5～40℃范围内；高流量有利于降低能耗、降低细胞的破碎程度和释放蛋白质的产量。⑤微生物不同处理效果不同，酵母比细菌细胞处理效果好，因为细菌细胞仅为酵母细胞的 1/10，而且细菌细胞的机械强度比酵母要高。

3. 高压匀浆法

高压匀浆法是液体剪切破碎方法中的一种，其破碎原理是：细胞悬浮液在高压作用下从阀座与阀之间的环隙高速喷出后撞击到碰撞环上，细胞在受到高速撞击作用后，急剧释放到低压环境，从而在撞击力和剪切力等的综合作用下破碎。

本法适合于酵母和细菌，如酵母菌大肠杆菌、巨大芽孢杆菌和黑曲霉菌等，但某些高度分枝的微生物，如团状菌和丝状菌易造成高压匀浆器堵塞，使操作发生困难，一般不宜使用本法。

高压匀浆法中影响细胞破碎的因素主要有温度和压力。在工业生产中，为了控制温度的升高，可在进口处用干冰调节温度，使出口温度调节在 20℃左右。操作压力通常采用 55～70MPa。在操作方式上，可以采用单次通过匀浆器或多次循环通过等方式。

4. 超声波破碎法

超声波破碎是采用超声波破碎机在 15～25kHz 的频率下进行细胞破碎，是另一种液相剪切破碎法。由于超声波具高频率、短波长、定向传播等特点，其在液体中传播时使液体中某点瞬间受到巨大的压力，而另一瞬间压力又迅速消失，介质中的悬浮细胞在极强的局部附加压强［达几十亿帕（几万个大气压）］作用下产生一种应力促使内部液体流动而使细胞破碎。

影响超声波破碎的因素主要有超声波的声强、频率，液体的温度、压强和破碎时间等。此外，介质的离子强度、pH 和细胞浓度、种类等对破碎效果也会有影响。不同的微生物，用超声波处理的效果也不同，杆菌比球菌易破碎，革兰氏染色阴性菌比革兰氏染色阳性菌易破碎，酵母菌效果较差。各种细胞所需破碎时间主要靠经验来决定。超声波破碎时细胞浓度一般在 20%左右。

超声波能通过探头向悬浮液传递能量，当产生的气泡破裂时，释放出的绝大部分能量都以热的形式被液体吸收，为避免高温，在破碎池中设计了冷却水夹套，并在开始时先把悬浮液温度冷却至 0~5℃，并不断将冷却液连续通过夹套采取短期的声波破碎与短期的冷却交替进行操作，如破碎 1min，冷却 1min，以防止高温使蛋白质变性。为提高破碎效率，在破碎池中可添加细小的球粒（可以是钢制的或玻璃的），以产生研磨效应提高细胞破碎率。超声波破碎也可以进行连续细胞破碎，其核心部分是由一个带夹套的烧杯组成，其内有 4 根内环管，由于超声波振荡能量会泵送细胞悬浮液循环，将细胞悬浮液进出口管插入烧杯内部，就可以实现连续操作。

超声波破碎最主要的问题是热量的产生，因此该法仅适用于实验室规模的微生物细胞破碎，不适于大规模生产。实验室处理的样品体积一般为 1~400mL。

5. 酶溶法

酶溶法是利用细胞壁水解酶进行酶反应，分解破坏细胞壁上特殊的化学键（如聚糖分子中的 *N*-乙酰胞壁酸与 *N*-乙酰葡萄胺之间的 β-1,4 键，甘露聚糖分子中的 1,6-磷酸二酯键等），从而达到破碎细胞的目的。酶溶法可以在细胞悬浮液中加入选用的特定的溶解酶，也可以采用自溶作用。

酶溶法专一性强，在选择酶系统时，必须根据细胞壁的结构和化学组成来选择。革兰氏染色阳性菌、放线菌的细胞壁以肽聚糖为主要成分，常采用溶菌酶裂解细胞壁；酵母菌和真菌的细胞壁主要是纤维素、葡聚糖、几丁质等，常用蜗牛酶、纤维素酶、多糖酶等；植物细胞壁的主要成分是纤维素，常采用纤维素酶和半纤维素酶裂解。例如从某些细菌细胞提取质粒 DNA 时，可采用溶菌酶（来自蛋清）破坏细胞壁；而在破碎酵母细胞时，常采用蜗牛酶（来自蜗牛），将酵母细胞悬于 0.1mmol/L 柠檬酸-磷酸氢二钠缓冲液（pH5.4）中，加 1%蜗牛酶，在 30℃处理 30min，即可使大部分细胞壁破裂，如同时加入 0.2%巯基乙醇效果会更好。

酶溶法条件温和，能选择性释放产物，胞内核酸等泄出量少，细胞外形较完整，便于后步分离等，但水解酶价格高，故小规模应用较广。

6. 化学渗透法

用某些化学试剂溶解细胞壁或抽提细胞中某些组分的方法称为化学渗透法。常用酸、碱、表面活性剂和有机溶剂等化学试剂。

酸或碱可用来调节溶液的 pH，改变两性目标产物（如蛋白质）的电荷性质，使目标产物之间或目标产物与其他物质之间的作用力降低而溶解到液相中去，便于后面工序的提取。如工业化生产西索米星抗生素时，常采用酸化处理的方式进行细胞破壁。调发酵液 pH 至 1.8~2.0 进行酸化处理，西索米星释放率可达 90%左右。而采用 1%的菌酶 37℃酶解 30min、超声波破碎处理 30min（振荡 20s 停 10s）或用 1%（十二烷基硫酸钠 SDS）处理 10min 时，西索米星释放率均不足 50%。

表面活性剂分子中同时具有憎水基团和亲水基团，当表面活性剂溶质或溶剂中的浓度达到一定值时，它的分子会产生聚集，生成胶束，憎水端向内，亲水端向外。憎水基团聚集在胶束内部，将溶解的脂蛋白包在中心，而亲水基团则指向外层，使膜的通透性改变或使细胞壁溶解，从而使胞内物质释放到水相中。此法特别适用于膜结合蛋白酶的溶解。常用离子型表面活性剂有 SDS、脱氧胆酸钠等；非离子型表面活性剂有 Tween-80、Triton-100 等。例如，对胞内的异淀粉酶，可加入 0.1%SDS 或 0.4%TritonX-100 于酶液中，30℃振荡 30h，就能较完全地将异淀粉酶抽提出来，且酶的比活力较机械破碎法高。又如从大肠杆菌中提取 L-天冬胺酶时，常用 2%Triton X-100 和 12.5% K_2HPO_4 溶液处理菌体，可释放 70%以上的酶。

有机溶剂被细胞壁吸收后，会使细胞壁膨胀或溶解，导致破裂，把胞内产物释放到水相中去。选用溶剂的基本原则是，以与细胞壁中脂质类似的溶解度参数的溶剂作为细胞破碎的溶剂。如存在于大肠杆菌细胞内的青霉素酰化酶可利用醋酸丁酯来溶解细胞壁上的脂质，使酶释放出来。常用的有机溶剂有丁酯、丁醇、丙酮、氯仿和甲苯等。为了防止酶变性失活，操作时应当在低温条件下进行。

7. 冻融法

冻融法是将细胞放在-20~-15℃条件下突然冷冻令其凝固，然后在室温（或 40℃）下令其融化，冷冻时膜的疏水键被破碎而疏水性增强，胞内水形成冰晶粒而使细胞内盐分浓度加大，反复冻融多次，而达到破壁的作用。此法适用于细胞壁较脆弱的菌体、动物性细胞的破碎或释放某种细胞成分，对于存在于细胞质周围靠近细胞膜的胞内产物释放较为有效，但通常破碎率较低。另外，此法还可能引起对冻融敏感的某些蛋白质的变性。

8. 渗透压冲击法

菌体细胞膜是天然半透膜，把待破碎的细胞在高渗溶液（如一定浓度的甘油或蔗糖溶液）中平衡一段时间后，细胞脱水，细胞质变，发生质壁分离，然后转入水溶液或缓冲溶液中，细胞快速吸水膨胀而破裂。该法是一种实验规模常用的破碎方法，仅对细胞壁较脆弱的细胞，如动物细胞和革兰氏染色阴性菌，或者细胞壁预先用酶处理后的细胞，或合成受抑制而强度减弱时的细胞才是合适的。用此法处理大肠杆菌时，可使磷酸酯酶、核糖核酸酶和脱氧核酸酶等释放到溶液中。用此法蛋白质释放量一般为菌体蛋白质总量的 4%~7%。但本法不适用于革兰氏染色阳性菌。

9. 干燥法

将待破碎细胞用不同方法进行干燥，菌体细胞失水，细胞内盐分浓度增大，细胞渗透压发生变化，然后用丙酮、乙醇或缓冲溶液等溶剂抽提胞内物质。干燥方法有空气干燥、真空干燥、冷冻干燥等。对不稳定生化物质进行干燥时，常加入半胱氨酸、巯基乙醇和亚硫酸钠等还原剂进行保护。

10. 冷热交替法

将待破碎细胞在90℃维持数分钟，立即放入冰水浴使之冷却，如此反复多次，绝大部分细胞可以被破碎。从细菌或病毒中提取蛋白质和核酸时可用此法。

（三）选择破碎方法的依据

无论是运用机械法还是非机械法，都要既能破坏微生物菌体的细胞壁，又要得到不发生变性的蛋白质产物。所以，选择合理的破碎方法非常重要，通常在选择破碎方法时，应从以下五方面考虑。

1. 细胞的处理量

若需大规模应用的，则采用机械法。若仅需实验室规模，则选择非机械法。

2. 细胞壁的强度和结构

细胞壁的强度除取决于网状高聚物结构的交联程度外，还取决于构成壁的聚合物种类和壁的厚度，如酵母和真菌的细胞壁与细菌相比，含纤维素和几丁质，强度较高，故在选用高压匀浆法时，后者就比较容易破碎。某些植物细胞纤维化程度大、纤维层厚、强度很高，破碎也较困难。在机械破碎法中，破碎的难易程度还与细胞的形状和大小有关，如高压匀浆法对酵母菌、大肠杆菌、巨大芽孢杆菌和黑曲霉等微生物细胞都能很好适用；但对某些高度分枝的微生物，由于会阻塞匀浆器阀而不能适用。在采用化学渗透法和酶溶法破碎时，更应根据细胞的结构和组成选择不同的化学试剂或酶，这主要是因为它们作用的专一性很强。

3. 目标产物对破碎条件的敏感性

生化物质通常稳定性较差，在决定破碎条件时，既要有高的释放率，又必须确保其稳定。例如在采用机械法破碎时，要考虑剪切力的影响；在选择酶溶法时，应考虑酶对目标产物是否具有降解作用；在选择有机溶剂或表面活性剂时，要考虑不能使蛋白质变性。此外，破碎过程中溶液的pH、温度、作用时间等都是重要的影响因素。

4. 破碎程度

在细胞破碎后的固液分离中，细胞碎片的大小是重要因素，太小的细胞碎片很难除去。因此，在选择破碎条件时，既要获得高的产物释放率，又不能使细胞碎片太小。如果要在细胞碎片很小的情况下才能获得高的产物释放率，则这种操作条件就不合适。为提高破碎率可采用机械法和非机械法相结合的方法。如面包酵母的破碎，可先用细胞壁溶解酶预处理然后用高压匀浆机在 95MPa 压力下匀浆 4 次，总破碎率可接近 100%；而单独用高压匀浆机破碎率只有 32%。

5. 产物在胞内的位置

提取的产物在细胞质内，选用机械破碎法；在细胞膜附近则可用温和的非机械法；提取的产物与细胞壁或膜相结合时，可采用机械法和化学法相结合的方法，以促进产物溶解度的提高或缓和操作条件。

适宜的破碎方法应从高的产物释放率、低能耗和便于后续的提取三个方面进行权衡。

二、多肽与蛋白质类药物的主要生产方法

目前，多肽与蛋白质类药物的生产方法有三种：一是用传统的生化提取和微生物发酵法生产，如生化多肽类药物、抗菌肽；二是利用基因工程技术构建工程菌（细胞）生产，如细胞生长因子；三是通过化学合成的方法生产。尽管不同的多肽、蛋白质类药物的功能和性质多种多样，生产用多肽、蛋白质的原料有所不同，采用的提取、分离方法也不同，但制备过程和提取、分离纯化的原理基本相同，一般制备过程包括生物材料的选取与破碎、有效成分的提取、有效成分的分离纯化等几个步骤。

（一）提取法

多肽及蛋白质类药物均属于天然大分子化合物，主要来源于动物、植物和微生物。生化制药上，多从天然生物材料中经提取、纯化等工艺制得。提取的总要求是最大限度地把有效成分提出来，关键是溶剂的选择。提取的溶剂随药物的性质而异，如白蛋白可以用水来提取，为做到重复性较强，以较稀的缓冲液为宜；胰岛素则用 50%的乙醇提取。一般都在较低温度下如 0℃左右，个别的需适当提高温度，但要注意温度高易引起变性。因此，在目的物提取时应该考虑以下几个方面。

1. 溶剂的选择

物质的溶解度与溶质的溶剂的性质相关，生产中可以选择目的物溶解度大而杂质溶解度小的溶剂；或目的物溶解度小杂质溶解度大的溶剂。实际生产中常用的提取溶剂有水、稀盐、稀酸、稀碱或不同比例的有机溶剂。

2. 离子强度

一些物质在高离子强度下在水中的溶解度增加，而有些则相反，在高离子强度下溶解度减小。大多数蛋白质和多肽在低离子强度下溶解度较高，因此在提取

蛋白质时多采用低离子强度的溶解度，另外，这对蛋白质的生物活性具有一定的稳定作用。

3. pH

多肽、蛋白质为两性物质，在等电点时，它们的溶解度最小。提取时应根据被分离物质的等电点采用适当的 pH 范围，一般选择 pH6~8 的溶液。如果等电点在酸性范围可选择偏碱的缓冲溶液；反之选择偏酸的缓冲溶液。

4. 温度

随着温度的升高，物质的溶解度增加，但在较高温度条件下，生物活性物质容易变形失活，故提取时温度一般控制在 0~10℃。对于耐热蛋白质如胃蛋白酶可以适当提高提取温度。

5. 表面活性剂

生物体内的蛋白质一般多黏附在生物组织或细胞碎片上，生物制药中为了提高蛋白质的分离提取效果，常用表面活性剂如吐温-20、吐温-40、吐温-80、Triton-100、Triton-420 等，它们对蛋白质的变性作用小。

在多肽、蛋白质提取时，提取条件的选择还应该考虑多肽、蛋白质在使用的溶剂、pH、温度等条件下的稳定性，如胰岛素在 pH2.0 时的溶解度大于 pH2.5 时的溶解度，但在 pH2.5 时，胰岛素稳定性降低。同时还应该考虑提取时间，分析各种影响因素，合理地搭配各种提取条件。

案例：胸腺肽的提取

胸腺肽（thymus peptides）可调节细胞免疫功能，有较好的抗衰老和抗病毒作用，适用于原发性和继发性免疫缺陷病以及因免疫功能失调所引起的疾病，对肿瘤有很好的辅助治疗效果，也用于再生障碍性贫血、急慢性病毒性肝炎等。对 700 多例重型肝炎的临床验证表明，胸腺肽可使其病死率降低到 46.8%，文献资料上的病死率为 80%。胸腺肽对小儿哮喘和哮喘性气管炎有效率为 82%，也用于治疗红斑狼疮、类风湿性关节炎、过敏性哮喘等，无过敏反应和不良反应。

1. 胸腺肽化学组成和性质

胸腺肽是从冷冻的小牛胸腺中，经提取、部分热变性、超滤等工艺过程制备出的一种具有高活力的混合肽类药物制剂。据十二烷基硫酸钠（SDS）-聚丙烯酰胺凝胶电泳分析表明，胸腺肽中主要是相对分子质量 9600 和 7000 左右的两类蛋白质，氨基酸组成的种类达 15 种，必需氨基酸含量高。胸腺肽对热较稳定，加温 80℃ 生物活性不降低，被水解成氨基酸后，生物活性消失。

2. 以小牛胸腺为原料的提取工艺

制备以小牛胸腺为原料，相对分子质量小于 10000 的多肽，也称小牛胸腺肽。据资料记载，1kg 胸腺可制胸腺肽 3g 左右。国内产品称为注射用胸腺肽，为类白色或微黄色的无菌冻干制剂，以蛋白质表示含量，标示量为 95%～120%，有每支含 3mg、4mg 或 8mg 等规格。

（1）技术路线

小牛胸腺→搅碎胸腺→胸腺匀浆→滤液→精制液→注射用胸腺肽

（2）工艺过程

①原料处理：取-20℃冷藏小牛胸腺，用无菌的剪刀剪去脂肪、筋膜等非胸腺组织，再用冷无菌蒸馏水冲洗，置于灭菌绞肉机中绞碎。

②制匀浆、提取：将绞碎胸腺与冷重蒸馏水按 1∶1 的质量比例混合，置于 10000r/min 的高速组织捣碎机中捣碎 1min，制成胸腺匀浆，浸渍提取，温度应在 10℃以下，并放置于-20℃冰冻贮藏 48h。

③部分热变性、离心、过滤：将冻结的胸腺匀浆融化后，置水浴上在搅拌下加温至 80℃，保持 5min，迅速降温，放置于-20℃以下冷藏 2～3d。然后取出融化，以 5000r/min 离心 40min，温度 2℃，收集上清液，除去沉渣，用滤纸浆或微孔滤膜（0.22μm）减压抽滤，得澄清滤液。

④超滤、提纯、分装、冻干：将滤液用相对分子质量截流值为 1 万以下的超滤膜（美国 Millipore 超滤器）进行超滤，收取相对分子质量 1 万以下的活性多肽，得精制液，置-20℃冷藏。经检验合格，加入 3%甘露醇作赋形剂，用微孔滤膜除菌过滤，分装，冷冻干燥，即得注射用胸腺肽。

（3）技术要点

①原料处理：采自健康的小牛，每头可得胸腺约 100g。采摘的胸腺用无菌操作方法放入无菌容器内，立即于-20℃以下冷藏。操作过程中所用器具应洗净、无菌、无热原。

②提取溶剂选择：国外报道，提取可用生理盐水或 pH2 的蒸馏水。国内采用重蒸馏水低渗提取，冻融处理胸腺匀浆，能使活性多肽充分溶于水中，可提高产品收率。

③超滤设备：应用 Millipore 超滤设备进行纯化，操作简便，分离完整，可一次性除去相对分子质量为 1 万以上的大分子蛋白质，是较好的提纯方法。

（二）微生物发酵法

微生物发酵法生产多肽与蛋白类药物是该类药品生产的主流。特别是通过基因工程菌发酵生产多肽和蛋白类药品，因其生产周期短、成本低、产品质量高，一直受到全世界生物制药企业的追逐。如前所述，多肽和蛋白类药品多数属于人体特有的细胞因子、激素、蛋白，这些蛋白与动物体所含的存在结构上的差异。也就是说，通过从动植物体提取的方法生产该类药品，由于其结构与

发酵罐的构造

人的不同，临床上产生较大副作用的可能性较大。克服这一难题最好的方法就是通过基因工程技术的手段，把人体细胞内含有的合成某一多肽或蛋白的基因分离出来，再结合一定的载体，转入特定的微生物细胞，通过微生物细胞将该多肽或蛋白的基因表达出来，以生产该类药品用于临床。目前，世界上生产的多肽和蛋白类药品，绝大多数均经过此方法生产。

案例：人干扰素 α-2b 的发酵生产

干扰素是一类糖蛋白，它具有高度的种属特异性，故动物的干扰素对人无效。干扰素具有抗病毒、抑制细胞增殖、调节免疫力及抗肿瘤作用，临床上主要用于治疗晚期毛细胞白血病、肾癌、黑色素瘤、Kaposi 肉瘤、慢性粒细胞性白血病和中低度恶性非霍奇金淋巴瘤，其他曾用于骨肉瘤、乳腺癌、多发性骨髓瘤、头颈部癌和膀胱癌等。也适用于急、慢性丙型病毒性肝炎，慢性活动性乙型肝炎。

1. 化学组成和性质

干扰素在整体上不是均一的分子，可根据产生细胞分为 3 种类型：白细胞产生的为 α 型、成纤维细胞产生的为 β 型、T 细胞产生的为 γ 型。根据干扰素的产生细胞、受体和活性等综合因素将其分为 2 种类型：Ⅰ型和Ⅱ型。Ⅰ型干扰素有 2 种形式：IFNα 和 IFNβ。IFN 主要由白细胞产生，含有至少 14 种不同基因编码的蛋白质，各成分之间氨基酸顺序的同源性约为 90%。成熟的 IFNα 的分子质量约 1820ku；IFNβ 是单一基因的产物，主要由成纤维细胞和白细胞以外的其他细胞产生，分子质量为 20ku，与 IFNα 的同源性在氨基酸水平上仅为 30%，在核苷酸水平上约为 45%。多数Ⅰ型干扰素对酸稳定，在 pH2.0 时不被破坏。Ⅱ型干扰素又称免疫干扰素或 IFNγ，主要由 T 细胞产生，主要活性是参与免疫调节，是体内重要的免疫调节因子。

2. 人干扰素 α-2b 发酵生产工艺

(1) 技术路线

种子→制备种子液→发酵培养→粗提→精提→冻干→成品

(2) 工艺过程

①发酵：

a. 生产种子：为人干扰素 α-2b 基因工程菌。

b. 种子培养基：使用 LB 液体培养基。

c. 种子摇瓶培养：在 2 个 250mL 三角瓶中，分别装入 100mL LB 液体培养基，分别接种人干扰素 α-2b 基因工程菌，30℃摇床培养过夜，作为发酵罐种子使用。

d. 发酵培养基：1%蛋白陈、0.5%酵母提取物、0.01% NH_4Cl、0.05% NaCl、0.6% Na_2HPO_4、0.001% $CaCl_2$、0.3% KH_2PO_4、0.01% $MgSO_4$、0.4%葡萄

糖、50mg/mL 氨苄西林、少量防泡剂。

e. 发酵：用 5L 发酵罐进行发酵，发酵培养基的装量为 2.5L，pH 6.8，搅拌转速 300r/min，通风，溶氧量为 30%，30℃发酵 8h，然后在 42℃诱导 2～3h 即可完成发酵，同时每隔不同时间取 2mL 发酵液，在 12000r/min 离心除去上清液，称量菌体湿重。

②产物的提取与纯化：

a. 提取：发酵结束后，冷却，离心（4000r/min）30min 除去上清液，得湿菌体 500g 左右。取 20g 湿菌体重新悬浮于磷酸缓冲液（pH7.0）中，于冰浴条件下进行超声破碎，然后 4000r/min 离心 30min。取沉淀部分，用 500mL 含 8mol/L 尿素、20mmol/L 磷酸缓冲液（pH7.0）、0.5mmol/L 二巯基苏糖醇溶液，室温搅拌抽提 2h，然后 15000r/min 离心 30min。取上清液，用 20mmol/L 磷酸缓冲液（pH7.0）稀释至尿素浓度为 0.5mol/L，加二巯基苏糖醇至 0.1mmol/L，4℃搅拌 15h，15000r/min 离心 30min，除去不溶物。

上清液经截流量为 10^4 相对分子质量的中空纤维超滤器浓缩，将浓缩的人干扰素-α 2b 溶液经过 Sephadex G-50 分离，层析柱（2cm×100cm）先用 20mmol/L 磷酸缓冲液（pH7.0）平衡，上柱后用同一缓冲液洗脱分离，收集人干扰素-α2b 部分，经 SDS-PAGE 检查。

b. 纯化：将 Sephadex G-50 柱分离的人干扰素 α-2b 组分，再经 DE-52 柱（2cm×50cm）纯化，人干扰素 α-2b 组分上柱后用含 0.05mol/L、0.1mol/L、0.15mol/L NaCl 的 20mmol/L 磷酸缓冲液（pH7.0）分别洗涤，收集含人干扰素 α-2b 的洗脱液。全过程蛋白质回收率为 20%～25%，产品不含杂蛋白、DNA 及热原，干扰素 α-2b 含量符合要求。

（3）技术要点

①干扰素效价测定：使用细胞病变抑制法测定干扰素的效价。

②蛋白质含量测定及比活性：用福林-酚法，以中国药品生物制品检定所提供的标准蛋白质作标准。干扰素效价的国际单位与蛋白质含量的毫克数之比即为比活性。

③纯度测定：电泳纯度用非还原型 SDS-PAGE 法，银染显色应为单一区带，经扫描仪测定纯度应在 95% 以上。在非还原电泳上允许有少量聚合体存在，但不得超过 10%。用高效液相色谱反相柱或 GPC 柱测纯度，应呈一个吸收峰，或主峰占峰总面积的 95% 以上。

④相对分子质量测定：用还原型 SDS-PAGE 法，加样量不低于 5.0μg，同时用已知相对分子质量的蛋白标准系列作对照，以迁移率为横坐标、相对分子质量的对数为纵坐标作图，计算相对分子质量，再与干扰素理论值比较，其误差不得高于 10%。

⑤残余外源性 DNA 含量测定：用放射性核素或生物素探针法测定，每剂量

中残余外源性 DNA 应低于 100pg。

⑥残余血清 IgG 含量测定：在应用抗体亲和层析法作为纯化方法时必须进行此项检定。如用 IgG 杂交瘤单克隆抗体时应测定鼠 IgG 的含量，可用酶标或其他敏感方法测定，每剂量（20μg）的鼠 IgG 的含量应在 100ng 以下。

⑦残余抗生素活性测定：凡在菌种传代中曾经使用过抗生素者，均应测定相应抗生素活性，半成品中不应有残余抗生素活性存在。

⑧紫外光谱扫描：检查半成品的光谱吸收值，用全自动扫描紫外分光光度计观察紫外光范围内光谱图，最大吸收值应为（280±2）nm。

⑨肽图测定：用 CNBr 裂解法，测定结果应符合该干扰素的结构，且批与批之间肽图应一致。

⑩等电点测定：用等电点聚焦电泳法测定，批与批之间等电点应完全相同。

⑪除菌半成品应做干扰素效价测定、无菌试验、热原试验。

（三）化学合成法

多肽及蛋白质的化学合成，从 1882 年 Curticus 报道的马尿酰甘氨酸开始，经过半个多世纪对各种保护基和缩合方法的精心设计和实际应用，使得合成方法日趋完善，终于在 20 世纪 60 年代我国领先实现了人工合成蛋白质——胰岛素，随后又出现了简单快速固相合成、酶促半合成等方法。

在多肽的合成中，一般需要以下几个主要步骤：①氨基保护和羧基活化；②羧基保护和氨基活化；③接肽和除去保护基团。

氨基保护剂应用最多的是苄氧羰酰氯（Cbz-Cl），它与氨基酸或肽上的游离氨基作用，形成苄氧羰酰氨基酸（Cbz-氨基酸）或 Cbz-肽，除去保护基时可用催化氢化法或钠氨法（用金属钠在液氮中处理），也可用叔丁羰酰氯（Boc-Cl）作保护剂，用稀盐酸或乙酸在室温除去保护基。

羧基保护通常用无水乙醇等在盐酸存在下进行酯化，使羧基接上烷基；除去保护基可在常温下用氢氧化钠皂法。有些氨基酸除了含氨基和羧基外，还有其他功能基团，在合成肽时，都要用适当的保护基团加以保护。

案例：缩宫素的化学合成

缩宫素一般指催产素。催产素有刺激乳腺分泌乳汁、在分娩过程中促进子宫平滑肌的收缩，促进母爱的作用，此外，它还能减少人体内肾上腺酮等压力激素的水平，以降低血压。它并非女人的专利，男女均可分泌。

1. 化学组成和性质

催产素（oxytocin）是一种肽类激素，由垂体后叶分泌，由下丘脑的室旁核和视上核合成，由 9 个氨基酸组成，以每天 2~3mm 的速度转运至神经垂体释放。

在“1”和“6”位的半胱氨酸（Cys）残基，以双硫键形式形成一个6肽的环状结构。人类与大多数哺乳动物的催产素的化学结构如下：

半胱氨酸—酪氨酸—异亮氨酸—谷氨酰胺—天冬氨酸—半胱氨酸—脯氨酸—亮氨酸—甘氨酸—NH_2

催产素的结构和抗利尿激素（半胱氨酸—酪氨酸—苯丙氨酸—谷氨酰胺—天冬氨酸—半胱氨酸—脯氨酸—精氨酸—甘氨酸—NH_2）非常相似。

2. 缩宫素的化学合成工艺

(1) 技术路线　化学合成法先从苄氧羰酰亮氨酸对硝基苯酯合成7肽酰胺(3~9段)，再合成苄氧羰酰-*S*-苄基半胱·酪氨酰叠氮（1~2段），第三步合成缩宫素。

(2) 工艺过程

①7肽酰胺（3~9段）的合成：将甘氨酸乙酯盐酸盐悬浮于适量三氯甲烷中，加入三乙胺，加温至30℃，使甘氨酸乙酯溶解，加入苄氧羰酰亮氨酸对硝基苯酯，振摇均匀，30℃恒温放置过夜，次日用三氯甲烷稀释，并用氢氧化铵溶液洗数次，氯化钠液、稀盐酸和氯化钠液反复洗至中性，加入无水硫酸钠干燥，过滤。常压80℃以下蒸去三氯甲烷，浓缩液加适量石油酰，置冰箱中过夜结晶，过滤。结晶用石油醚洗，滤干，在五氧化二磷干燥器中减压干燥，得苄氧羰酰·亮氨酰·甘氨酸乙酯（Ⅰ）。

将Ⅰ溶于甲醇中，加入5%钯炭（Pd-C），通入氢气，振摇4h，反应完毕，过滤，减压浓缩至干，即得亮氨酰·甘氨酸乙酯（Ⅱ）。Ⅱ溶于乙酸乙酯中，加入苄氧羰酰脯氨酸对硝基苯酯，略加温使其溶解，次日结晶全部析出，过滤，用乙酸乙酯洗数次，置五氧化二磷干燥器中干燥，即得苄氧羰酰脯氨酰·亮氨酰·甘氨酸乙酯（Ⅲ）。Ⅲ加热溶解于无水甲醇中，冷却后在冰浴冷却下通入干燥氨至饱和，室温保温2d，减压浓缩，加入适量乙酸乙酯，冷却结晶，过滤，于五氧化二磷干燥器中干燥，得苄氧羰酰脯氨酰·亮氨酰·甘氨酰胺（Ⅳ）。Ⅳ溶于热甲醇中，冷却至室温，加入钯炭，通入氢气，振摇4h，反应完毕，过滤，减压浓缩至干，得脯氨酰·亮氨酰·甘氨酰胺（Ⅴ）。Ⅴ溶于二甲基甲酰胺中，然后加入苄氧半酰-*S*-苄基半胱氨酰对硝基苯酯，使之溶解，在30℃保温2d，析出结晶。用乙酸乙酯洗数次，溶于甲醇中，加入活性炭50℃脱色，过滤。滤液加适量蒸馏水，放置冰箱中过夜，结晶析出，过滤。以甲醇和水的体积比为2：1的混合液洗2次，得苄氧羰酸-*S*-羟基半胱氨酰·脯氨酰·亮氨酰·甘氨酰胺（Ⅵ）。Ⅵ溶于无水冰醋酸中，加入40%溴化氢冰醋酸溶液，在30℃保温1.5h后，加入适量干乙醚，使之沉淀，用乙醇洗涤，过滤，收集沉淀，干燥，得*S*-苄基半胱氨酰·脯氨酰·亮氨酰·甘氨酰胺氢溴酸盐。再使其溶于甲醇中，加入强碱性季铵型阴离子交换树脂201×7（717树脂），pH达到2.7~8过滤，滤液浓缩至干，得*S*-苄基半胱氨酰·脯氨酰·

亮氨酰·甘氨酰胺（Ⅶ）。Ⅶ溶于二甲基甲酰胺和四氢呋喃中，加入苄氧羰酰天冬酰胺对硝基苯酯，在30℃保温2d，析出结晶。用乙酸乙酯洗数次，再用无水乙醇、乙酸乙酯回流数次，过滤压干。干燥，得苄氧羰酰天冬酰胺酰-*S*-苄基半胱氨酰·脯氨酰·亮氨酰·甘氨酰胺（Ⅷ）。Ⅷ溶于无水冰醋酸中，加入40%溴化氢-冰醋酸中进行反应，得五肽酰胺氢溴酸盐，再用201×7阴离子交换树脂处理，方法同上，得天冬酰胺酰-*S*-苄基半胱氨酰·脯氨酰·亮氨酰·甘氨酰胺（Ⅸ）。Ⅸ溶于二甲基甲酰胺中，加入苄氧羰酰谷氨酰胺对硝基苯酯，在30℃保温2d，用乙酸乙酯分次洗涤和回流数次，烘干，得苄氧羰酰谷氨酰胺酰·天冬酰胺酰-*S*-苄基半胱氨酰·脯氨酰·亮氨酰·甘氨酰胺（Ⅹ）。Ⅹ溶于冰醋酸中，加入40%溴化氢-冰醋酸溶液，反应得六肽酰胺氢溴酸盐，再用201×7阴离子交换树脂处理，方法同上，得谷氨酰胺酰·天冬酰胺酰-*S*-苄基半胱氨酰·脯氨酰·亮氨酰·甘氨酰胺（Ⅺ）。Ⅺ溶于热二甲基甲酰胺中，加入苄氧羰酰异亮氨酰对硝基苯酯，30℃保温2d，再加入适量乙酸乙酯，趁热（40~50℃）过滤，结晶用乙酸乙酯分次洗涤和回流数次，得苄氧羰酰异亮氨酰·谷氨酰胺酰·天冬酰胺酰-*S*-苄基半胱氨酰·脯氨酰·亮氨酰·甘氨酰胺（Ⅻ）。Ⅻ溶于热冰醋酸中，加适量40%溴化氢-冰醋酸溶液，在25~30℃保温1.5h，方法同上，得七肽酰胺氢溴酸盐。再溶于热二甲基甲酰胺中，用三乙胺调pH至8，过滤，得异亮氨酰·谷氨酰胺酰·天冬酰胺酰-*S*-苄基半胱氨酰·脯氨酰·亮氨酰·甘氨酰胺（ⅩⅢ）的滤液，备用。

②苄氧羰酰-*S*-苄基半胱氨酰·酪氨酰叠氮（1~2段）的合成：将酪氨酸甲酯溶于二甲基甲酰胺中，加入二环己基碳二亚胺使其溶解，保持在-5℃左右，备用。另取苄氧羰酰-*S*-苄基半胱氨酰溶于二甲基甲酰胺，待冷后，滴加上述备用液，维持5℃，放置冰箱中过夜。过滤，滤液减压浓缩，用适量乙酸乙酯稀释，以碳酸氢钾溶液洗2次，最后再用氯化钠溶液、稀盐酸及氯化钠溶液反复洗至中性，用无水硫酸钠干燥，过滤，滤液减压浓缩，滴加石油醚产生沉淀，放置冰箱中过夜，次日过滤，滤饼用石油醚和乙酸乙酯（体积比1∶1）的混合液洗数次，再用石油醚洗3次，抽干，放入五氧化二磷干燥器中减压干燥，得苄氧羰酰-*S*-苄基半胱氨酰·酪氨酸甲酯（ⅩⅣ）。ⅩⅣ溶于热无水甲醇中，加适量水合肼，于72~75℃回流3h，放置过夜，过滤，沉淀用水洗4~5次，至中性，再以甲醇洗2次，过滤，烘干，得苄氧羰酰-*S*-苄基半胱氨酰·酪氨酸酰肼（ⅩⅤ）。ⅩⅤ溶于二甲基甲酰胺及氯化氢-四氢呋喃混合液中，滴加适量亚硝酸叔丁酯，用三乙胺调节pH至8，过滤，滤液即为苄氧羰酰-*S*-苄基半胱氨酰·酪氨酰叠氮（ⅩⅥ）反应液。

③缩宫素的合成：立即将ⅩⅢ和ⅩⅥ混合，在冰箱中放置2~3d后，加入适量乙酸乙酯，即有沉淀析出。过滤，沉淀分次用乙酸乙酯洗及甲醇回流5~7次，

过滤，烘干得苄氧羰酰-*S*-苄基半胱氨酰·酪氨酰·异亮氨酰·谷氨酰胺酰·天冬酰胺酰-*S*-苄基半胱氨酰·脯氨酰·亮氨酰·甘氨酰胺（ⅩⅦ）。ⅩⅦ溶于液氨中，加入金属钠使液体呈天蓝色，加入少量氯化铵，减压浓缩至干，然后，用水溶解，调节pH至中性，通入空气氧化至巯基反应呈阴性，再调pH至3~4，过滤至澄清，得缩宫素溶液。每毫升活力200~300U，总收率对甘氨酸乙酯盐酸盐计算约4%。

（3）技术要点

①苄氧羰酰化：将L-亮氨酸（或L-脯氨酸、*S*-苄基半胱氨酸、L-异亮氨酸）溶于适量的氢氧化钠溶液中，冷至0~5℃，滴加适量苄氧羰酰氯（$C_6H_5CH_2COOCl$），保持pH在9左右，反应完毕，以乙醚提取3次，水层用盐酸调节pH至1~2，再用乙醚或乙酸乙酯提取3次，合并乙醚提取液，用氯化钠溶液洗至中性，以无水硫酸钠干燥，减压除去乙醚，即得苄氧羰酰亮氨酸（或苄氧羰酰脯氨酸、苄氧羰酰-*S*-苄基半胱氨酸、苄氧羰酰异亮氨酸）。

将谷氨酰胺（或天冬酰胺）溶于适量的碳酸氢钾溶液中，在30℃滴加适量苄氧羰酰氯，保持pH8左右。过滤除盐，滤液用乙酸乙酯提取3次，冷至0℃以下，水层用盐酸调节pH至2，得沉淀物。在沸腾蒸馏水中重结晶，烘干，即得苄氧羰酰谷氨酰胺（或苄氧羰酰天冬酰胺）。

②*S*-苄基化：将半胱氨酸盐酸盐溶于适量的蒸馏水中，用氢氧化铵调节至pH8以上，冷至0~5℃，加入适量的氯化苄，保持pH9左右。反应完成，过滤，沉淀用蒸馏水洗涤，最后用95%乙醇洗涤数次，干燥即得*S*-苄基半胱氨酸。

③对硝基酯化：将苄氧羰酰亮氨酸（或苄氧羰酰脯氨酸等）和对硝基苯酚分别溶于适量的乙酸乙酯或四氢呋喃中，合并两种溶液，冷至-5℃备用。另将二环己基碳二亚胺溶于乙酸乙酯或四氢呋喃中，然后加入上述预冷的溶液中，-5~0℃保温，即有二环己基脲析出。次日滴加1mL冰醋酸，过滤，滤液减压浓缩至干，溶于热乙醇或石油醚中，加适量蒸馏水，放置冰箱中结晶，过滤，结晶用95%乙醇洗涤2次，在五氧化二磷干燥器中真空干燥，得苄氧羰酰亮氨酸对硝基苯酯（或苄氧羰酰脯氨酸对硝基苯酯等）。

取苄氧羰酰谷氨酰胺（或苄氧羰酰天冬酰胺）和适量的对硝基苯酯溶于二甲基甲酰胺，冷至-5℃备用。另将二环己基碳二亚胺溶于二甲基甲酰胺，然后慢慢滴入上述预冷溶液中，在-5~0℃保温，次日加1mL冰醋酸，过滤，加适量蒸馏水，放冰箱中结晶。过滤，收集结晶再溶于热甲醇或无水乙醇中，待冷后，结晶析出，在60℃烘干，得苄氧羰酰谷氨酰胺对硝基苯酯（或苄氧羰酰天冬酰胺对硝基苯酯）。

④羧基甲酯化：取适量的酪氨酸悬浮于甲醇中，通入干燥氯化氢气体至饱和，放置过夜，减压浓缩近干。将沉淀再溶于无水甲醇中，减压蒸干，如此反复

2~4 次，最后溶于无水甲醇中，加入 2 倍量的乙醚，生成沉淀，并用 V（甲醇）：V（乙醚）=1：2 的混合液洗涤沉淀，干燥，得酪氨酸甲酯盐酸盐。再溶于热水中，趁热过滤，除去不溶物，稍冷，加入三乙胺，使 pH 达 8，待全冷，析出结晶，过滤，用冷水洗 2 次，于 60℃烘干，得酪氨酸甲酯。

三、多肽与蛋白质类药物的分离纯化

纯化就是将某种蛋白质与其他非蛋白质类杂质及各种不同的蛋白质分离开来。纯化方法需利用分子形状与相对分子质量大小、电离性质、溶解度及生物功能的专一性差别，使蛋白质达到药用质量标准。

（一）利用生物功能专一性的不同

蛋白质是有专一生物功能的物质。其通过与其他蛋白质或其他小分子的结合而发挥功能，这种结合方式经常是专一的。其关系式：

$$A+B=AB$$

A 表示蛋白质，B 表示与 A 结合的分子。

先利用化学耦合的方法将 B 接到固相的支持物上，得到不溶性的 R-B，R 表示支持物。假如经过这样的处理，B 与 A 的结合力不丧失的话，将它与 A 放在一起，有下列反应：

$$R-B+A=R-B\cdot A$$

于是 A 被固定在支持物上。既然是可逆反应，就能找到条件将 A 从 R-B 上解离下来。尽管 A 是与许多杂蛋白混在一起的，但由于 B 是 A 的专一结合者，R-B 就从大批蛋白质中专一地吸收 A，然后将不吸收的杂蛋白（或杂质）除去，得到 R-B · A，解吸下来后就得到一定纯度的 A。

具体做法是将 B 耦合到微球状的支持物，如琼脂糖上面，得到固定化 B。然后将固定化 B 装成色谱柱，蛋白质从柱上流过，A 被支持物吸附。将柱中残留的杂蛋白洗净，换上能使 A 与 B 解离的洗脱液，将 A 洗下，能够从杂蛋白中一次高倍数地提纯蛋白质，操作与柱色谱相似，称亲和色谱，是比较好的方法。

（二）利用分子形状和大小的不同

蛋白质分子有的细长如纤维，有的密实如圆球，相对分子质量从 6000 左右到几百万。可利用蛋白质的这些差别分离纯化。

分子筛法是用得最多的方法。它是利用一些多微孔的细珠作支持物，这些微孔大小不一，允许半径在一定范围内的分子透进。在能透进这种微孔的蛋白质中，某一大小的蛋白质只能透进孔径比分子大的微孔，而不能透进小的微孔。不同大小的蛋白质即使能进入支持物的微孔，但因分子大小不同，进入微孔的体积是不同的，大的分子能进入的那一部分孔的总体积小，小的分子能进入的孔的总体积大。将这种多孔的支持物装成一个色谱柱，从顶部装入蛋白质样品，然后用缓冲液流洗（洗脱）。大分子蛋白质完全不能进入支持物的微孔，只流过支持物间的空隙而从底部流出；能进入微孔的蛋白质因为流过的体积是支持物间的空隙加上部分微孔的体积，因此，从底部流出的时间较晚。利用分子筛支持物装柱，洗脱时，相对分子质量大的先出来，其次的后出来，最小的最后出来。

分子筛有好几种，如葡聚糖凝胶、交联聚丙烯酰胺凝胶、琼脂糖凝胶等，因都用凝胶作载体，又称凝胶过滤法。

分子形状影响透入微孔的效率，细长状者不易进孔，球形状者易进孔，实际上是分子大小与分子形状的综合结果。

现在还设计和生产出能截住一定大小的蛋白质的带有一些微孔的半透膜，但用一种膜只能将大于某一相对分子质量和小于某一相对分子质量的蛋白质分开。假如提纯某一种蛋白质，可以选用微孔孔径不同的两种膜。一种膜孔较小，使需要的蛋白质全部截住而让小的蛋白质透析掉，再将截在膜内的蛋白质转移到孔较大的膜内，使所需要的蛋白质正好流过微孔而透出膜外，以此提纯蛋白质。具体操作时要在膜上加压，增加透过速度，这类方法称超滤法。

（三）利用电离性质的不同

蛋白质的电离基团有羧基、氨基、咪唑基、胍基、酚基和吲哚基。由于电离基团的组成及其在分子中暴露情况的差异，蛋白质之间的带电情况也不同，可以依据这种性质上的差别分离纯化蛋白质。

离子交换法是利用带电性质分离蛋白质的最常用的方法。所用离子交换剂的基本结构是大分子载体上带有离子交换基团，如羧基、磺酸基等为阳离子交换基团，氨基或季铵基等为阴离子交换基团。它们与蛋白质（Pr^+）可产生下列反应：

$$RCOOH+Pr^+ \rightarrow RCOO-Pr^+ +H^+$$

$$PCOO-Pr^+ +Na^+ \rightarrow RCOONa+Pr^+$$

第一步反应将带正电荷的蛋白质交换到树脂上去，然后改变条件，用 Na^+（或其他正电荷离子）将蛋白质置换下来，不同的蛋白质与树脂的交换基团间的亲和力不同，它们与 $RCOO^-$之间的亲和力反过来决定 Na^+究竟需要多高的浓度，才能进行第二步反应。蛋白质和离子交换树脂之间的亲和力决定于交换基团的性质，也决定于蛋白质的带电状态，两个带电状态不同的蛋白质是在不同的 Na^+浓度下进行上述第二步反应的，因此，控制 Na^+的连续变化，可先后分别将带电状况不同的蛋白质置换下来，将其分离开。$R-N^+(C_2H_5)_4Cl^-$与 Pr^-的反应也照此处理，控制反应逆转的是 Cl^-。

离子交换法是近代纯化蛋白质的最重要方法之一，从方法上看已相当完善，从设备上看也已相当机械化，做起来比较省事。

（四）利用溶解度的不同

这种方法大体上是利用不同盐浓度下的盐析、不同有机溶剂浓度下的沉淀、分相的混合溶剂两相间分配系数的差异、不同 pH 下溶解度的大小不一样等而将各种蛋白质分离。

盐析是最经典的方法，被广泛使用。一般粗提取物常用盐析法进行粗分离，也可反复盐析纯化制得相当纯的制品。有一些金属离子能与蛋白质较为专一地结合而沉淀，这不是典型意义上的盐析，但在制备蛋白质类药物中有成功的例子，如 Zn^{2+} 在特定的 pH 下与胰岛素结合形成沉淀。

有机溶剂分级沉淀，溶剂主要用乙醇、丙酮等，一般都在低温下进行。

疏水色谱是利用蛋白质表面某一部分具有疏水性，与带有疏水性的载体在高盐浓度时结合，洗脱时，将盐浓度逐渐降低，蛋白质因疏水性不同而逐个地先后被洗脱而纯化。这种方法可用于分离其他方法不易纯化的蛋白质类药物。

结晶法是使溶液处于过饱和状态，静置后逐渐出现晶核，晶核长大，出现结晶。若要形成过饱和状态，可把盐加到蛋白质溶液中，出现浑浊时停止加盐，放置，出现结晶。调节 pH 向等电点靠近、加入有机溶剂也能出现过饱和状态。

实训四　胰岛素的生产

一、任务描述

胰岛素（insulin）是Ⅰ型糖尿病的特效药物，可以促进血液中葡萄糖的利用而降低血糖，并调节糖、脂肪及蛋白质代谢。WHO 相关资料表明：糖尿病已成为继心血管疾病、肿瘤之后的第 3 位主要疾病，严重威胁全人类健康。2023 年 6 月 22 日，柳叶刀在线发表了全球疾病负担研究（GBD Study 2021）的一项成果，估计 1990—2021 年全球糖尿病负担，并对 2050 年做出了预测。分析显示，2021 年，全球有 5.29 亿糖尿病患者，年龄标化患病率为 6.1%。预计到 2050 年，全球有 13.1 亿糖尿病患者，因此胰岛素药物的开发和生产具有重大的社会效益和经济效益。

胰岛素是由胰岛 β 细胞分泌的一种由 51 个氨基酸组成的蛋白质，相对分子质量 5734，由 A、B 两条肽链通过二硫键连接而成。人胰岛素（insulin human）A 链有 11 种 21 个氨基酸，B 链有 15 种 30 个氨基酸，共 16 种 51 个氨基酸。其中 A7（Cys）-B7（Cys）、A20（Cys）-B19（Cys）四个半胱氨酸中的巯基形成两个二硫键，使 A、B 两链连接起来。此外 A 链中 A6（Cys）与 A11（Cys）之间也存在一个二硫键。不同动物（人、牛、羊、猪等）的胰岛素功能大体相同，成分稍有差异。胰岛素能促进肝脏、肌肉和脂肪等组织摄取和利用葡萄糖，抑制肝糖原分解及糖异生作用，促进蛋白质和脂肪合成，抑制蛋白质、脂肪分解及酮体生成。调控循环血中胰岛素含量的主要因素为血糖浓度，临床上常采用葡萄糖耐量实验（OGTT）结合胰岛素释放实验来了解胰岛β细胞的功能。

胰岛素于1921年由加拿大人F. G. 班廷和C. H. 贝斯特首先发现，1922年开始用于临床，使过去不能治疗的糖尿病患者得到挽救。1955年英国F. 桑格小组测定了牛胰岛素的全部氨基酸序列，开辟了人类认识蛋白质分子化学结构的道路。1965年9月17日，中国科学家人工合成了具有全部生物活力的结晶牛胰岛素，它是第一个在实验室中用人工方法合成的蛋白质，稍后美国和联邦德国的科学家也完成了类似的工作。20世纪70年代初期，英国和中国的科学家又成功地用X射线衍射方法测定了猪胰岛素的立体结构。这些工作为深入研究胰岛素分子结构与功能关系奠定了基础。用于临床的胰岛素几乎都是从猪、牛胰脏中提取的。不同动物的胰岛素组成均有所差异，猪的胰岛素与人的胰岛素结构最为相似，只有B链羧基端的一个氨基酸不同。20世纪80年代初已成功地运用遗传工程技术由微生物大量生产人的胰岛素，并已用于临床。人们用化学全合成和半合成方法制备类似物，研究其结构改变对生物功能的影响；进行不同种属胰岛素的比较研究；研究异常胰岛素分子病，即由于胰岛素基因的突变使胰岛素分子中个别氨基酸改变而产生的一种分子病。这些研究对于阐明某些糖尿病的病因也具有重要的实际意义。

二、任务实施

（一）准备工作

（1）建立工作小组，制订工作计划，确定具体任务，任务分工到个人，并记录到工作表。

（2）收集提取与精制胰岛素的必要信息，掌握相关知识及操作要点，与指导教师共同确定出一种最佳的工作方案。

（3）完成任务单中实际操作前的各项准备工作。

①材料准备：基因重组大肠杆菌。

②试剂：基因重组大肠杆菌BL21、甘油、葡萄糖、蛋白胨、铵盐、$CaCO_3$、苯乙酸、天然油脂（如玉米油）、化学消泡剂等。

③仪器：试管、烧杯、冰箱、高压灭菌锅、恒温培养箱、离心机、小型发酵罐等。

（二）操作过程

操作流程如图4-1所示。

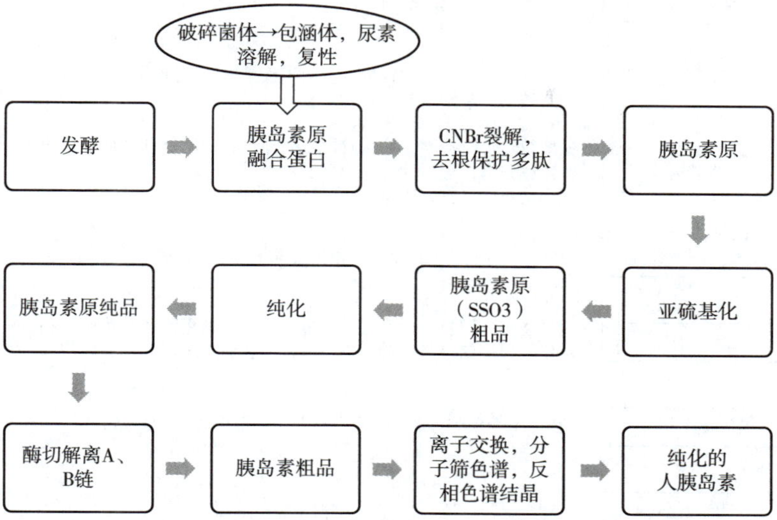

图 4-1　基因重组大肠杆菌生产重组人胰岛素工艺流程

1. 菌种制备

（1）目的基因的提取　从人的 DNA 中提取胰岛素基因，可使用限制性核酸内切酶将目的基因从原 DNA 中分离。本实验采用鸟枪法提取目的基因：用限制性核酸内切酶对附近基因进行剪切，用 DNA 分子杂交，即 DNA 探针，提取所需要的目的基因。

（2）提取质粒　使用细胞工程，培养大肠杆菌，从大肠杆菌的细胞质中提取质粒，质粒为环状 DNA。本实验采用碱裂解法提取质粒：此方法适用于小量质粒 DNA 的提取，提取的质粒 DNA 可直接用于酶切、PCR 扩增、银染序列分析。

（3）基因重组　取出目的基因与质粒，先利用同种限制性核酸内切酶将质粒切开，再使用 DNA 连接酶将目的基因与质粒“缝合”，形成一个能表达出胰岛素的 DNA 质粒。

（4）将质粒送回大肠杆菌　将大肠杆菌的培养液中加入含有 Ca^{2+} 的物质，如 $CaCl_2$，以增大大肠杆菌细胞壁的通透性，使含有目的基因的重组质粒能够进入受体细胞，此时的细胞处于感受态（理化方法诱导细胞，使其处于最适摄取和容纳外来 DNA 的生理状态）。

2. 胰岛素的发酵与提取工艺过程

重组人工胰岛素的工业生产制备和深加工技术日渐成熟，有近百年的发酵工程为基础，结合现在的基因工程技术的产物，在菌种制备后的发酵培养过程更是可靠和安全的。发酵培养流程如图 4-2 所示。

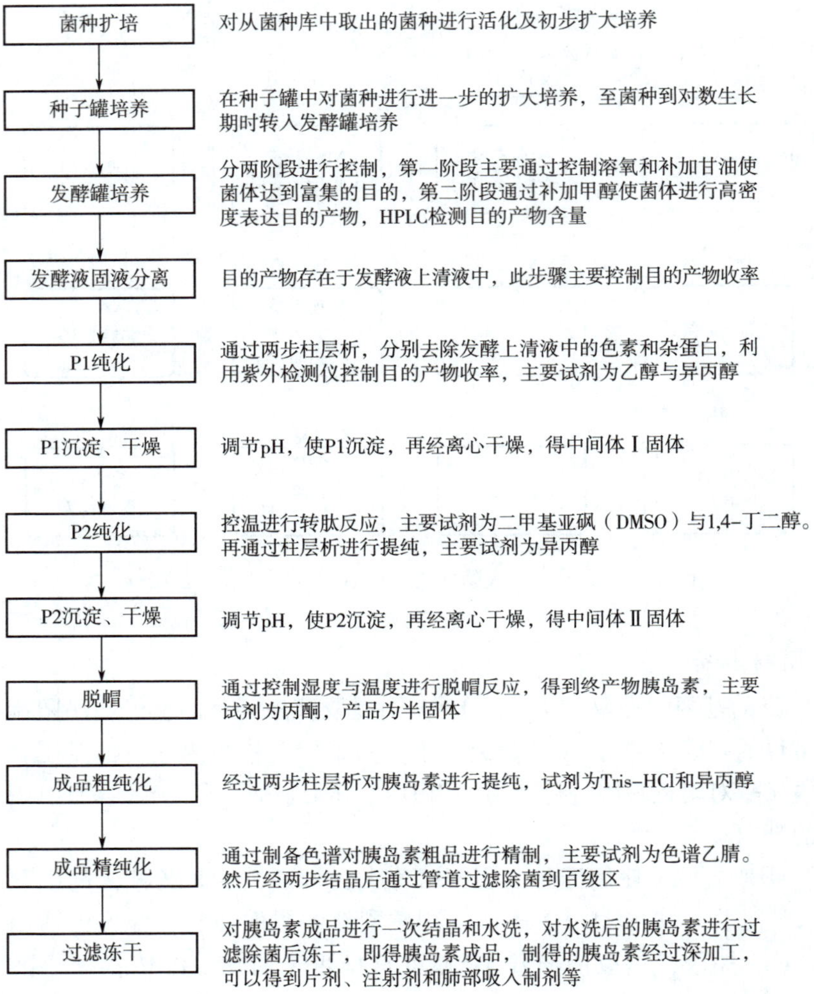

图 4-2　胰岛素发酵制备流程

（三）结束工作

（1）填好所有操作记录单、任务单、各种评价表。

（2）检查设备仪表是否洁净完好。

（3）清理工作场地与做好环境卫生工作。

（4）进行任务总结（小组讨论与汇报、组间互评、教师点评与总结）。

三、任务探究

（1）探讨胰岛素发酵工艺的优化？

（2）本实训采用补料分批操作法制备胰岛素，优点有哪些？

【知识拓展】

基因工程法生产多肽与蛋白质类药物

基因工程药物的本质是蛋白质，目前主要采用微生物发酵法、动物细胞培养法获得，现已有近40种基因工程药物投放市场。自从1982年，世界上第一个基因工程药物重组人胰岛素经美国FDA批准上市以来，基因工程药物不断问世。基因工程药物成为世界各国政府和企业投资开发的热点，近20年发展极为神速。我国于1989年研制出了第一个拥有自主知识产权的重组干扰素α-1b，至今已有20多个品种获准上市，其质量与进口同类品种相当，而价格却仅为进口药的1/3左右。随着我国生物技术的迅速发展，国产基因工程药物价格不断降低，必将进一步促进基因工程药物的临床应用。基因工程药物在糖尿病、心血管疾病、病毒感染性疾病、类风湿性关节炎、创面修复和抗肿瘤等方面具有广泛的应用前景。

蛋白质工程是应用物理化学或生物学的方法制造非天然蛋白质或多肽的新技术，包括蛋白质的化学修饰、合成及人工定向设计非天然基因及基因定点突变技术制造特定基因，通过宿主细胞表达制造人工蛋白质和多肽类药物，也称第二代基因工程。蛋白质工程主要产品有人干扰素α、干扰素β、干扰素γ、重组人胰岛素、重组人生长激素、组织纤溶酶原激活剂（tPA）、白细胞介素-1、白细胞介素-2、白细胞介素-3、白细胞介素-6、白细胞介素-11、肿瘤坏死因子、凝血因子、表皮生长因子（EGF）、成纤维细胞生长因子（FGF）、红细胞生成素（EPO）、集落刺激因子（CSF）、血小板因子等。

根据内源性蛋白质的生理活性，应用蛋白质工程生产的基因工程药物都是稀有的大分子蛋白质，口服时，有受胃酸的作用而不稳定、生物利用度低等缺陷。现在发展已改为合成这些天然蛋白质的较小活性片段，所谓“多肽模拟”或“多肽结构域”合成，又称“小分子结构药物设计”。把设计的小分子替代原先天然活性蛋白质与特异靶相互作用，可创建自然界没有的新型基因工程药物。蛋白质工程药物分子设计主要有以下几种方法。

（1）用突变技术更换活性蛋白质的关键氨基酸残基。如天然IL-2的125位Cys突变为Ser所得的125S-IL-2，不会形成二聚体，比活高、热稳定性好，体内半衰期可延长，是我国首创的基因工程药物。

（2）用增加、删除或调整分子上的某些肽段或结构域或寡糖链的方法使之改变活性，生成合适的糖型，产生新的生物功能。如*E. coli*表达的tPA的A链的F、G、K 13个结构域除去，只留下A链的K结构域和B链，从而失去肝细胞识别的A链糖链的依赖结构，结果半衰期从5~6min上升到11.6~15.4min，这种小分子 tPA 基因进一步在其核细胞表达，使 tPA 带糖链结构，体内半衰期可达 20~25min。

(3) 功能互补的两种基因工程药物在基因水平上融合。这种嵌合型药物不仅是原有药物的加和，还会出现新的药理作用，如 IL-6 与 IL-2 的融合表达产物，除具有 IL-6 与 IL-2 的活性外，还可以提高不同级别红系祖细胞的生长。

【榜样引领】

连花清瘟创始人——吴以岭院士

吴以岭是中医心血管病专家，2009 年当选为中国工程院院士，是我国中医络病学学科创立者和学科带头人。2003 年，重症急性呼吸窘迫综合征（也称非典型肺炎，下简称“非典”）在国内肆虐，彼时身为全国政协委员的以岭集团公司董事长吴以岭院士，在参加完“两会”后立即回到公司组织防治“非典”会议。

吴以岭认为“非典”属于中医“瘟疫”范畴，因感受“疫毒”之邪而发。疫毒所致疾病具有较强的传染性，他在古代医学典籍《内经》中翻到有“五疫之至，皆相染易，无问大小，症状相似”的记载，又在明代医家吴又可所著的《温疫论·原病》中找出“此气之来，无论老少强弱，触之者即病”。他认为，疫毒所致疾病，以起病急、传变快、表证短暂、较快出现高热、烦渴为主要临床表现，这与“非典”起病即高热、寒战、肌痛、干咳的主要症状是基本一致的。他从中医病理分析说，“非典”患者因热毒痰郁，壅阻肺络，热盛邪实，湿邪内蕴，从而耗气伤阴，严重则出现气急喘脱的危象。据此，吴以岭基于络病理论，提出了一个预防“非典”、宣肺泄热的中草药配方，采用连翘、银花、板蓝根、贯众、藿香、红景天、薄荷、鱼腥草、黄芩、炒杏仁、甘草等清瘟解毒，这便是现在的连花清瘟。

2009 年 3 月，甲型 H1N1 流感在世界范围内蔓延，国家卫生部对公众发布的第一版《人感染甲型 H1N1 流感诊疗方案》时，连花清瘟胶囊位列中成药首位，并且是唯一创新专利药物。这一年，连花清瘟需求暴增，创造了销售额从 2008 年的 6000 万元到 2009 年的 5 亿元的神话，同比增长 670%。这一年 12 月 2 日，中国工程院对外公布了 2009 年院士增选结果，吴以岭从 449 名有效候选人中脱颖而出，成为 48 名新院士之一。

【项目总结】

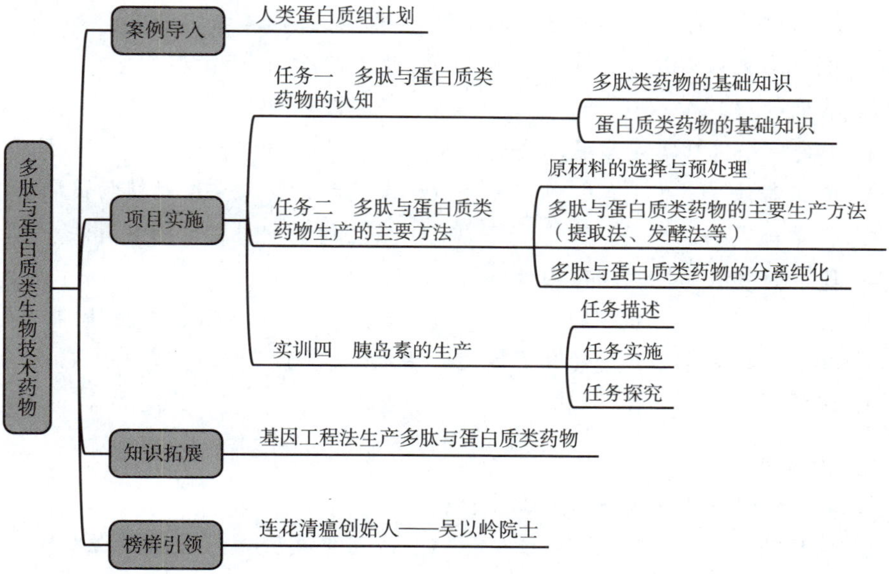

【项目检测】

一、填空题

1. 细胞生长因子对靶细胞的______、______、______、______和______起调控作用等。

2. 蛋白质类药物可分为______、______、______、______和______。

3. 蛋白质类药物具有______、______、______、______、______的特点。

4. 蛋白质类药物的性质有______、______、______、______。

5. 多肽和蛋白质类药物的生产方法：提取法、______、化学合成法。

6. 蛋白质、多肽都是两性电解质，在一定 pH 环境中，某一种蛋白质解离成正、负离子的趋势相等，其分子净电荷为零，此时环境的 pH 即为蛋白质的______。

7. 基因工程菌发酵生产多肽和蛋白质类药物产品质量高的优品，具有______、______等特点。

8. 利用蛋白质的______差别的纯化方法有等电点沉淀、盐析沉淀和有机溶剂分级分离。

9. 细胞破碎法有______、______、______、______。

10. 利用生物功能的不同可采用______分离纯化蛋白质。

二、单选题

1. 下列属于蛋白质类药物的是（　　）。

A. 胸腺肽　B. 蛇毒　C. 胰岛素　D. 降钙素

2. 细菌破碎一般常用的方法是以下哪一种？（　　）

A. 高压匀浆破碎法　B. 反复冻融

C. 液氮研磨　D. 超声波破碎

3. 下列哪个选项不是多肽和蛋白质类药物的生产方法？（　　）

A. 酶工程法　B. 天然动植物及重组动植物提取法

C. 化学合成法　D. 微生物及重组微生物发酵法

4. 属于蛋白质变性的物理因素是（　　）。

A. 强酸　B. 强碱　C. 高温　D. 浓酒精

5. 以下哪些不是蛋白质的分离纯化方法？（　　）

A. 沉淀　B. 超滤　C. 电泳　D. 发酵

三、多选题

1. 细胞破碎方法主要有哪些类型？（　　）

A. 物理法　B. 化学法　C. 高压匀浆法　D. 机械法

2. 依据分子形状和大小分离纯化的方法有（　　）。

A. 离心　B. 离子交换　C. 膜分离　D. 凝胶过滤

3. 相对于从动物中提取胰岛素，利用大肠杆菌生产人胰岛素的优势是（　　）。

A. 产量高　B. 成本低

C. 人胰岛素可以减少免疫排斥　D. 不需要化学加工

4. 以下哪些分离纯化方法与分子的电离性质有关？（　　）

A. 超速离心　B. 离子交换　C. 电泳　D. 等电聚焦

5. 蛋白质变性分为（　　）。

A. 物理变性　B. 化学变性　C. 可逆变性　D. 不可逆变性

四、判断题

1. 球磨法适用于绝大多数微生物细胞的破碎。（　　）

2. 多肽、蛋白质为两性物质，在等电点时，它们的溶解度最大。（　　）

3. 选择破碎细胞的方法时，若需大规模应用的，则采用机械法。若仅需实验室规模，则选择非机械法。（　　）

4. 离子交换法是利用带电性质分离蛋白质的最常用的方法。（　　）

5. 蛋白质分子小，结构易于改造，相对于多肽而言较易于人工合成。（　　）

五、简答题

1. 蛋白质类药物的分类有哪些？
2. 简述选择细胞破碎方法的依据。
3. 简述蛋白质类药物的分离纯化方法。
4. 进行细胞破碎的方法主要有哪些？
5. 多肽和蛋白质类药物提取应考虑的因素有哪些？

项目五　酶类生物技术药物

【项目目标】

●知识目标

1. 明晰酶类药物的基础知识。
2. 熟悉酶类药物生产的基本技术和方法。
3. 掌握典型酶类药物的生产工艺流程、生产技术及其操作要点。

●能力目标

1. 具备酶类药物生产的操作技术、操作方法和基本操作技能。
2. 具备确定典型酶类药物（如超氧化物歧化酶）的生产工艺的能力。
3. 具备进行超氧化物歧化酶生产相关参数的控制和编制超氧化物歧化酶的生产工艺方案的能力。

●素质目标

1. 具有高度的社会责任感、良好的职业道德和诚信品质。
2. 树立“安全第一、质量首位、成本最低、效益最高”的职业意识，坚守健康使命担当。
3. 培养学生具有发现问题、分析问题、解决问题的职业能力和良好的组织协调与沟通能力。

【学习导航】

本项目的内容是酶类生物技术药物的生产，项目实施介绍酶类药物的基本知识，让学生在进行酶类药物生产之前进行基本的知识储备。通过设置典型药物制备实训任务——超氧化物歧化酶（SOD）的生产，使学生能够更深入地掌握酶类药物生产的主要方法，巩固与强化所学知识，在扎实运用专业知识与技能基础上更进一步提升职业能力。

【案例导入】

固定化酶与我们的日常生活

固定化酶是20世纪60年代发展起来的一种新技术。所谓固定化酶，是指在一定的空间范围内起催化作用，并能反复和连续使用的酶。通常酶催化反应都是在水溶液中进行的，而固定化酶是将水溶性酶用物理或化学方法处理，使之成为不溶于水的，但仍具有酶活性的状态。

固定化酶在我们的日常生活中应用非常广泛。例如，在淀粉加工业中就有固定化酶技术，淀粉是人们日常生活中常见的食物原料，通过酶的水解，淀粉可转化为更好吸收利用的短链糖类。常见的淀粉酶有α-淀粉酶、β-淀粉酶、葡萄糖淀粉酶等，通过这些酶的作用，使淀粉转化，生产酒精、糖果、调味品等产品，丰富了人们的生活；又如，在速溶茶生产中应用固定化酶技术，将发酵液通过固定化单宁酶反应器，使速溶茶的生产更为简单，产品速溶性更高；在乳制品生产中应用固定化酶技术，乳糖酶亦称为β-半乳糖苷酶，是工业中应用相当广泛的一种酶，较多地应用于乳制品加工中。很多人小肠黏膜内的乳糖酶活性严重降低，导致乳糖不耐受症，用固定化乳糖酶反应器连续处理牛乳，可将乳糖分解为葡萄糖和半乳糖，可以减少这种症状；再如，固定化葡萄糖异构酶可以用来催化玉米糖浆和淀粉生产高甜度的高果糖糖浆；将固定化酶技术应用于茶饮料生产中，可去除异味，提高适口性，提高营养价值。

固定化酶的形式多样，可制成机械性能好的颗粒装成酶柱用于连续生产；或在反应器中进行批式搅拌反应；也可制成酶膜、酶管等应用于分析化学；又可制成微胶囊酶，作为治疗酶应用于临床。现在又有人用酶膜（包括细胞、组织、微生物制成的膜）与电、光、热等敏感的元件组成一种装置称生物传感器，用于测定有机化合物和发酵自动控制中信息的传递及环境保护中有害物质的检测。

近些年来，酶的固定化及应用研究已取得长足进展，而且不断地开发出新型固定化技术、改良传统固定化方式。在不断进步的现代工业生产中固定化酶更将继续发挥其不可取代的作用。酶的固定化技术同时已经成为酶应用领域中的一个主要研究方向。经固定化的酶与游离酶相比具有稳定性高、回收方便、易于控制、可反复使用、成本低廉等优点，在生物工业、医学及临床诊断、化学分析、环境保护、能源开发以及基础研究等方面发挥了重要作用。

【项目实施】

酶是一类由生物活性细胞产生的具有高效率、高度专一性、活性可调节的生物催化剂。存在于细胞内的酶称为胞内酶，由细胞内合成而分泌到细胞外起作用的酶称为胞外酶。除核酶外，几乎所有的酶都是具有催化活性的蛋白质。

酶类药物是直接用酶的各种剂型以改变体内酶活力，或改变体内某些生理活性物质和代谢产物的数量等，从而预防、诊断和治疗某些疾病的特殊酶类。生物体内的生化反应几乎都是在酶的催化作用下进行的，酶在生命活动中起着关键作用，可以说，没有酶，就没有生命。因此，酶在生物体内的新陈代谢中起着至关重要的作用，一旦酶的正常生物合成或酶活力受到影响，生物体的代谢就会出现障碍，甚至引起病变。若及时给机体补充所必需的酶，则代谢受阻状况可得到缓解或解除。因此，酶类药物的生产和应用日益受到重视。

酶类药物是以动植物的组织或器官、微生物发酵液、动植物细胞培养液等作为起始材料，采用生物学工艺或分离纯化技术进行生产制备，并以生物学技术和分析技术控制中间产物和成品质量制成的，既具有酶活性又有药效的活性制剂，如胃蛋白酶、胰脱氧核糖核酸酶、尿素酶等广泛地应用于临床治疗。各种动物器官、组织和体液中含有酶的种类和数量差别甚大。通常所含酶的总量并不很少，但由于每一种酶的含量很少，常在百万分之几至百分之几，因此，酶的提取、分离、纯化与质量检测需要较高水平的生物化学技术。

任务一　酶及酶类药物的认知

一、酶的组成及特性

（一）酶的组成

酶是由活细胞产生的、对其底物具有高度特异性和高度催化效能的蛋白质或RNA。酶的化学本质是蛋白质或RNA，因此它也具有一级、二级、三级乃至四级结构。按其分子组成的不同，可分为单纯酶和结合酶，仅含有蛋白质的称为单纯酶，结合酶则由酶蛋白和辅助因子组成。例如，大多数水解酶单纯由蛋白质组成；黄素单核苷酸酶则由酶蛋白和辅助因子组成。结合酶中的酶蛋白为蛋白质部分，辅助因子为非蛋白质部分，由酶蛋白和辅助因子组合成的完整的酶分子，称为全酶。即全酶=酶蛋白+辅助因子。酶蛋白是起催化作用的主体，辅助因子起着重要的辅助作用。辅助因子可以是无机离子，也可以是有机化合物，它们都属于小分子物质。全酶的酶蛋白本身无活性，只有与辅助因子结合成全酶才具有催化活性。非蛋白部分（辅助因子）与酶蛋白结合较松，极易脱落，可以透析分离的称为辅酶；与酶蛋白部分结合较紧，不易分开的小分子部分则称为辅基。生物体内酶的种类很多，而辅酶（基）种类较少。

蛋白酶是水解蛋白质肽链的一类酶的总称。蛋白酶同其他蛋白质一样，结构单位为氨基酸，因此，也具有两性电解质的性质，具有一级结构和空间结构。酶在某些物理因素（如加热、紫外线照射等）及化学因素（如酸、碱和有机溶剂等）的作用下变性或沉淀，丧失酶活力。酶的相对分子质量也很大，其水溶液具有亲水胶体的性质，不能通过半透膜，在体外易被蛋白酶水解而失活。

（二）酶的特性

酶是一种催化剂，能改变化学反应的速率，但不改变其反应的性质、反应的方向和反应的平衡点，而且在反应的前后，酶本身并没有量的改变。但是，酶作为一种生物催化剂，又与一般催化剂不同，它比一般催化剂更优越，对化学反应的催化作用具有更显著的特点。

1. 催化效率高

酶的催化效率比无机催化剂更高。酶能在温和的条件下，如接近生理的温度、压力和近中性的 pH 等条件下进行催化化学反应。

2. 专一性强

酶对底物具有选择性、专一性或特异性。一种酶只能作用于某一种或某一类结构和性质相似的物质，称为底物专一性。

通常把被酶作用的物质（反应物）称为该酶的底物。一般无机催化剂对其作用物没有严格的选择性，如氯化氢可催化糖、脂肪、蛋白质等多种物质水解，而蔗糖酶只能催化蔗糖水解，蛋白酶催化蛋白质水解，它们对其他物质则不具有催化作用。

在底物专一性方面，有的酶“绝对”专一，但更多的酶表现得“相对”专一，即可以存在底物分子上有小的变动。底物专一性的一个重要特征就是酶对底物的立体异构体和顺反异构体都具有高的选择能力，表现出立体化学专一性和顺反专一性，即当酶作用的底物和形成的产物具有立体异构体或顺反异构体时，酶能够加以识别，并选择性地催化其中之一进行反应或催化其中之一形成。以延胡索酸水合酶催化延胡索酸生成苹果酸的反应为例，如果延胡索酸存在立体异构体或顺反异构体，延胡索酸水合酶可能会根据底物的立体结构选择性地催化其中一种异构体进行反应生成苹果酸。这体现了酶在底物专一性方面的相对灵活性和对底物结构的精确识别能力。

酶还具有反应专一性。酶通常只能选择性地催化一种或一类相同类型的化学反应，作用一种或一类极为相似的物质，且几乎不产生副反应。酶催化反应的专一性在手性药物合成工业中非常具有应用价值。

3. 温和性

酶所催化的化学反应一般是在较温和的条件下进行的，如一般都在常温、常压、pH 接近中性的条件下进行。因此，应用酶催化进行药物的生产，有利于节能降耗、减少设备投资、优化工作环境和改善劳动条件。

酶作为催化剂在制药工业中的应用也有一些缺点，需要在生产过程中引起注意。例如酶在水中表现出最强的催化活性、有些酶催化反应需要天然辅助因子、易被高温、强酸、强碱等破坏、许多酶促反应易于被底物或产物抑制等。

二、酶类药物的特点和分类

(一) 酶类药物的特点

酶类药物作为具有药理作用的特殊酶类，一般具有以下的特点。

1. 用量少，药效高

酶类药物是作为生物催化剂，通过催化生物体内生化反应而表现其药效的，因此，只需少量的酶制剂就能催化血液或组织中较低浓度的底物发生化学反应，发挥有效的药理作用。

2. 纯度高

酶类药物纯度高，特别是注射用的酶类药物纯度更高。

3. 活性和稳定性好

酶类药物通常在生理 pH（中性环境）下具有最高活性和稳定性。例如，胰淀粉酶作用的最适 pH 为 6.7~7.0，在这个 pH 范围内，胰淀粉酶的催化效率最高，同时稳定性也最强。

4. 存在免疫原性问题

由于酶类药物都不同程度地存在免疫原性问题，可将酶包埋在半透性的膜囊中，利用膜的性质只让酶与底物反应后的产物通过，而不让作为抗原的酶分子通过，并且使能产生抗体的细胞和酶分子抗原不能直接接触，因此，能防止抗体的产生，同时延长其作用时间。

5. 易失去活性

酶类药物是生物活性物质，有时工艺条件的变化导致其失活。为此，对酶类药物，除了用通常采用的理化法检验外，为了证实酶的生物活性还需用生物检定法进行检定。酶类药物一般需进行效价测定或酶活力测定，以表明其有效成分含量的高低。

(二) 酶类药物的分类

根据药用酶的临床应用，可将其分为以下几类。

1. 助消化酶类

这类酶研究最早，品种最多。此类酶主要包括胃蛋白酶、胰酶、淀粉酶、脂肪酶、纤维素酶、木瓜酶、无花果酶、菠萝蛋白酶、凝乳酶等，作用是可以用于补充内源消化酶的不足，促进食物中蛋白质、脂肪、糖类等营养物质的消化吸收，便利肠胃道的吸收，治疗消化器官疾病和由其他各种原因所致的食欲缺乏、消化不良等，使消化系统恢复正常消化机能。

2. 抗炎净创酶类

此类酶是目前在治疗上发展最快、用途最广的一类酶。这类酶大多数是蛋白质水解酶，能够分解发炎部位纤维蛋白的凝结物，消除伤口周围的坏疽、腐肉和碎屑，如胰蛋白酶、菠萝蛋白酶、胰凝乳蛋白酶等；有些则是核酸和多糖水解酶，能够降解脓液中的核蛋白和黏多糖，降低脓液的黏性，达到清洁创口、消除痂皮、排除脓液、抗炎消肿的目的，如溶菌酶、α-淀粉酶、DNA 酶和 RNA 酶等。它们的给药形式可以是外敷、喷雾、灌注、注射、口服等。它们可以单独使用，也可以与抗生素等合用，治疗各种溃疡、炎症、血肿、脓胸、肺炎、支气管扩张、气喘等症。此类药物临床上常用于外伤、手术后、关节炎、副鼻窦炎等伴有水肿的炎症，能促进渗出液再吸收，达到抗水肿的目的。

3. 与治疗心血管疾病有关的酶类

此类酶主要有凝血酶、抗栓酶、降血脂酶、降血压酶等。凝血酶的作用是促使血中纤维蛋白原变成不溶性纤维蛋白，从而促使血液凝固，防止微血管出血，如凝血致活酶等。抗栓酶能明显增强体内纤维蛋白溶解系统的活性，还能降低血液黏度、血浆纤维蛋白原与血脂，使血流速度加快，血小板聚集功能及黏附力下降，因而具有去纤、抗凝、溶栓作用；此外，抗栓酶还有扩张血管、改善微循环、增加病灶局部供血的作用，对脑血栓形成有较好溶栓作用。目前临床常用的抗栓酶主要有链激酶、尿激酶、蚓激酶、纤溶酶和蛇毒酶（链激酶）等。降血脂酶能降低血脂，用于防治动脉粥样硬化，如弹性蛋白酶等。降血压酶有扩张血管、降低血压作用，如激肽释放酶等。

4. 抗肿瘤的酶类

此类酶可在一定程度上预防和治疗某些肿瘤，如谷氨酰胺酶能治疗白血病、腹水瘤、实体瘤等。乙酰-神经氨酸苷酶是一种良好的肿瘤免疫治疗剂。L-天冬酰胺酶是一种临床静脉注射或静滴药品，适用于急性粒细胞型白血病。它能选择性地剥夺某些类型肿瘤组织的营养成分，干扰或破坏肿瘤组织代谢，而正常细胞能自身合成天冬酰胺故不受影响。此外，尿激酶可用于加强抗癌药物（如丝裂霉素 C）的药效，米曲溶栓酶也能治疗白血病和肿瘤等。

5. 与生物氧化还原电子传递有关的酶类

此类酶主要有细胞色素 C、超氧化物歧化酶、过氧化物酶等。细胞色素 C 是生物氧化过程中的电子传递体，其作用原理为在酶存在的情况下，对组织的氧化、还原有迅速的促酶作用。通常外源性细胞色素 C 不能进入健康细胞，但在缺氧时，细胞膜的通透性增加，细胞色素 C 便有可能进入细胞及线粒体内，增强细胞氧化功能，能提高氧的利用。细胞色素 C 是组织缺氧治疗的急救和辅助用药。超氧化物歧化酶是生物体内存在的一种抗氧化金属酶，它能够催化超氧阴离子自由基歧化生成氧和过氧化氢，在机体氧化与抗氧化平衡中起到至关重要的作用，与很多疾病的发生、发展密不可分，可治疗类风湿性关节炎、放射病，在抗衰老、抗辐射、消炎等方面也有显著疗效。

三、酶类药物的应用

透明质酸酶临床用作药物渗透剂，促进药物的吸收，促进手术及创伤后局部水肿或血肿消散；青霉素酶能分解青霉素分子中的β-内酰胺环，使其变成青霉噻唑酸，消除青霉素引起的过敏反应；有机磷解毒酶用以治疗有机磷农药中毒，缓解中毒症状；脱氧核糖核酸酶用于治疗支气管扩张、肺脓疡等；弹性蛋白酶有降血压和降血脂作用；激肽释放酶能治疗同血管收缩有关的各种循环障碍；葡聚糖酶能预防龋齿。在一些由于特异性酶缺乏所引起的先天性代谢异常疾病的治疗中，药用酶的替代治疗是改善代谢紊乱的有效措施。

酶类药物具有降压、凝血与抗凝血、抗氧化、抗肿瘤等多种用途，在治疗遗传性疾病、损伤组织、传染性疾病、癌症等方面都展现惊人的力量。如治疗酶在癌症中的应用涉及两种主要类型：肿瘤所需氨基酸代谢酶和前体药物转化酶。代谢酶被用来消耗肿瘤细胞所必需的氨基酸，从而抑制肿瘤生长；转化酶被用于在肿瘤细胞中将前药转化为细胞毒性药物，进而杀死肿瘤细胞。临床上使用溶栓酶进行溶栓治疗，如水蛭素是一种作用于凝血酶的抗凝抗栓剂，其是凝血酶的专一抑制剂，可以有效地抑制血栓的形成。

任务二　酶类药物生产的主要方法

一、酶类药物的生产技术

（一）直接提取酶技术

直接提取酶技术又称生化制备技术，即从符合要求的含酶生物材料中提取酶的方法。

1. 酶原材料的选取

酶原材料的选取应遵循材料来源广、目的酶含量高、价格低廉、容易制取等原则。动物、微生物以及植物是酶类药物的主要原料来源。动物酶常取肝、肾、心肌、血液、胃液、尿液、乳汁、胃肠黏膜等，很多都是取自动物产品加工的新鲜下脚料；植物酶则尽量用加工废弃物，如果皮、米糠、生榨油的饼粕、非食用种子等。尽可能设计综合利用材料的联产工艺路线，以取得最大的经济效益。例如，从胰脏中提取胰岛素、弹性蛋白酶、激肽释放酶，从猪或牛血中同时提取超氧化物歧化酶、凝血酶等。

生物材料和体液中虽然普遍含有酶，但在数量和种类上差别很大。虽然生物组织中酶的总量不少，但每一种的含量却非常小，因此进行选料时应注意以下几点：①考虑原料中被提取酶的含量；②注意不同生长发育情况及营养状况，如用微生物为原料，往往菌体产量高时不一定产酶量高，故需测其活力来决定提取酶阶段；③用动物器官提取酶，因动物年龄、性别不同而有差别，则要考虑动物年龄及饲养条件等因素；④从简化提纯步骤着手，如从鸽肝中提取乙酰化酶，需将动物在经过一段时间饥饿之后再取材，可减少肝糖原，减少糖和脂肪的摄入，以利于酶的提取。

植物酶的合成速度常因植物的生长发育阶段不同而有明显变化，一般应当在目的酶合成高峰后期及时取材。一般来说，种子萌发阶段，某些分解代谢的酶大量合成，或是由无活性态转变为活性态；开花到种子成熟阶段，某些合成代谢的酶大量合成，活力增强。例如大麦发芽时，α-淀粉酶开始大量合成，R 酶、β-淀粉酶也在这个过程中大部分转为活性态，与 α-淀粉酶共同协作，确保淀粉的高效转化。大豆发芽时，植酸酶含量上升；高淀粉植物（如薯芋类植物），在它们的块根或块茎迅速膨大阶段，淀粉合成酶的含量很高，活性很强。

从动物或植物中提取酶受到原料的限制，随着酶应用日益广泛和需求量的增加，工业生产的重点已逐渐转向微生物。用微生物发酵法生产药用酶，不受季节、气候和地域的限制，生产周期短、产量高、成本低，能大规模生产。

新鲜材料应即时提取酶，原材料量大而来不及在短时间内处理的，一般要低温或冷冻（-50～-10℃）保存，并加酶的保护剂，以降低酶的分解速度。

2. *原材料的预处理*

胞外酶可以直接提取分离，而对胞内酶，一般应根据各种生物组织的细胞特点、性质和处理量，选用适当的方法破碎组织细胞，使酶从其中释放出来，以利于提取。常用的原材料预处理的方法有下面几种。

（1）机械破碎法　通过机械运动所产生的剪切力作用，使细胞破碎的方法，称为机械破碎法。利用机械剪切力破碎细胞，一般先用绞肉机将材料破碎成组织糜后匀浆。常用的有：①捣碎法——利用高速组织捣碎机的高速旋转叶片所产生的剪切力，将组织细胞破碎。常用于动物内脏、植物叶芽等脆嫩组织细胞破碎，也可用于微生物，尤其是细菌的细胞破碎。此法对于实验室和规模生产均可采用。②研磨法——用研钵直接研磨，常用于微生物材料的破碎。③匀浆法——利用高压匀浆泵、玻璃或高速珠磨机将细胞破碎，常用于动植物细胞的破碎。工业上用高压匀浆泵或高速球磨机。高压匀浆泵处理量大，适合于细菌和大多数真菌的细胞破碎、动物组织的预处理，但不适用于丝状微生物细胞的破碎。高速球磨机具破碎和冷却双重功能，破碎效率高，对真菌菌丝和藻类的破碎效果也较好，但操作参数多。

（2）超声波破碎法　超声波破碎是利用超声波振荡器发射的超声波处理细胞悬浮液。一般认为在超声波作用下液体发生空化作用，液体中局部空穴的形成、增大和闭合产生极大的冲击波和剪切力，引起的黏滞性漩涡在细胞上造成了剪切力，使细胞内液体发生流动，从而使细胞破碎。超声处理由于超声空穴局部过热引起酶活性丧失，所以超声振荡处理的时间应尽可能短，容器周围以冰浴冷却处理，尽量减小热效应引起的酶的失活。超声波破碎适用于很多微生物的破碎。

（3）冻融法　采用反复冷冻与融化，由于细胞中形成了冰晶及剩余液体中盐浓度的增高可以使细胞破裂。温度差破碎法应用在脆弱易破的细胞上效果显著。将材料冷冻到-10℃左右，再缓慢溶解至室温，反复多次而达到破壁作用，从而使酶释放出来。冷冻一方面能使细胞膜的疏水键结构破裂，从而增加细胞的亲水性能；另一方面在细胞内形成冰粒，剩余细胞液的盐浓度增高，引起细胞突然膨胀而破裂。冻融法多用于动物性材料，对于细胞壁较脆弱的菌体，也可采用此法。一般需在冻融液中加入蛋白酶抑制剂，如苯甲基磺酰氟、络合剂EDTA、还原剂二硫苏糖醇等以防破坏目的酶。

（4）酶解法　这是利用微生物本身产生的酶进行组织自溶，或利用溶菌酶、蛋白水解酶、糖苷酶、脱氧核糖核酸酶、磷脂酶等外源性的酶对细胞膜或细胞壁的降解作用使细胞崩解破碎。但应知道组织自溶法对某些酶的提取是不利的，如胰蛋白是以酶原形式纯化后再激活成胰蛋白酶的，若用自溶法提取，酶原已转成酶，纯化就很困难。微生物发酵生产胞内酶时，可用自溶法大规模操作，植物细胞用纤维素酶、半纤维素酶和果胶酶混合酶去壁，效果显著。酶解法常与冻融法等破碎方法联合使用。

（5）丙酮粉法　用丙酮将组织细胞迅速脱水干燥制成丙酮粉，不仅可减少酶变性，而且可因细胞结构成分的破坏使酶蛋白与脂质结合的某些化学键断开，从而促使某些结合酶释放至溶液中。如鸽子肝脏乙酰氧化酶就是用此法处理。

（二）微生物发酵产酶技术

微生物发酵产酶法是指选育优良的酶生产菌，采用适宜的发酵工艺，提供适当的营养和生长环境，使生产菌大量增殖，同时合成所需要的酶，再进行提取分离纯化，获得目的酶。其工艺过程与其他发酵产品相似，包括优良菌种的选育、发酵工艺过程及条件控制、酶产品的提取分离纯化。

1. 高产菌株的选育

优良菌种的选育是提高酶产量的关键，筛选符合生产需要的菌种是发酵生产酶的首要环节。一个优良的产酶菌种应具备以下特点：产酶量高、繁殖快、生产周期短；能利用廉价原料，容易培养和管理；产酶性能稳定，菌株不易退化；不易受噬菌体侵袭；产生的酶容易分离纯化；安全可靠、无毒性，既不是致病菌，在系统发生上也与病原体无关，不产毒素。

高产菌株可从以下三种途径中获得：从自然界分离筛选，用物理或化学的方法诱变育种，用基因重组与细胞融合技术育种。

2. 发酵工艺的优化

获得了酶的高产菌株，还必须探索产酶的最适培养基、培养条件（如培养温度、pH 和通气量等），才能发挥菌株的最大产酶性能。工业生产中还应摸索出一系列发酵和提取分离纯化工程和工艺条件，并进行严格的过程控制，以获得最佳的综合效果，取得良好的经济效益。

3. 发酵方法

微生物发酵产酶的主要方式有固体发酵法、液体深层发酵法和固定化细胞或固定化原生质体发酵法。

（1）固体发酵法　固体发酵法是微生物在没有或基本没有游离水的固态基质上的发酵方法。此法以麸皮、米糠等为主要原料，加入其他必要的营养成分，制成固体或半固体的麸曲，经灭菌、冷却后，加入产酶菌株，在一定条件下进行发酵。固体发酵法主要用于真菌的酶生产，其中用米曲霉生产淀粉酶以及用曲霉和毛霉生产蛋白酶在我国已有悠久历史。该法所需设备简单、操作方便，麸曲中酶浓度较高，特别适用于各种霉菌的培养和发酵产酶。中等规模的固体发酵生产投资少、成本低，但劳动强度较大，原料利用率较低，固体发酵条件控制不易均匀，生产周期较长。

（2）液体深层发酵法　液体深层发酵是目前酶发酵生产的主要方式。液体深层发酵法是采用液体培养基，置于具有搅拌桨叶和通气系统的密闭发酵罐中，经灭菌、冷却后接入产酶菌株，借强大的无菌空气或自吸的气流进行充分搅拌，使气液接触面积尽量加大而进行发酵。此法主要特点是机械化程度较高，技术管理较严，培养条件容易人为控制，不易染杂菌，酶产率高、质量好，产品回收率较高，生产效率高。此法适用于微生物细胞、各种植物细胞和动物细胞的悬浮培养和发酵。液体深层发酵法是现代酶制剂大规模生产的主要方式。

（3）固定化细胞或固定化原生质体发酵法　将产酶微生物细胞或原生质体固定在水不溶性载体上，在一定的空间范围内进行生命活动（生长、繁殖和新陈代谢）而产酶。固定化细胞或固定化原生质体的密度较高，反应器水平的生产强度较大，可提高生产能力；发酵稳定性好，可反复使用或连续使用较长的时间，易于连续化、自动化生产；细胞固定在载体上，流失较少，可在高稀释率的情况下连续发酵，大大提高设备利用率；发酵液中含菌体较少，利于产品分离纯化，产品质量高。但该法技术要求较高，需要特殊的固定化细胞反应器，只适用于胞外酶的生产。

4. 产酶的条件及其控制

（1）温度　发酵温度既影响微生物的生长繁殖和产酶，也影响酶的稳定性。不同微生物生长繁殖和产酶，对温度的要求不同。发酵产酶的微生物，大多数在30~40℃大量增殖，但是，生长繁殖的最适温度往往与酶合成的最适温度不一致。多数生产菌要求生长期的温度高于产酶期，例如，酱油曲霉生长温度为40℃，产蛋白酶的温度为28℃；有的生产菌则相反，产酶期温度高于生长期，例如，根霉生长期要求30℃，产酶期以35℃为宜；有的菌种，生长和产酶温度一致，例如，链霉菌产葡萄糖异构酶，一直保持32℃即可。

发酵过程的温度控制应满足生产菌种的要求。一般初期需要保温，至菌体大量增长时，因微生物产生的呼吸热释放出来，发酵罐温度上升较快，此时则必须降温，到酶合成阶段，则要根据产酶对温度的要求进行合理控制。

（2）pH　适宜的酸碱度是微生物正常生长以及产酶的必需条件。不同的微生物，生长繁殖的最适pH也不同。通常来说，细菌和放线菌要求中性或微碱性（pH6.5~8.0），霉菌要求偏酸性（pH4.0~6.0）。而对于酶合成的适宜pH，大多数生产菌要求在该酶的催化反应最适pH条件下进行。pH影响酶活性中心基团和底物的解离状态，直接影响酶的催化活性。

培养基的pH不仅影响产酶，还对酶的分泌也有作用。有些细胞可以同时产生多种酶，通过控制培养基的pH改变各种酶之间的产量比例，故pH的调节可以通过改变培养基的组分或其比例来实现。必要时可使用缓冲液，发酵过程中可以根据pH的变化情况，当pH上升很快时，加糖或淀粉，下降很快时，加尿素或液氨，使pH保持在适宜的范围内，以利于微生物发酵产酶。

（3）溶氧与通风搅拌　酶蛋白质的生物合成要消耗大量ATP，只有有氧呼吸才能满足这个需求。因此，酶制剂的发酵生产是需氧发酵，且不同的微生物对氧的要求不一样。发酵过程中的溶氧是由供气系统制备的无菌压缩空气中的氧溶解在培养基中而获得的。控制发酵过程的供氧量，主要手段是改变通气量。此外，在特定情况下，还需要在通入的空气中掺入纯氧，才能满足发酵高峰期的耗氧需求。提高发酵罐的罐压可以提高发酵液中的氧饱和度，也能在一定范围内提高供氧能力。

在通用型通风搅拌发酵罐中发酵时，通过搅拌装置的搅拌，打碎进入罐体发酵液中的空气气泡，可以大大增加气体与液体的接触面积，从而加快溶氧速率；搅拌还可以使发酵液中的菌体分散均匀，更充分地与溶液接触，以利用氧。近年来发现，十一烷至十七烷的混合物、全氟化碳等有很强的溶氧力，本身不溶于水被称为氧载体。在发酵液中加入适量氧载体，可以使氧的传递速率提高数倍。

（4）添加产酶促进剂和生长因子　产酶促进剂是少量加入之后能显著增加酶产量的物质，产酶促进剂多数为酶的诱导剂或表面活性剂，还有些是酶的稳定剂或激活剂、生长因子、金属离子的螯合剂等。产酶促进剂很多，常见的有吐温-80、植酸钙镁、聚乙烯醇、乙二胺四乙酸（EDTA）等。例如，吐温-80可提高多种酶的产量，植酸钙镁可以刺激枯草杆菌、灰色链霉菌、曲霉、黏红酵母和解脂假丝酵母等的蛋白酶生产。生产上提高胞外酶的活力，一般采用非离子型表面活性剂。

生长因子，是一类调节微生物正常生长代谢所必需，但不能用简单的碳、氮源自行合成的有机物。酶生产时需要供给微生物生长所需的氨基酸、维生素、嘌呤碱和嘧啶碱等生长因子。

（三）动植物细胞培养产酶技术

1. 动物细胞培养产酶的工艺特点

动物细胞培养生产疫苗、细胞生长因子等，技术上已很成熟。动物细胞的培养有悬浮培养法和固体或半固体培养法。前者是非贴壁依赖性细胞的一种培养方式，用以培养来自血液的细胞、淋巴组织细胞等；后者用以培养来自动物复杂器官中的细胞，由于这些细胞与周围细胞互相依存，因此，它们必须依附于固体或半固体的表面才能正常代谢，这就是动物细胞的附壁生长特性。

（1）培养基　通常以葡萄糖为碳源；各种盐类的阳离子总数等于阴离子总数，溶液的渗透压等于细胞内的渗透压（即等渗溶液）；添加血清或其代用品来提供必需氨基酸、必需脂肪酸、维生素、动物激素、一些动物细胞的生长因子等。确定各种必需氨基酸、脂肪酸等的配比时，不仅要考虑相互之间的关系，还要注意离子间的平衡和等渗等要求。

（2）培养条件控制　动物细胞对温度控制的要求很严，温度的波动范围只能在±0.25℃；pH 常用 $NaHCO_3$ 来调节；溶氧条件调节，一般用纯氧、氮、二氧化碳和空气四种气体的不同比例进行，不直接通气，更不搅拌；需要严格控制渗透压。

2. 植物细胞组织培养产酶的工艺特点

植物细胞组织培养有固体培养和液体培养两大类，培养方式有分批式、半连续式和连续式。下面是植物细胞组织培养的主要工艺特点。

（1）培养基　植物细胞组织培养中，常用 MS 培养基和 B5 培养基，由碳源、氮源、宏量元素、微量元素、维生素和植物激素五类组分合成。

（2）培养温度　一般植物细胞组织培养的适宜温度在 20~25℃，酶合成温度因植物种类而异，故总体上温度一般控制在室温范围。

（3）pH　植物细胞组织培养要求有稳定的 pH，一般在微酸性范围内，pH 最好控制在 5.8~6.1。

（4）通气与搅拌　植物细胞组织培养需要一定量的溶氧，因而需要通气和搅拌。但是和微生物相比，植物细胞代谢较慢，耗氧速率也较小，加之细胞比较大，对剪切力敏感，所以通气和搅拌不能过于剧烈。

（5）添加刺激物（促进物）和前体　在植物酶的合成时期，添加适当的刺激物（促进物），如微生物胞外酶、微生物细胞壁碎片等，可以促进提高酶合成量。例如花生在其细胞合成苯丙氨酸氨裂解酶时，添加霉菌细胞壁碎片，可使酶合成量提高很多倍。光照对一些植物酶有诱导作用或抑制作用。前体的添加可提高次级代谢物的产量，从而提高产酶量。

动植物细胞培养产酶结束后，收取培养物，用酶提取缓冲液洗涤除去材料表面附着的培养基，然后加入适量的提取缓冲液，匀浆破碎细胞，离心，收集酶液，然后再进行分离纯化。

二、酶类药物的提取与纯化

（一）酶类药物的提取

酶类药物的提取应根据酶的溶解性质、稳定性及其影响因素、酶与其他物质结合的性质等选择适宜的方法。

1. 水溶液法

此法是用低浓度或等渗的盐溶液或缓冲液提取。经过预处理的原料，包括组织糜、匀浆、细胞颗粒以及丙酮粉等，都可用水溶液提取。

用水溶液抽提酶时，为了防止提取过程中酶活力降低，应首先考虑温度情况，以保持酶的稳定性。因此，一般在低温条件下进行提取操作，但对温度耐受性较高的酶应提高温度。例如提取胃蛋白酶时，为了水解黏膜蛋白，需 40℃左右水解 2~3h 提取；而超氧化物歧化酶的提取则可加热到 60℃左右使杂蛋白变性，以利于酶的提取与纯化。

水溶液的 pH 选择对提取也很重要，应考虑到稳定性、溶解度及酶与其他物质的结合。因此，pH 选择的原则是：在酶稳定的 pH 范围内，选择偏离等电点的适当 pH。一般来说，酸性蛋白酶用碱性溶液提取，碱性蛋白酶用酸性溶液提取。如透明质酸酶提取酸度为 pH3.6，前列腺素酶提取酸度为 pH5~6。

2. 有机溶剂法

某些结合酶，如结合在微粒体膜和线粒体膜上的酶，由于和脂质结合牢固，难以用水溶液提取，为此，必须用有机溶剂除去结合的脂质，且不能使酶变性。最常用的有机溶剂是正丁醇。正丁醇亲脂性强，特别是亲磷脂性强，且兼具亲水性，在 0℃仍有较好的溶解度，在脂与水分子间能起类似去垢剂的桥梁作用。

正丁醇提取法有两种：一种为均相法，用正丁醇提取组织的匀浆然后离心，取下相层，但多酶在与脂质分离后极不稳定，需加注意；另一种为二相法，在每克组织或菌体的干粉中加 5mL 正丁醇，搅拌 20min，离心，取沉淀，然后用丙酮洗去沉淀上的正丁醇，再在真空中除去溶剂，所得干粉可进一步用水提取，该法适用于易在水溶液中变性的材料。

3. 表面活性剂法

表面活性剂有亲水性和疏水性的功能基团，分为阴离子型、阳离子型、两性离子型及非离子型。表面活性剂能和酶结合并使之分散在溶液中，因此可用于提取酶。其中，非离子型表面活性剂比离子型的温和，不易引起酶失活，故使用较多。

（二）酶类药物的纯化

不同的酶，由于性质的差异，其纯化工艺有很大差别。评价一个纯化工艺是否恰当，有两个指标，即比活力（纯度）和总活力回收率。一个好的纯化工艺应是比活力（纯度）提高多，总活力回收率高，而且重现性好。

纯化酶的方法有很多，大都是根据酶与杂质在下列性质上的差异建立的：①根据溶解度的不同，包括盐析法、有机溶剂沉淀法、共沉淀及选择性沉淀法等；②利用稳定性的差异，如选择性热变性法、选择性酸碱变性法及选择性表面变性法；③根据解离特性，如电泳法、离子交换层析法、等电聚焦法等；④利用分子大小的不同，如凝胶过滤（层析）法、超滤法及超速离心法等；⑤根据酶和底物、底物类似物、辅助因子及抑制剂间具有专一性作用的特点，如亲和层析法等。一种酶的纯化往往要选择多种方法，按一定的程序使用上述方法，从而达到一定的纯化目标。

1. 杂质的去除

在酶的提取液中，除了含有待纯化的酶外，还含有各种蛋白质、多糖、脂类和核酸等大分子杂质和一些小分子杂质。大分子杂质的去除是纯化的主要工作，具体去除的主要方法如下。

（1）调节 pH 和加热法　利用蛋白质对酸、碱和热变性方面性质的差异，可去除非活性杂蛋白。例如，胰蛋白酶、胰核糖核酸酶溶菌酶等耐高温的酶在酸性条件下可加热到 90℃不被破坏，而大量杂蛋白则因变性沉淀而离开酶所在的溶液体系；又如制备脂肪酶时，在 pH3～4 时以 400℃温度加热 150min，淀粉酶活力可丧失 90%而被除去，而脂肪酶活力仍保持在 80%以上。

（2）蛋白质表面变性法　利用蛋白质表面变性性质的差异去除杂蛋白。例如制备过氧化氢酶时，向酶抽提液中加入氯仿和乙醇混合振荡，造成选择性表面变性来制备。振荡处理后通常分为三层，乳浊状变性杂蛋白分布于中层而去除。

（3）蛋白质沉淀剂法　利用醋酸铅、单宁酸、离子型表面活性剂等蛋白质沉淀剂可以去除杂蛋白及黏多糖类杂质。使用时要注意这类试剂常可引起酶变性失活，因此应迅速除去。

（4）选择性变性法　它是指选择一定的条件使溶液中存在的某些杂蛋白变性沉淀而不影响所需蛋白质的方法。利用不同的蛋白质对变性剂的稳定性差异，可以选择某种变性剂。例如，胰蛋白酶、细胞色素 C 等对三氯乙酸较稳定，可用 2.5%三氯乙酸使几乎所有的杂蛋白变性沉淀除去。

（5）加保护剂的热变性法　底物、底物类似物、辅酶、竞争性抑制剂和酶结合后，会使酶的稳定性显著增加，所以可以用底物等作为保护剂，再用加热的手段除去杂蛋白。例如D-氨基酸氧化酶加抑制剂 *O*-甲基苯甲酸后耐热性显著上升。

(6) 核酸沉淀或降解法　用微生物等为原料的抽提液中常含有大量核酸，可加硫酸链霉素、聚乙烯亚胺、鱼精蛋白和氯化锰等沉淀剂使之沉淀除去。也可用核酸酶将核酸降解成核苷酸后离心分离除去。

2. 脱盐和浓缩

(1) 脱盐　粗酶常常需要脱盐，最常用的方法是透析和凝胶过滤。

①透析：透析在酶纯化过程中极为常用，通过透析可以除去酶液中的盐类、有机溶剂、低相对分子质量的抑制剂等。最常用的是玻璃纸袋，其截留相对分子质量极限一般在5000左右。透析袋的选择应根据欲提取酶的相对分子质量（大小）选定。由于透析主要是扩散过程，为了打破扩散平衡，需经常更换透析液，一般一天换2~3次，并且最好在0~4℃下透析，以防样品变性。透析脱盐是否完全可用化学试剂或电导仪检查。

②凝胶过滤：这是目前最常用的方法，不仅可除去小分子的盐，而且可除去其他低相对分子质量的物质。凝胶的选择根据实验目的不同选择不同型号的凝胶。如对于小肽和低相对分子质量的物质（1000~5000）的脱盐可使用Sephadex G-10、Sephadex G-15及Bio-Gel-p-2或Bio-Gel-p-4。

(2) 浓缩　提取的酶液为减少纯化操作容积，通常先进行浓缩。而且提取液或发酵液中酶的浓度一般很低，所以也要加以浓缩。下面介绍几种常用的浓缩方法。

①冷冻干燥法：这是目前最有效的方法之一，且最适宜于溶剂为水的酶溶液，它可将酶液制成干粉。酶液量大时可用大型冷冻干燥机。采用这种方法既能使酶浓缩，酶又不易变性，便于长期保存。但浓缩过程可能发生离子强度与pH变化，从而导致酶活力降低。

②离子交换法：调节酶液的pH，使酶蛋白带一定的电荷，再让其通过离子交换柱，几乎所有的酶蛋白都会被交换吸附到柱上，然后改变pH或离子强度将其洗脱。常用的交换剂有PAE Sephadex A-50、DEAE Sephadex A-50等。

③蒸发：在生产中应用较多的是薄膜蒸发浓缩。在高度真空条件下使待浓缩的酶液变成极薄的液膜，并与热空气接触，其中水分能瞬时大量蒸发并带走部分热量。若真空条件好，则酶在浓缩中受到的影响小。本法可用于热敏感性酶类的浓缩。

④超滤法：超滤技术在其可筛分范围内分离酶分子时不发生“相态”变化，可以避免酶蛋白变性，且分离速度快，所以越来越被广泛采用。在一定的外加压力下，使待浓缩液通过只容许水和小分子选择性透过的微孔超滤膜，而酶等大分子则被截留，浓缩的同时也可脱盐。只要膜选择恰当，浓缩过程还可能同时进行粗分。该法操作简便、快速且温和，操作中不产生相变化，

成本低，因此应用广泛。

⑤聚乙二醇浓缩：将稀酶液装入透析袋内，袋外覆以聚乙二醇，袋内水分被袋外的聚乙二醇所吸收，在短时间内可以达到浓缩的目的，得到所需的浓酶液。

⑥凝胶吸水法：此法是利用 Sephadex G-25 或 Sephadex G-50 等能吸水膨润及吸收相对分子质量较小的化合物而酶等大分子被排阻的特性进行浓缩。将凝胶干燥粉末直接加入需要浓缩的酶液中混合均匀，使凝胶吸水膨胀，再用过滤或离心等方法除去凝胶，酶液就得到浓缩。这些凝胶的吸水量为 1~3.7mL/g。该法条件温和、操作简便，且没有 pH 与离子强度等的改变。

3. 酶的结晶

当酶达到一定纯度时，便可以进行结晶，结晶也是纯化酶的有效手段之一。酶的结晶是指缓慢地降低酶蛋白的溶解度，使其处于略过饱和状态，酶分子有规则周期性地排列成晶体而析出的过程。通常当酶的纯度达到 50%以上时可以使其结晶。由于变性的蛋白质和酶不能结晶，因此，结晶既是酶是否纯化的标志，也是酶和杂蛋白分离纯化的手段。但有些药用酶并不需要结晶，且结晶酶不一定就是纯酶。酶的结晶常用以下几种方法。

（1）盐析法　在适当的 pH、温度等条件下，保持酶的稳定，加入一定浓度的无机盐，中和酶蛋白表面电荷，并破坏其表面的水化膜而使酶结晶析出。酶制剂工业生产中，酶的结晶通常可以在较纯的酶液中添加硫酸铵、氯化钠等盐达到一定饱和度，使酶慢慢结晶出来。此时必须控制温度（控制在低温，一般在 0℃左右）和 pH（缓冲液 pH 接近酶的等电点）。盐浓度要逐渐提高，添加速度要慢，才能得到较好的结晶。

（2）有机溶剂法　有机溶剂的主要作用是降低溶液的介电常数，使酶蛋白分子间引力增强而溶解度降低。因此，在低温下向酶液中滴加有机溶剂能使酶结晶。

使用有机溶剂法结晶悬液中含盐少，缺点是易引起酶失活。因此，要选择使酶稳定的 pH，且在低温下缓慢滴加有机溶剂，并不断搅拌；所使用的缓冲液一般不用磷酸盐，多用氯化物或乙酸盐，常用的有机溶剂为丙酮、乙醇或丁醇等。

（3）透析平衡法　将酶液装入透析袋中，置于一定饱和度的盐溶液或有机溶剂中进行透析平衡，袋中的酶可缓慢地达到过饱和状态而结晶。此法能随着透析膜内外浓度差的减小，平衡速度变慢，酶不易失活。大量样品和微量样品均可用此法结晶。

（4）等电点法　在等电点状态下，酶蛋白分子所带电荷为零，彼此之间的斥力最小，溶解度最低，结晶容易析出。但由于在等电点时仍有一定的溶解度，等电点法很少单独使用，常与其他方法组合共同使用。例如在盐析时，调节缓冲液 pH 接近酶的等电点而使酶结晶。

提纯过程中，酶纯度越高，稳定性越不好，因此，在酶分离纯化过程中需要注意以下问题：①要防止酶蛋白变性：为防止酶蛋白变性，应避免 pH 过高或过低，并应避免高温，一般要在中性 pH 和低温（4℃左右）下操作。为防止酶蛋白的表面变性，不可以剧烈搅拌，以免产生泡沫。还应避免酶和重金属或其他蛋白变性剂接触。如要用有机溶剂处理酶液，操作尽可能在低温下、短时间内完成。②防止辅助因子的流失：有些酶除酶蛋白外，还含有辅酶、辅基和金属等辅助因子，在进行超滤、透析等操作时，要防止这些辅助因子的流失。③防止酶被蛋白水解酶降解：在提取液尤其微生物培养液中，除所需酶外，还常常同时存在一些蛋白水解酶，要及时采取有效措施将它们除去。若操作时间长，为了避免造成所需要酶的失活，还要防止杂菌污染酶液。

三、酶的分析与纯度检测

酶类药物分析与检测的内容主要有酶活力测定、酶的纯度检测、酶效价测定等。酶活力测定往往贯穿生产的各个步骤，当提纯到一恒定的比活力时，即可认为酶已纯化，可对纯化的酶进行纯度检测和效价测定，以最终鉴定酶的质量。

1. 酶活力测定

在酶的提取纯化过程中，基本上每一步骤前后都应进行酶活力测定，做出总活力与比活力的比较，以判断所选择的方法是否适宜和提取纯化的效果。一般情况，比活力越高，酶的纯度也越好，但它不能说明实际纯净程度是多少。

酶活力也称酶活性，是指酶催化一定化学反应的能力。酶活力的大小可以用在一定条件下，它所催化的某一化学反应的转化速率来表示，即酶催化的转化速率越快，酶的活力就越高；反之，速率越慢，酶的活力就越低。所以，测定酶的活力就是测定酶促转化速率。酶转化速率可以用单位时间内单位体积中底物的减少量或产物的增加量来表示。

酶活力的测定均包括两个阶段。首先是将酶和底物混合，在一定的条件下反应一段时间，然后再测定反应物中底物或产物的变化量。换言之，就是既可以定量测定酶反应的产物或底物数量随反应时间的变化，也可以定量测定酶反应底物中某一性质的变化，如黏度变化来测定。通常是在酶的最适 pH 和离子强度以及指定的温度下测定酶活力。

酶活力的测定一般包括如下几个步骤：①底物溶液的配制。根据酶催化的专一性，选择适宜的底物，并配制成一定浓度的底物溶液。所使用的底物要求达到酶催化反应所要求的纯度。在测定酶活力时，所使用的底物溶液一般要求新鲜配制，有些反应所需的底物溶液也可预先配制后置于冰箱中保存备用。②反应条件的确定。根据酶的动力学性质，确定酶催化反应的条件，如温度、溶液种类和浓度、激活剂浓度等。温度可以选择在室温（25℃）、体温或其他选用的温度；pH 选用酶催化反应的最适 pH；底物浓度应是条件一旦确定，在整个反应过程中尽量保持恒定不变。因此，反应要在 pH 保持恒定时采用一定浓度和一定 pH 的缓冲溶液。有些酶催化反应，要求一定激活剂等条件，应当适量添加。③催化反应的进行。将一定的酶液和底物溶液混合均匀，在一定的条件下进行酶催化反应，并准确计时。④酶活力的测定与计算。在预定的时间取出适量的反应液，应用各种生化检测技术，测定产物生成量或底物减少量，并计算得到酶活力。由于底物浓度一般都很高，反应过程底物减少量很少，其变化不明显，而产物浓度从无到有，变化量明显，有利于测定，所以多用产物来进行测定。

为了准确地反映酶催化反应的结果，应尽量采用快速、简便、准确的方法，立即测出结果。若不能及时测出结果的，则要终止反应，然后再测定。

因此，测定酶活力就是测定产物增加量或底物减少量，主要是根据产物或底物的物理或化学特性来决定具体酶促反应的测定方法。酶活力测定的方法常用的有：电化学方法、紫外分光光度法、黏度法、荧光法及同位素测定法等。无论采用何种测定酶活力的方法，都必须符合下列要求：①测定酶活力的时间应选择在初速度范围内。一般在反应开始后 3～10min，底物消耗量 5%以内，可得到初速度；②测定用的酶量必须和测得的酶活力呈线性关系；③底物浓度大于酶浓度，以使在测定时间内，反应速度与底物浓度成正比。

此外，纯化过程中的酶活力测定应考虑以下方面的内容：①对于分离纯化过程的酶活力测定，由于样品中的成分较为复杂，要设置空白或对照，消除未知因素的影响。②为迅速了解纯化结果，要求测定方法快捷、简便，而准确度在一定程度上相对次要，甚至可有 5%～10%的误差，常用分光光度法、电化学测定法等进行测定。③全酶在分离纯化过程中可能丢失辅助因子，故在反应系统中应加入相应的物质，如煮沸过的抽提液、辅酶、盐或半胱氨酸等，有时还要加入巯基乙醇或二硫苏糖醇等，以保护酶的巯基。④有时需要在测酶活力前进行透析或加入螯合剂等，以消除在纯化过程中引入的对酶的反应和测定有影响或干扰的某些物质。

酶活力通常用国际单位表示。但在纯化工作中，为求方便，也可自选规定的单位。工业酶制剂产品，经常标出酶活力是多少单位/毫升（U/mL）或单位/克，实际是酶浓度。为了比较酶制剂的纯度和活力高低，常常采用比活力（每毫克酶蛋白所具有的酶活力）这个概念，酶的比活力是酶纯度的一个指标，单位是 U/mg，一般比活力越高，则酶的纯度也越好，但并不能说明具体的纯净程度。

2. 酶的纯度检测

在酶的分离提纯中，总活力用于计算某一抽提或纯化步骤后酶的回收率（Y），即提纯后与提纯前酶的总活力之比；而比活力则用于计算某一纯化步骤的效果，即纯度的提高（E），即提纯后与提纯前比活力之比，其关系式如下：

$$Y=\text{某步骤后的总活力}/\text{某步骤前的总活力}$$

$$E=\text{某步骤后的比活力}/\text{某步骤前的比活力}$$

酶的回收率和纯度可作为选择纯化方法和条件的根据之一。但对所获得的酶是否均一纯净还要进行一定的纯度检测，许多分离方法（如电泳、超速离心、等电聚焦等）反映酶的均一性程度，因此，也用于检测酶纯度。

3. 酶效价测定

酶效价是指产品达到其目的作用的预期效能，它是根据该产品的某些特性，通过适宜的定量试验方法测定，以表明其有效成分的生物活性。效价测定均采用国际或国家参考品，或经过国家检定机构认可的参考品，以体内或体外法（细胞法）测定其生物活性，并标明其活性单位。酶类药物效价一般用单位质量的酶类药物所含有的酶的活力单位来表示。

实训五　超氧化物歧化酶（SOD）的生产

一、任务描述

超氧化物歧化酶（superoxide dismutase，SOD），又称超氧歧化酶，是一种具有抗氧化、抗衰老、抗辐射和消炎作用的药用酶，是生物体内存在的一种抗氧化金属酶，它能够催化超氧阴离子自由基歧化生成氧和过氧化氢，在机体氧化与抗氧化平衡中起到至关重要的作用，与很多疾病的发生、发展密不可分。此酶分布极为广泛，迄今已从细菌、真菌、藻类、植物、原生动物、昆虫、鱼类和哺乳动物等各种生物体内分离到。

SOD 是一种重要的氧自由基清除剂，在自然界中分布极广。SOD 可清除生物体内超氧阴离子自由基，对抗与阻断氧自由基对细胞造成的损害，并及时修复受损细胞，从而引起了国内外生物化学界和医药界的极大关注。

SOD 的催化作用是通过金属离子 M^{n+1}（氧化态）和 M^n（还原态）的交替电子得失实现的。一般认为，超氧阴离子自由基首先与金属离子形成内界配合物，M^{n+1} 被体内的超氧阴离子自由基还原为 M^n，同时生成 O_2，M^n 又被 HO_2 氧化为 M^{n+1}，同时生成 H_2O_2，而 SOD 又被氧化为初始氧化态的 SOD。最后，H_2O_2 在过氧化氢酶的作用下，被催化分解为水（H_2O）和 O_2。

SOD 是一类金属酶，可分为三种类型：第一种含铜和锌，称为含铜、锌超氧歧化酶，呈蓝绿色，主要存在于真核细胞的细胞质中；第二种含锰，称为含锰超氧歧化酶，呈紫色，主要存在于原核细胞及真核细胞的基质（如线粒体等）中；第三种含铁，称为含铁超氧歧化酶，呈黄褐色，主要存在于原核细胞及少数植物细胞中。

SOD 的主要功能是催化超氧阴离子自由基歧化为过氧化氢和氧，产生的超氧阴离子自由基是生物体内正常的代谢产物。但是自由基的积累将使细胞膜的脂质发生过氧化作用而引起膜裂变，导致细胞损伤甚至死亡。SOD 是生物体内重要且良好的自由基清除剂，可维持机体代谢平衡。SOD 对治疗心肌梗死、血管性心脏病、新生儿呼吸困难综合征、肺气肿、水肿、氧中毒等疾病有显著疗效，还可治疗银屑病、湿疹、皮炎和瘙痒症等多种皮肤病。SOD 不但可用于疾病的治疗，也可用于临床检查，如用 SOD 可作为矽肺诊断的指标。此外，SOD 在食品工业、日化工业、农业等领域均有广泛应用。

二、任务实施

（一）准备工作

（1）建立工作小组，制订工作计划，确定具体任务，任务分工到个人，并记录到工作表。

（2）收集提取与精制超氧化物歧化酶（SOD）的必要信息，掌握相关知识及操作要点，与指导教师共同确定出一种最佳的工作方案。

（3）完成任务单中实际操作前的各项准备工作。

①材料准备：新鲜牛血。

②试剂：柠檬酸钠、0.9%氯化钠、95%乙醇*、丙酮、氯仿、磷酸钾缓冲液（pH7.8、2.5mmol/L）、去离子水等。

③仪器：冷冻离心机、冷冻干燥机、紫外分光光度计、电泳仪、DEAE-纤维素（DEAE-32）柱等。

（二）操作过程

操作流程如图 5-1 所示。

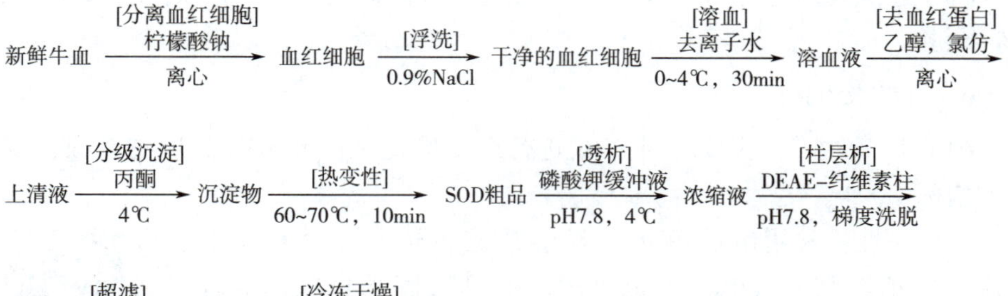

图 5-1　以新鲜牛血为原料提取 SOD 的工艺流程

1. 分离、收集血红细胞

取新鲜牛血，按 100kg 牛血加 3.8g 柠檬酸钠的比例投料，搅拌均匀，以 3000r/min 冷冻离心 15min，收集血红细胞。

---

* 本节乙醇含量，均指乙醇的体积分数。

2. 浮选、溶血、去血红蛋白

将收集的血红细胞用0.9%氯化钠溶液洗涤三次。在干净的血红细胞中加入等体积的去离子水，在0~4℃下，搅拌溶血30min，再缓慢加入溶血液0.25倍体积的4℃以下的体积分数为95%的乙醇和0.15倍体积（相对于溶血液体积而言）的4℃以下的氯仿，搅拌15min，使之均匀，静置15min，冷冻离心30min，去除血红蛋白，收集上清液。

3. 分级沉淀、热变性

向上清液中加入1.5倍体积的冷丙酮，搅拌均匀，产生大量的絮状沉淀，冷处静置20min，离心得到沉淀物。沉淀物用1~2倍体积的去离子水溶解，在60~70℃水浴中保温10min后，冷却，冷冻离心，收集浅绿色的上清液，再用1.5倍冷丙酮使上清液沉淀，5℃以下静置过夜，冷冻离心，收集沉淀，即得SOD粗品。

4. 透析、柱层析

将SOD粗品溶于2.5mmol/L（pH7.8）的磷酸钾缓冲液中，以相同缓冲液平衡透析。将透析液小心加到已用2.5mmol/L（pH7.8）磷酸钾缓冲液平衡好的DEAE-纤维素（DEAE-32）柱或DEAE-Sephadex A-50上吸附，加样后，先用2.5mmol/L（pH7.8）磷酸钾缓冲液洗脱杂蛋白，再用2.5~50mmol/L（pH7.8）的磷酸钾缓冲液进行梯度洗脱，收集具有SOD活性的洗脱液。

5. 超滤、冷冻干燥

将上述洗脱液进行超滤浓缩，无菌过滤，冷冻干燥，即得Cu，Zn-SOD成品（冻干粉）。

6. 质量检测

（1）质量检查　主要是对SOD进行纯度检查，鉴定SOD纯度主要根据以下三个指标。

①均一性：常用电泳鉴定，观察其是否达到电泳纯，通常用聚丙烯酰胺凝胶电泳，也可用琼脂糖凝胶平板电泳。琼脂糖凝胶平板电泳法操作较简便，试剂单一且色带的间隔远比前者大，更易观察与分析。还可进行超离心分析，观察其均一性。

电泳点样

②酶的比活力：要求达到一定标准，如牛红细胞的Cu，Zn-SOD，其比活力（黄嘌呤氧化酶-细胞色素C法）应不低于3000U/mg蛋白。

③酶的某些理化性质：应符合要求，如金属离子含量、氨基酸含量和吸收光谱等。

（2）酶活力测定

①黄嘌呤氧化酶-细胞色素C法（简称550nm法）：

a. 测定系统：取 300mmol/L（pH7.8）磷酸缓冲液 0.5mL（其中含 0.6mmol/L 的 EDTA）、6×10^{-6}mol/L 氧化型细胞色素 C 溶液 0.5mL、0.3mmol/L 黄嘌呤溶液 0.5mL、双蒸水 1.3mL，在 25℃下保温 10min，最后加入 1.7×10^{-3}U/mg 蛋白的黄嘌呤氧化酶溶液 0.2mL，并立即开始计时，速率变化在 2min 内有效，要求还原速率（在 550nm 波长处，每分钟内吸光度 *A* 的变化值）控制在 0.025/min。测定酶活力时，加入 0.3mL 被测 SOD 溶液，双蒸水相应减至 1.0mL，并控制 SOD 浓度，使氧化型细胞色素 C 还原速率降为 0.0125/min。

b. 酶活力计算公式：

$$\text{SOD 活力(U/mL)}=\frac{0.025-\text{加酶后还原速率}}{0.025\times50\%}\times\frac{V_{\text{总}}}{V_{\text{定义体积}}}\times\frac{\text{酶稀释倍数}}{\text{取酶体积}}$$

式中，$V_{\text{总}}:V_{\text{定义体积}}=3:3$。

c. 酶活力定义：在上述条件下，3mL 的反应液中，每分钟抑制氧化型细胞色素 C 在 550nm 波长处还原速率达 50%（550nm，0.0125/min）的酶量定为一个活力单位。

②微量邻苯三酚自氧化法（简称 325nm 法）：

a. 测定系统：取 pH8.2、50mmol/L Tris－HCl 缓冲液 2.99mL（其中含 1mmol/L EDTA），在 25℃预保温 10min，最后加入 50mmol/L 邻苯三酚溶液（配制于 0.01mol/L 盐酸中）10μL，使反应体积为 3mL，立即计时，自氧化速率变化在 4min 内有效，控制邻苯三酚自氧化速率为 0.070/min，测 SOD 活力时，加入约 0.4mL 的 SOD 溶液，缓冲液相应减至 2.55mL，并控制 SOD 浓度，使邻苯三酚自氧化速率降为 0.035/min 左右。

附：溶液的配制

pH 为 8.20 的 50mmol/L Tris-HCl 缓冲液（内含 1mmol/L EDTA-2Na）的配制：分别精密称取 Tris 粉末 13.114g，EDTA-2Na 粉末 0.744g，用双蒸水溶解稀释至 1800mL 左右，用 HCl 溶液滴定至 pH 为 8.20（用 pH 计校正），最后定容至 2000mL，冷藏保存。

50mmol/L 邻苯三酚溶液（溶于 0.01mol/L HCl 中）的配制：精密称取该粉末 0.1576g，用已经用双蒸水配制的 0.01mol/L HCl 溶液溶解，定容至 25mL，遮光保存。

b. 酶活力计算公式：

$$\text{SOD 活力(U/mL)}=\frac{0.070-\text{加酶后还原速率}}{0.070\times50\%}\times\frac{V_{\text{总}}}{V_{\text{定义体积}}}\times\frac{\text{酶稀释倍数}}{\text{取酶体积}}$$

式中，$V_{\text{总}}:V_{\text{定义体积}}=3:1$。

c. 酶活力定义：在上述条件下，1mL 反应液中，每分钟抑制邻苯三酚自氧化速率达 50%时的酶量（325nm，0.035/min）定为一个活力单位。若自氧化速率在 35%～65%，通常可按比例计算，不在此范围内的数值应相应增减酶量。

（三）结束工作

（1）填好所有操作记录单、任务单、各种评价表。

（2）检查设备仪表是否洁净完好。

（3）清理工作场地与环境卫生。

（4）进行任务总结（小组讨论与汇报、组间互评、教师点评与总结）。

三、任务探究

（1）分析超氧化物歧化酶（SOD）的生产工艺。

（2）分析对超氧化物歧化酶（SOD）进行纯度检查的各项指标。

（3）分析黄嘌呤氧化酶-细胞色素 C 法测定超氧化物歧化酶（SOD）的操作注意事项。

【知识拓展】

超氧化物歧化酶（SOD）与心血管疾病

超氧化物歧化酶（SOD）可预防心脑血管疾病。机体的衰老与体内氧自由基的产生与积累密切相关，SOD 可清除人体内过多的有害的氧自由基，是对健康的有益的功效成分。低密度脂蛋白的氧化是导致动脉粥样硬化和心脏病的关键因素。氧化了的胆固醇极易黏附血管壁上，形成动脉粥样硬化斑块，造成动脉硬化、动脉阻塞，增加心脏负荷，严重的会诱发脑血管疾病、冠心病等其他严重的疾病。SOD 是这一氧化过程最好的抑制剂。SOD 可降低胆固醇和甘油三酯水平，减少沉积于血管壁上的胆固醇（动脉粥样硬化斑块），直至清除。还可以通过抑制酶的活性来降低血压。

超氧化物单独或与 NO 联合对动脉硬化产生促进作用。例如，冠心病患者 SOD 的表达会降低，这表明 SOD 活性的降低可以导致这类患者外皮细胞功能的丧失。此外，前动脉硬化血管因子，如血小板衍生生长因子（PDGF）、表皮细胞生长因子（EGF）及成纤维细胞生长因子（FGF）会导致 SOD 在动脉血管中浓度的降低。研究表明，冠状动脉粥样硬化患者的血管内皮结合的胞外超氧化物歧化酶（EC-SOD）仅为正常人的 1/5 左右，这可能与结合 EC-SOD 的硫酸乙酰肝素的含量下降有关。动脉粥样硬化病灶的 EC-SOD 酶活性升高，泡沫细胞的 EC-SOD 表达增加；血管平滑肌细胞的 EC-SOD 表达下降，且下降幅度随动脉粥样硬化加重而增大。动脉弱样硬化的发展与氧化应激关系非常密切。国内外已经广泛关注和高度重视 SOD 的防治动脉粥样硬化作用，由于血管内皮能够结合 EC-SOD 并能使之内化进入细胞内，并且 EC-SOD 半衰期长，因此，EC-SOD 非常有希望用于动脉粥样硬化的治疗。

总之，SOD 具有调节血脂的保健作用，可预防动脉粥样硬化，预防高血脂引起的心脑血管疾病。

【榜样引领】

纳米酶之母——闫锡蕴

阎锡蕴，纳米生物学家，中国科学院院士，中国科学院生物物理研究所研究员、博士生导师，蛋白质与多肽药物所重点实验室主任，中国科学院大学教授。

她领导的团队于2007年发现纳米酶。随后，该研究获得国家自然科学奖二等奖、Atlas国际奖。2012年纳米酶的应用研究入选年度中国十大科学进展。她于2015年当选中国科学院院士，同年当选亚洲生物物理联盟主席。

2007年，阎锡蕴团队在*Nature Nanotechnology*上发表了一篇震惊国内外的科学论文。论文发出后，英国皇家化学会会刊评论，“这是酶学史上里程碑式的事件。”论文中，中科院生物物理所的阎锡蕴团队首次从酶学角度系统研究了无机纳米材料的酶学特性，并将之命名为“纳米酶”。

1997年，阎锡蕴终于学成回国，暂时去了中国科学院微生物所。2002年，生物物理所的时任所长王志新将阎锡蕴调回。她的课题组随即加入了生物大分子国家重点实验室。2011年，研究所成立了蛋白质多肽药物重点实验室和北京市生物大分子药物转化工程中心，她被任命为主任，创建起蛋白质药物的转化平台。

纳米酶是阎锡蕴和她的团队深耕10多年的新领域。当时，他们发现了一个与肿瘤有关的新靶点，并且针对CD146研发了抗体，研究在肿瘤治疗上的可行性。此后，他们与中国科学院物理所合作，想把生物分子（抗体）与磁纳米粒子耦联，探索肿瘤诊断的新方法。具体的实验设计非常简单，就是把抗体标记在四氧化三铁，也就是俗称“磁铁”的微小颗粒上，做成免疫磁珠。

发现四氧化三铁纳米颗粒的改变催化活性性质之后，阎锡蕴并没有忘记当初研究抗癌方法的目标，而是探索使用纳米酶诊断和治疗癌症的可能性。经过10多年的努力，世界各国对纳米酶的研究已经逐渐深入。截至2020年，全球有29个国家、300多个实验室都在做与纳米酶有关的工作。可以说，阎锡蕴团队的发现，打开了一个全新领域的大门。

【项目总结】

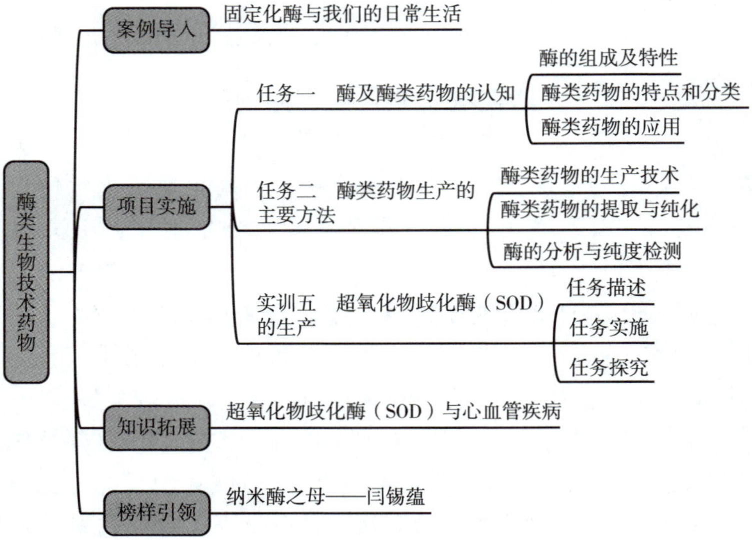

【项目检测】

一、名词解释

1. 酶　2. 微生物发酵产酶法　3. 酶活力　4. 超氧化物歧化酶　5. 酶的专一性

二、单选题

1. 下列酶中（　　）是与治疗心血管疾病有关的酶。

A. 胰酶　　B. 胃蛋白酶　　C. 溶菌酶　　D. 抗栓酶

2. 微生物在没有或基本没有游离水的固态基质上的发酵方式属于（　　）。

A. 液体深层发酵法　　B. 固体发酵法

C. 固定化细胞发酵法　　D. 固定化原生质体发酵法

3. 测定酶活力的时间应选择在初速度范围内，一般在反应开始后3~10min，底物消耗量（　　）以内，可得到初速度。

A. 5%　　B. 10%　　C. 15%　　D. 20%

三、填空题

1. 酶具有________、________、________等特性。

2. 酶类药物的特点有________、________、________、________、________、

________。

3. 直接提取酶技术一般包括四个步骤，分别是________、________、________、________。

4. 酶类药物原材料的预处理常用________、________、________、________、________等方法。

5. 高产菌株可从以下三种途径中获得，即________、________、________。

6. 微生物发酵产酶的主要方式有________、________、________或________。

7. 酶类药物的提取方法主要有________、________、________三种。

8. 酶的结晶常用________、________、________、________等方法。

9. 酶活力测定的方法常用的有________、________、________、________、________等。

10. ________可以用单位时间内单位体积中底物的减少量或产物的增加量来表示。

四、简答题

1. 根据药用酶的临床应用，可将酶类药物分为哪些类别？并举例说明。

2. 简述酶类药物的生产技术有哪些。

3. 简述酶类药物原材料的预处理方法有哪些。

项目六　核酸类生物技术药物

【项目目标】

●知识目标

1. 明晰核酸类药物的基础知识。

2. 熟悉核酸类药物生产的基本技术和方法。

3. 掌握典型核酸类生物技术药物——肌苷生产的工艺流程，生产技术及其操作要点，相关参数的控制。

●能力目标

1. 具备核酸类药物生产的操作技术、方法和基本操作技能。

2. 能熟练操作典型核酸类生物技术药物——肌苷的制备工艺。

3. 能进行核酸类药物生产相关参数的控制，并能编制生产核酸类药物的工艺方案。

●素质目标

1. 具备吃苦耐劳、独立思考、团结协作、勇于创新的精神和诚实守信的优良品质。

2. 树立“安全第一、质量首位、成本最低、效益最高”的意识，并贯彻到制药生产的各个环节。

3. 培养学生具有精益求精的工匠精神、良好的职业道德和爱国情怀。

【学习导航】

本项目的内容是核酸类生物技术药物，项目实施介绍了核酸类药物的基础知识和典型药物制备实训，知识拓展让学生掌握核酸类药物的临床应用。通过学习使学生对核酸类药物的组成、分类与性质、药用价值、主要生产方法和必备实操技能等有所认知，为今后专业课程的学习打下良好的基础。

【案例导入】

未来的“基因药物”

基因治疗与基因编辑治疗，作为一种新型的生物技术，目前国内外企业、研发机构、高校等都在做不断的探索与应用。随着基因治疗临床试验的不断开展和药物的陆续获批，自2016年以来，全球基因治疗高速发展，基因治疗药物市场从约5040万美元到2020年已经增长到20.75亿美元。基于这样的市场扩张价值，基因治疗药物研发已经成为并且将继续成为最受关注的制药领域之一，引得众多药企都想来“分一杯羹”。

全球基因治疗药物研发龙头诺华制药用于治疗脊髓性肌萎缩症（SMA）的Zolgensma，自2019年在美国获批，目前已先后在欧盟和日本等40多个国家和地区上市，用药患者总数超2300名。诺华为Zolgensma定价为一针212.5万美元（折合人民币约1348万元），当时引起了巨大轰动，被誉为“全球基因治疗市场最贵药”，同时也是“全世界最贵的药”，但由于定价过高，Zolgensma曾引发众多争议。因为主打治疗SMA“一针见效”，所以诺华一直认为高定价具有合理性。据估算，2021年Zolgensma的全球销售额约为14亿美元，同比2020年的9亿美元上涨了47%。2022年8月17日，美国FDA批准了蓝鸟生物的Zynteglo上市，用于治疗β-地中海贫血，这是首款在美国获批治疗该疾病的基因治疗药物。据悉，蓝鸟生物为Zynteglo的定价高达280万美元，超过诺华的基因治疗药物Zolgensma，一跃成为“全球史上最贵药”。然而，据最新资讯报道，仅一个月时间，蓝鸟生物的第2款基因治疗药物SKYSONA也于近日获得美国FDA批准上市，定价为300万美元，再次刷新全球基因治疗“最贵药物”价格，成为目前“史上最贵药”。作为一种“革命式”的新型疗法，基因治疗同时也面临诸多挑战，比如技术挑战、生产挑战、商业化挑战等。另外除有效性外，安全性、伦理问题等都在无形中阻碍了基因治疗药物研发前进的脚步。随着人们对疾病新的有效靶点的不断认识和新的基因编辑技术的不断发展，基因治疗的大规模临床应用将成为可能，特别是对那些传统疗法难以治愈的疾病。基因编辑技术的临床转化和应用研究也值得拭目以待，这将成为下一代转化疗法和治疗范例的关键，也将促进个体化医疗的快速发展。

【项目实施】

核酸是重要的大分子物质，是生物体遗传变异的物质基础。鉴于核酸在生物体生命活动过程中发挥的重要作用，以及对多种核酸作用机制的揭示，在核酸水平进行药物设计已经成为当前药物研究的主要任务之一。核酸类药物是指具有预防、诊断和治疗作用的碱基、核苷、核苷酸、核酸及其衍生物的统称。核酸类药物可以通过帮助恢复正常代谢或干扰某些异常代谢来达到治疗疾病的目的。例如肌苷可用于各种原因所致的白细胞减少症和血小板减少症、心力衰竭、心绞痛、肝炎等的辅助治疗。盐酸阿糖胞苷作为抗肿瘤药适用于急性白血病的诱导缓解及维持巩固期，对急性非淋巴细胞性白血病效果较好，对慢性粒白细胞白血病的急病期、恶性淋巴瘤也有效。巯嘌呤适用于绒毛膜上皮癌、恶性葡萄胎、慢性粒细胞白血病的急变期。氟尿嘧啶作为抗肿瘤药，抗瘤谱较广，主要用于治疗消化道肿瘤，较大剂量氟尿嘧啶治疗绒毛膜上皮癌，也常用于治疗乳腺癌、卵巢癌、肺癌、宫颈癌、膀胱癌及皮肤癌等。腺苷用于治疗阵发性室上性心动过速，辅助诊断冠心病。环磷腺苷用于心绞痛、心肌梗死、心肌炎及心源性休克，对改善风湿性心脏病的心悸、气急、胸闷等症状有一定作用，对急性白血病结合化疗可提高疗效，亦可用于急性白血病的诱导缓解，对老年慢性支气管炎、各种肝病和银屑病也有一定疗效。随着研究的不断深入，核酸在生命过程中的重要作用被不断揭示，对核酸类药物的研究也越来越受到重视。

任务一　核酸及核酸类药物的认知

一、核酸的组成、分类与性质

（一）核酸的组成

1. 核酸的元素组成

核酸是一类主要由 C、H、O、N 和 P 等元素组成的生物大分子，其中 P 在核酸中的含量比较稳定，平均为 9%～10%，因此样品中核酸的含量可用磷的含量来表示。

2. 核酸的基本结构单位

核酸（nucleic acid）由许多核苷酸（nucleotide）以磷酸二酯键连接而成，核苷酸又由磷酸、核糖和碱基三部分组成。将核苷酸中的磷酸基团去掉，剩余部分称为核苷（nucleoside）。核苷进一步水解可生成戊糖（pentose）和碱基（base）。

（1）碱基　碱基分为嘌呤（pyrimidine）和嘧啶（purine）两类。常见的嘌呤有两种：腺嘌呤（adenine，A）和鸟嘌呤（guanine，G）；常见的嘧啶有三种：胞嘧啶（cytosine，C）、尿嘧啶（uracil，U）和胸腺嘧啶（thymine，T）。A、G、C、T 是构成 DNA 的碱基，A、G、C、U 是构成 RNA 的碱基。除上述五种常见碱基之外，生物体内还存在一些含量稀少的碱基，称为稀有碱基。例如次黄嘌呤（hypoxanthine）、黄嘌呤（xanthine）和二氢尿嘧啶（dihydrouracil）等。稀有碱基是在常见碱基基础上经甲基化、乙酰化、氢化、氟化或硫化等化学修饰而成。

（2）戊糖　戊糖在两类核酸中的形式不同，主要分为两类：即β-D-核糖和β-D-2′-脱氧核糖（图6-1）。核糖存在于RNA中，而脱氧核糖存在于DNA中。戊糖的碳原子标以C-1′、C-2′，…，C-5′，是为了区别碱基的原子编号。

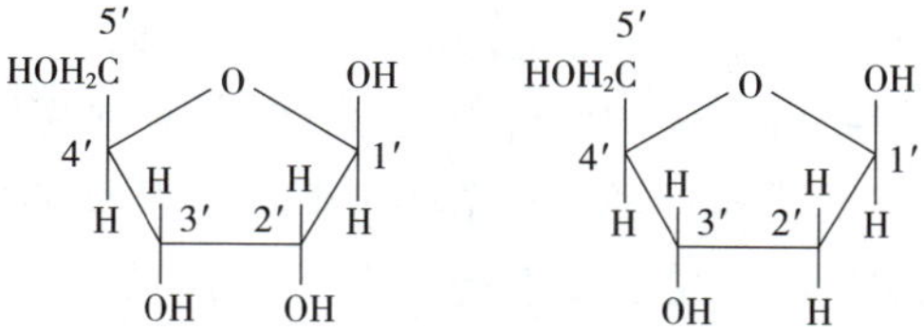

β-D-核糖　　β-D-2′-脱氧核糖

图6-1　核糖和脱氧核糖的结构式

（3）磷酸　核酸分子中的磷酸（H_3PO_4）在一定条件下，通过磷酸二酯键的形式连接两个核苷酸中的戊糖，使多个核苷酸聚合成长链。

（4）核苷　核苷（nucleoside）是由戊糖和碱基通过糖苷键缩合而成的化合物。RNA分子中常见的核苷包括腺苷、鸟苷、胞苷和尿苷。DNA分子中的脱氧核苷包括脱氧腺苷、脱氧鸟苷、脱氧胞苷、脱氧胸苷。

（5）核苷酸　核苷分子中戊糖上的羟基与磷酸脱水缩合形成单核苷酸（mononucleotide）。虽然核苷戊糖上的羟基都有可能与磷酸酯化形成核苷酸，但参与核酸组成的单核苷酸均为5′-核苷酸。根据连接磷酸基团数目多少，核苷酸可分为核苷一磷酸（NMP）、核苷二磷酸（NDP）、核苷三磷酸（NTP）。组成DNA的基本组成单位有脱氧腺苷酸（dAMP）、脱氧鸟苷酸（dGMP）、脱氧胞苷酸（dCMP）、脱氧胸苷酸（dTMP）；组成RNA的基本组成单位有腺苷酸（AMP）、鸟苷酸（GMP）、胞苷酸（CMP）、尿苷酸（UMP）。

3. 核酸的分布

DNA主要分布于细胞核中，少量存在于细胞器（如线粒体、叶绿体、质粒）中；RNA主要存在于细胞质中，根据分子结构和功能的不同，主要分为信使核糖核苷酸（mRNA）、核糖体核糖核苷酸（rRNA）和转运核糖核苷酸（tRNA）三类。

（二）核酸及核酸类药物的分类

1. 核酸的分类

根据化学组成不同，可将核酸分为核糖核酸（简称RNA）和脱氧核糖核酸（简称DNA）两大类。

2. 核酸类药物的分类

（1）依据核酸药物及其衍生物的化学结构和组成分类　按照核酸药物及其

衍生物的化学结构和组成，可将其分为四大类：核酸碱基及其衍生物、核苷及其衍生物、核苷酸及其衍生物和多核酸类及其衍生物。

①核酸碱基及其衍生物：多数是经过人工化学修饰的碱基衍生物，主要有别嘌呤醇（allopurinol）、赤酮嘌呤（eritadenine）、硫代鸟嘌呤（thioguanine）、氮杂鸟嘌呤（azaguanine）、硫唑嘌呤（azathioprine）、巯嘌呤（mercaptopurine）、磺硫嘌呤（tisupurine）、氯嘌呤（chloropurine）、乳清酸、氟胞嘧啶（flucytosine）等。如5-氟尿嘧啶（5-fluorouracil，5-FU）是临床上常用的抗肿瘤药物，它通过干扰肿瘤细胞的核苷酸代谢、抑制核酸合成起到抗肿瘤的作用，临床上用于结肠癌、直肠癌、乳腺癌、卵巢癌、皮肤癌、肝癌、膀胱癌等的治疗。

②核苷及其衍生物：依据形成核苷的碱基或核糖的不同，又可分为：腺苷类，如腺苷、肌浸膏、核脉通、阿糖腺苷、腺苷甲硫氨酸（SAM）、辅酶型维生素 B_{12}（Co-B_{12}）、腺苷二醛、巯苷、嘌呤霉素（puromycin）；尿苷类，如尿苷、氮杂尿苷（azauridine）、碘苷、氟苷、溴苷；胞苷类，如阿糖胞苷（Ara-C）、氟环胞苷（AAFC）、环胞苷（Cyclo-C）、氮杂胞苷（Azacyti-dine）；脱氧核苷类，如氮杂脱氧胞苷、脱氧硫鸟苷、三氟胸苷；肌苷类，如肌苷、肌苷二醛（IDA）、异丙肌苷，肌苷可用于各种原因所致的白细胞减少症和血小板减少症、心力衰竭、心绞痛、肝炎等的辅助治疗。

③核苷酸及其衍生物：根据所含的磷酸数目又可分为：单核苷酸类，如腺苷酸（AMP）、尿苷酸（UMP）、肌苷酸（IMP）、环磷腺苷（cAMP）、双丁酰环磷腺苷酸（DBC）、辅酶 A（CoA）等；二磷酸核苷类，如辅酶Ⅰ（CoⅠ）、胞二磷胆碱（CDP-Choline）、尿二磷葡萄糖（UDPG）；三磷酸核苷类，如三磷酸腺苷二钠、鸟三磷（GTP）、胞三磷（CTP）、尿三磷（UTP）；核苷酸类混合物，如5′-核苷酸、2′，3′-核苷酸、脱氧核苷酸等。

④多核苷酸类及其衍生物：如黄素腺嘌呤二核苷酸（FAD）、聚腺尿苷酸（PolyA：U）、聚肌胞苷酸（PolyI：C）。聚肌胞苷酸（polycytidylic acid）是一种高效的干扰素诱导剂，有广谱抗病毒作用及免疫抑制作用，用于治疗带状疱疹、疱疹性角膜炎、病毒性肝炎，可预防流感等。

（2）依据已经上市或进入临床试验核酸药物的药物机理分类　已经上市或进入临床试验的核酸药物，根据药物机理可以分为三类：寡聚核苷酸药物、核酸适配体药物和核酸疫苗。

①寡聚核苷酸药物：寡聚核苷酸药物包括反义核酸、核酶、脱氧核酶以及RNA 干扰剂等。这类药物可以在细胞中专一性地降低目标基因表达水平，通常分子质量较小，能够较容易透过细胞膜。

a. 反义核酸。反义核酸是人工合成或天然存在的抑制或封闭基因表达的RNA 或 DNA 分子。利用反义核酸特异性地封闭某些基因表达，使之低表达或不表达，这种技术即为反义核酸技术。该技术是一种新的药物开发方法，利用反义核酸技术研制的药物称为反义核酸药物，包括反义 RNA 和反义 DNA，通常是指反义寡核苷酸（ASODN）。反义核酸药物与传统药物的性质和作用对象明显不同，表现为：新的化学本质——核酸；新的药物受体——mRNA 和双链 DNA；新的受体结合方式；新的药物受体结合后反应等。此外，与传统药物主要是直接作用于致病蛋白本身相比，反义核酸药物作为直接作用于致病编码基因的治疗药物，具有合成方便、序列设计简单、容易修饰、选择性高、亲和力高等特点，可用于多种疾病的治疗，主要用于癌症和病毒感染。目前，反义核酸药物已在治疗癌症（如神经母细胞瘤、膀胱癌、多发骨髓瘤、乳腺癌、胃癌、宫颈癌、胰腺癌等）、精神疾病、自身免疫病（如牛皮癣、多发性硬化症、风湿性关节炎）、眼科疾病（如眼膜损伤修复、白内障、青光眼、增生性视网膜玻璃体病变）、心血管疾病（如高血压、冠心病、心脏移植后并发症、心力衰竭）、抗病毒（如 HIV、HBV 等）方面取得了一定的疗效。许多研究表明 Fas 配体（FasL）、转录激活因子 3（STAT3）及血管内皮生长因子（VEGF）等与肿瘤生长和转移有关，因此以这些蛋白为靶点的药物已成为肿瘤治疗的研究热点。

福米韦生（vitravene）是全球第一个通过 FDA 批准上市的反义核酸药物，该药主治艾滋病患者中十分常见的巨细胞病毒视网膜炎。福米韦生的上市，预示着反义核酸技术在药物领域已经结出果实，是药物发展的一个里程碑，从而促进更多的反义核酸药物上市，如抗艾滋病病毒新药 enfuvirtide（fuzeon）、专治重症肌无力的 EN101（monarsen）、治疗晚期胶质瘤和胰腺癌的 AP12009（frabedersen）等。

b. 核酶和脱氧核酶。核酶是一类具有催化功能的 RNA 分子，它能通过碱基配对特异性地切割底物，降解 mRNA，使其失去生物学功能，是近年来备受关注的基因治疗方法。与反义 RNA 相比，核酶不仅具有封闭 mRNA 的功能，而且具有切割 mRNA 的功能。目前对于核酶治疗癌症的研究较多。脱氧核酶是利用体外分子进化技术合成的一种具有催化功能的单链 DNA 片段，具有高效的催化活性和结构识别能力。脱氧核酶具有切割 RNA、切割 DNA、激酶、连接酶等活性，其中以对 RNA 切割活性的脱氧核酶更引人注意，它不仅能催化 RNA 特定部位的切割反应，而且能从 mRNA 水平对基因进行灭活，从而调控蛋白的表达。

c. RNA 干扰剂。RNA 干扰（RNAi）是指双链 RNA 导入细胞后诱导靶 mRNA 发生特异性的降解，导致基因沉默的现象，在细胞中，双链 RNA 被核酸酶切割成多个具有特定长度和结构的小片段 RNA，即小干扰 RNA（siRNA）。siRNA 具有高特异性、高效性、稳定性及安全性等特点，目前主要用于肿瘤、病毒性疾病、血液病及神经退行性疾病等的治疗研究。

②核酸适配体药物：核酸适配体是利用指数富集配体系统进化技术 SELEX 筛选出的寡聚核苷酸序列，其作用原理和抗体类似，通过核酸自身形成的三维空间结构和不同靶标，如有机小分子、RNA、DNA 或蛋白质等特异性地识别和结

合。核酸适配体相比抗体具有免疫原性低、靶分子广、易于体外合成和修饰、价格低廉等优点，已在临床疾病的诊断和治疗中显示了广阔的应用前景。目前，最成功地用于临床治疗的核酸适配体药物是 pegaptanib sodium 注射液，商品名为 Macugen。Macugen 是一种针对血管内皮生长因子（VEGF）的核酸适配体药物，能选择性地抑制 VEGF165，而 VEGF165 水平升高与病理性视神经血管形成和血管通透性增加有关。临床试验证明其除了治疗年龄相关的黄斑退化病，对糖尿病性黄斑水肿、增生性糖尿病性视网膜病和视网膜静脉狭窄也有一定的疗效，是美国 FDA 在 2004 年通过的第一个核酸适配体药物，它的上市将核酸适配体药物的研发推向一个新的高度。

核酸适配体可以独立应用于疾病治疗，也可以和其他药物一起联合使用，在肿瘤、病毒及细菌等方面也发挥着重要作用。最早进入临床研究的核酸适配体抗肿瘤药物是 AS1411，其靶蛋白为核仁素，该核酸适配体药物在体外具有抑制肿瘤细胞增殖的能力。

③核酸疫苗：核酸疫苗又称为基因疫苗、DNA 疫苗。它是将外源基因克隆到真核质粒表达载体上，然后将重组的质粒 DNA 直接注射到动物体内，使外源基因在活体内表达，产生抗原激活机体的免疫反应，诱导免疫应答，从而达到预防和治疗疾病的目的。核酸疫苗具有制备方便、生产周期短、安全性好、可引起体液免疫和细胞免疫双重效果等优点，被认为是继传统疫苗、基因工程亚单位疫苗之后的第三代疫苗。近年来，DNA 疫苗在基础研究和临床试验中取得了可喜的成果，显示出广阔的应用前景。

（3）依据核酸类药物及其衍生物的性质和功能分类

①具有天然结构的核酸类物质：缺乏这类物质会使机体代谢失调，发生病态，提供这类物质，有助于改善机体的物质代谢和能量平衡，加速受损组织的修复。此类药物临床上已广泛应用于放射病、血小板减少症、白细胞减少症、慢性肝炎、心血管疾病等。属于这一类的核酸药物有 ATP、辅酶 A、脱氧核苷酸、CTP、UTP、腺苷、混合核苷酸、辅酶 I 等。

②天然碱基、核苷、核苷酸结构类似物或聚合物：这一类核酸类药物是当今人类治疗肿瘤、艾滋病等的重要手段，也是产生干扰素、免疫抑制的临床药物。已经在临床上应用的抗病毒核苷酸类药物有以下一些品种：氮杂鸟嘌呤、巯嘌呤、6-氯嘌呤、氟胞嘧啶、氟尿嘧啶、呋喃氟尿嘧啶、氟苷、阿糖胞苷、环胞苷、肌苷二醛、异丙基苷、脱氧巯鸟苷、环腺苷酸、聚肌胞等。

（三）核酸的性质

1. 理化性质

（1）性状　RNA 和核苷酸的纯品都为白色粉末或晶体，DNA 则为白色石棉样的纤维状物。除肌苷酸、鸟苷酸具有鲜味外，核酸和核苷酸大都具有酸味。

（2）分子大小　核酸是生物大分子物质，相对分子质量比较大，一般在

$10^6 \sim 10^{10}$。不同生物、不同种类 DNA 相对分子质量差异很大；RNA 相对分子质量的差异也较大，在数百到数百万之间。

（3）黏度　DNA 和 RNA 都是线性大分子，因此它们在溶液中有非常高的黏度。因 RNA 分子长度远小于 DNA，故黏度也比 DNA 小得多。当 DNA 变性时，黏度下降，可用黏度作为 DNA 变性的指标。

（4）溶解性质　DNA、RNA 和核苷酸都是极性化合物，一般溶于水，不溶于乙醇、氯仿等有机溶剂，它们的钠盐比游离酸易溶于水，RNA 钠盐在水中溶解度可达 4%。相对分子质量在 10^8 以上的 DNA 在水中浓度达 1%以上时，呈黏性胶体溶液。在分离核酸时，加入乙醇即可使之从溶液中沉淀出来，常用 95%的乙醇沉淀 DNA，75%的乙醇沉淀 RNA。在酸性溶液中，DNA、RNA 和核苷酸分子上的嘌呤易水解，分别成为具有游离糖醛基的无嘌呤核酸和磷酸酯。在中性或弱碱性溶液中较稳定。

（5）酸碱性质　核酸分子中既含有酸性的磷酸基，又含有碱性的碱基，所以核酸属于两性电解质。因核酸分子中磷酸基团的酸性强，能与 Na^+、K^+、Mg^{2+} 等金属离子结合成盐，也易与碱性化合物结合成复合物，如能与甲苯胺蓝、派罗红、甲基绿等碱性染料结合，其中甲基胺蓝能使 RNA 和 DNA 均染上蓝色，派罗红专染 RNA 呈红色，甲基绿专染 DNA 呈绿色。碱基的碱性较弱，核酸呈现较强的酸性。核酸中碱基的解离状态与环境 pH 有关，不同的酸碱环境会影响核酸双螺旋结构中碱基对之间氢键的稳定性。例如，在 pH 4.0～11.0 DNA 最为稳定，在此范围之外，DNA 结构中的氢键容易断裂而使 DNA 变性。

（6）旋光性　旋光方向为右旋，由于核酸分子具有高度不对称性，故旋光性很强。这是核酸的一个重要特性。当核酸变性时，比旋光度值大大降低。

2. 颜色反应

DNA 和 RNA 经酶水解后，易脱下嘌呤形成无嘌呤的醛基化合物，或水解得到核糖和脱氧核糖，这些物质与某些酚类、苯胺类化合物结合形成有色物质，可用来进行定性分析或根据颜色的深浅进行定量测定。

（1）孚尔根氏染色法　它是一种对 DNA 的专一染色法，其基本原理是 DNA 的部分水解产物能使已被亚硫酸钠退色的无色品红碱（希夫试剂）重新恢复颜色，用显微分光光度法可定量测定颜色强度。

（2）核酸中糖的颜色反应　含有核糖的 RNA，在有 Fe^{3+} 存在的条件下，与浓盐酸及地衣酚一起于沸水浴中加热 20～40min 产生绿色化合物。这是由于 RNA 脱嘌呤后的核糖与酸作用生成糠醛，再与地衣酚作用而显绿色。含有脱氧核糖的 DNA 在酸性条件下与二苯胺一起水浴加热 5min，生成蓝色化合物。这是由于脱氧核糖遇酸生成 ω-羟基-γ-酮基戊醛，再与二苯胺反应而显蓝色。

（3）钼蓝反应　RNA 和 DNA 都含有磷，用强酸将核酸样品高温消化，使有机磷变成无机磷，进一步与钼酸铵反应生成磷钼酸，再经还原作用而生成蓝色复合物，可在650nm波长下做比色测定。

（4）与溴乙锭的荧光反应　荧光染料溴乙锭（或称菲锭溴红，简称EB）可插入到核酸碱基对之间，与双链的DNA以及具有双链螺旋区的RNA有特异的结合能力，使EB·核酸络合物的荧光强度比游离EB显著增加，达80~100倍。在一定的条件下，一定浓度的EB溶液的荧光增强与核酸双链区的浓度成正比。根据这个原理，可测定双链核酸的浓度，灵敏度高达0.01μg/mL。这一反应还用于观察核酸电泳结果。

3. 核苷酸的解离性质

核苷酸由磷酸、碱基和核糖组成，为两性电解质，在一定pH条件下可解离而带有电荷，各种核苷酸分子上可解离的基团有氨基、烯醇基和第1、第2磷酸基，这是电泳和离子交换法分离各种核苷酸的重要依据。在pH为3.5的条件下进行电泳可将这四种核苷酸分开，移动速度UMP>GMP>AMP>CMP。将斑点用稀盐酸洗脱下来，用紫外分光光度法测定，利用核苷酸的摩尔吸光系数可计算出含量。该法简便迅速，灵敏度高，干扰因素较少。

4. 核苷酸的紫外吸收性质

由于核酸、核苷酸类物质都含有嘌呤、嘧啶碱，都具有共轭双键，故对紫外光有强烈的吸收。在一定pH条件下，各种核苷酸都有特定紫外吸收的吸光度比值。中性条件下，它们的最大吸收值在260nm附近。利用这一特性，当定性测定某一未知碱基或核苷酸样品时，可在250、260、280、290nm波长处先测得吸光度值，再计算出相应比值（A_{250}/A_{260}、A_{280}/A_{260}、A_{290}/A_{260}），与已知核苷酸的标准比值比较，判断属于哪一种碱基或核苷酸。

5. 核酸的变性、复性和分子杂交

（1）DNA的变性　某些外界理化因素会破坏核酸分子结构中的氢键和碱基堆积力，导致DNA空间结构发生改变，使DNA双链解开成为两条单链，这种现象称为DNA的变性（DNA denaturation）。多种因素可引起核酸的变性，主要有以下几种：

①加热变性：加热引起DNA的变性称为热变性。将DNA的稀盐溶液加热到80~100℃，DNA双螺旋结构中的氢键就会遭到破坏，导致两条链彼此分开，形成无规则线团。随着DNA双链的解开，原本包埋在双螺旋内部的碱基得以暴露，提高了DNA的紫外吸收能力，这种现象称为增色效应。通常把A_{260}达到最大值一半时所对应的温度称为“熔点”，用符号T_m表示。DNA的T_m值介于70~85℃。T_m值的高低与DNA的长度以及碱基的GC含量有关，DNA的长度越长、GC含量越高，T_m值越高。

②酸碱变性：酸和碱都能引起核酸的变性。当用酸或碱使核酸溶液的pH逐渐降低或增高时，即可引起核酸分子的变性，其变性的临界数值是pH 2.6和pH

12。轻微的酸碱变性是可逆的，实验证明 RNA 在酸变性时，用碱回滴至 pH 4.0，其逆滴定曲线与正滴定曲线完全重合。

③稀释变性：核酸在水和稀电解质溶液中被稀释到一定程度后，即可引起变性。例如核酸在不低于 10^{-3}mol/L 的氯化钠溶液中，并不引起变性。但当用水稀释，使氯化钠溶液浓度达 10^{-4}mol/L 时，则发生变性现象，如果在此溶液中增加氯化钠含量至原有浓度也不能复原。这种现象说明核酸分子由于电解质浓度的降低而引起一定程度的变性。一定浓度的 DNA 钠盐水溶液，如不加入电解质，仅用水稀释也有同样作用。除此之外，某些化学物质如尿素、水杨酸、某些有机溶剂（如乙醇、丙酮）等，也能引起核酸变性。

（2）DNA 的复性　变性 DNA 时只要消除变性条件，两条互补链还可以重新结合，恢复原来的双螺旋结构，这一过程称为复性或退火。复性后的 DNA，理化性质都能得到恢复。如果 DNA 热变性后快速冷却，则不能复性。影响 DNA 复性的因素有很多，包括 DNA 序列的复杂程度、核酸长度、核酸浓度和溶液的离子强度等。相同条件下，DNA 序列越简单复性越快，反之越慢；DNA 长度越长复性越慢，反之越快；DNA 浓度越高复性越快，反之越慢；溶液的离子强度越高复性越快，反之越慢。

（3）建立在 DNA 变性与复性基础上的核酸杂交技术　核酸的变性与复性原理是分子杂交的基础。两条来源不同的核苷酸双链变性后，两条具有碱基互补关系的多核苷酸单链，通过复性可以形成杂化双链，这种杂化双链可以是 DNA/DNA 之间、DNA/RNA 之间、RNA/RNA 之间。这一特点可用来探查某些未知的核酸序列。在科学研究和临床检验中，常常需要知道某些样品中是否含有特定的核酸序列，比如疑似感染了某种病毒的患者的血液，可以探查其血液样品中是否含有该病毒的 DNA 序列来明确诊断。因此在检测未知样品的核酸序列时，首先要制备出带有某种标记的短的核酸序列，然后与之进行杂交，如果能形成杂化双链，表示样品中存在目标序列或具有同源序列的核酸物质；如果不能形成杂化双链，表示结果为阴性，样品中不含有目标序列。这段带有标记的核酸分子被称为探针（probe）。来源不同的核酸分子发生杂交反应的前提条件是双方必须具备互补的碱基序列。但需要指出的是，杂交分子的形成并不要求两条单链的碱基序列完全互补，只要有一定程度的互补序列存在，这两条单链核酸分子就可以复性生成异源双链。

二、核酸的药用价值

核酸是由数十个到数十万个核苷酸连接而成的高分子化合物。它是生物遗传的物质基础，与生物的生长、发育、繁殖、遗传和变异有密切关系，又是蛋白质合成不可缺少的物质。核酸组成中的碱基嘌呤化合物和嘧啶化合物都有较好的抗肿瘤作用，能阻断蛋白质、核酸的生物合成，抑制癌细胞的增殖。由于该类药物是干扰或作用于核酸的代谢过程，故被称为核酸抗代谢药物，临床试用已达30种以上。

（一）碱基类、核苷类的药用价值

例如，6-巯基嘌呤（乐疾宁）：阻止肌苷酸转变为腺苷酸、黄嘌呤核苷酸，抑制辅酶Ⅰ的生物合成；6-氨基嘌呤（腺嘌呤，维生素 B_4）：临床用于升高白细胞水平，治疗由化疗及放疗引起的白细胞减少症等；氟尿嘧啶：用于治疗消化系统癌症、头颈部癌、宫颈癌等，可口服和注射给药，是较常用的抗肿瘤药物；盐酸阿糖胞苷：抗肿瘤，是主要作用于细胞增殖期（S期）的嘧啶类抗代谢药物，通过抑制细胞DNA的合成，干扰细胞的增殖；肌苷（次黄嘌呤核苷）：直接进入细胞，参与糖代谢，促进体内能量代谢和蛋白质合成；碘苷（碘去氧尿苷，疱疹净）：阻断胸腺嘧啶进入DNA，从而抑制肿瘤细胞DNA的合成，抑制腺病毒、单纯疱疹病毒、牛痘、巨细胞病毒等DNA病毒的复制。

（二）核苷酸及核酸类的药用价值

例如，辅酶A：对促进乙酰胆碱的合成、降低血中的胆固醇、增加肝糖原的积存有着重要作用；三磷酸腺苷：用于治疗心肌炎、心肌梗死、心力衰竭、脑动脉或冠状动脉硬化、骨髓灰质炎、肌肉萎缩、肝炎及耳鸣等；转移因子：用于病毒、真菌感染病、肌肿瘤辅助治疗；聚肌胞苷酸：临床用于治疗肿瘤、血液病、病毒性肝炎等多种病毒感染性疾病；环磷腺苷：临床用于心绞痛、心肌梗死、心肌炎及心源性休克；腺苷酸、尿苷酸：腺苷酸适用于肝病、瘙痒、静脉曲张性溃疡并发症，尿苷酸用于治疗肝炎、改善冠心病、风湿性关节炎、白细胞减少症患者的自觉症状；核糖核苷酸（RNA）：用于治疗精神迟缓、记忆衰退、痴呆、慢性肝炎、肝硬化、肝癌；脱氧核糖核酸（DNA）：能提高细胞毒性药物对癌细胞的选择性；免疫核糖核酸：可作为免疫触发剂和免疫调节剂。

任务二　核酸类药物生产的主要方法

一、DNA制备

（一）DNA的生产

DNA可以通过培养金黄色葡萄球菌、枯草芽孢杆菌以及假单胞菌，由其胞外积累物中获得。其产量为300~600μg/mL。但是由于用这种方法效果不理想，目前DNA的生产一般用动物组织为原料进行提取。

高浓度盐溶液中DNA的提取

工业用DNA的提取：取新鲜冷冻鱼精20kg，用绞肉机粉碎成浆状，加入等体积水，搅拌均匀，倾入反应锅内，缓慢搅拌，升温至100℃，保温15min，迅速冷却至20~25℃，离心除去鱼精蛋白等沉淀物，获得35L含热变性DNA的溶液，经精确测定DNA含量后直接可用于酶法生产脱氧核苷酸。如要制成固体状

DNA，在热变性 DNA 溶液中逐渐加入等体积 95%乙醇，离心可获得纤维状 DNA，沉淀用乙醇、丙酮洗涤，减压低温干燥得 DNA 粗品，产品含 50%~60%热变性 DNA。

（二）具有生物活性的 DNA 制备（从动物肝脏中提取 DNA）

细胞内的核酸多以核蛋白的形式存在，其中脱氧核糖核蛋白（DNP）主要存在于细胞核中，核糖核蛋白（RNP）主要存在于细胞质中。这两类核蛋白在 0.14mol/L 氯化钠溶液中的溶解度相差很大，核糖核蛋白在此溶液中具有很高的溶解度，而脱氧核糖核蛋白的溶解度却相当低。肝匀浆制备好后，用 0.14mol/L 氯化钠溶液抽提，将两种蛋白质分离。分离过程中加入少量柠檬酸钠，可抑制脱氧核糖核酸酶对 DNA 的水解作用。

SDS（十二烷基磺酸钠）能使脱氧核糖核酸与蛋白质解聚，在含有脱氧核糖核蛋白的溶液中加入 SDS，DNA 即与蛋白质分开，用氯仿将蛋白质沉淀除去，而 DNA 溶解于水样，最后用冷乙醇将 DNA 沉淀析出，即获得纯化的 DNA。在氯仿中加入少量异戊醇能减少操作过程中泡沫的产生，并有助于分样，将离心后的上层水样、中层变性蛋白和下层有机溶剂样维持稳定。DNA 分子中的脱氧核糖基在酸性溶液中变成 ω-羟基-γ 酮基戊醛，与二苯胺试剂作用生成蓝色化合物。在 DNA 浓度为 20~200μg/mL 的范围内，吸光度与 DNA 浓度成正比，可用分光光度法测定。

注意事项：①为了防止大分子核酸被降解，整个过程需在低温条件下进行，可加入某些物质抑制核酸酶的活性，如柠檬酸钠、EDTA、SDS 等。②从核蛋白中脱去蛋白质的方法很多，经常采用的有氯仿-异丙醇法、苯酚法、去垢剂法等。它们均能使蛋白质变性和核蛋白解聚，并释放出核酸。③SDS 溶液要摇匀后再使用。

二、RNA 制备

（一）RNA 的生产

制备核酸的丰富资源是微生物，通常 RNA 在细菌中占 5%~25%，在酵母中占 2.7%~15%，在霉菌中占 0.7%~28%，面包酵母含 RNA4.1%~7.2%。所以从微生物中提取 RNA 是工业上最实际有效的方法。工业生产主要是培养酵母菌体，提取 RNA。培养酵母菌体提取 RNA，收率较高，且提取容易。RNA 是工业上生产 5′-核苷酸的主要原料。

1. 工艺流程

发酵生产高 RNA 含量酵母及 RNA 提取工艺流程如图 6-2 所示。

2. 影响 RNA 产量的因素

在菌体内 RNA 含量的变化受培养基组成的影响，其中关键是铵离子浓度和磷酸盐浓度。测定 500 株酵母菌在最佳培养条件下 RNA 的含量：发酵培养 18h，RNA 含量 3.5%~9.2%，培养 42h 含 2.3%~5.8%，很显然在许多酵母中，早期细胞中的 RNA 含量高，其确切数值取决于碳、氮比例和培养基组成等。如当用醋酸培养假丝酵母时，在培养基中加入10%~50%的葡萄糖，可较显著地提高菌体RNA含量。不同碳源也会影响同一菌体中RNA的含量。

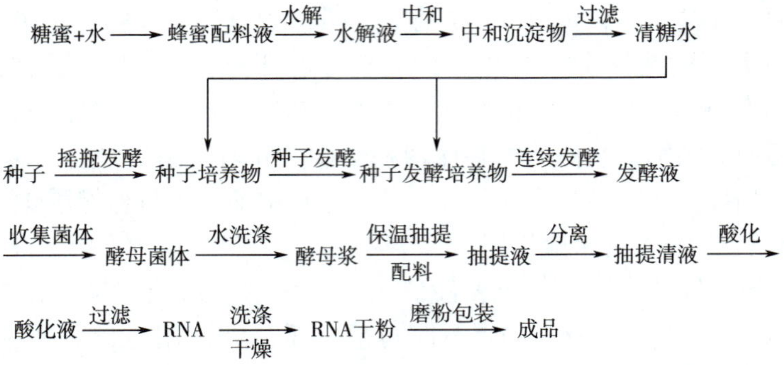

图6-2　发酵生产高RNA含量酵母及RNA提取工艺流程图

另外，可用工业废水培养酵母，不仅可减少公害，而且节约培养酵母发酵所用粮食。一般味精生产废水含有还原糖0.7%、总糖2%、总氧0.2%、总磷0.5%、无机盐0.1%~0.2%，这些成分基本上可供酵母所用。如使用高含量RNA酵母在味精废液中驯化培养，发酵24h菌体收率可达10~15g/L，RNA含量8%~10%。酵母发酵的最适温度为30℃，最适pH为4.5。

（二）动物组织RNA提取实验

Trizol是一种新型总RNA抽提试剂，其中包含酚、异硫氰酸胍和β-巯基乙醇等物质，可以迅速破碎细胞，抑制细胞释放出核酸酶。其中，酚类物质能使核蛋白与核酸解聚，使蛋白质有效变性；异硫氰酸胍是一类强力的蛋白质变性剂，可溶解蛋白质，并使蛋白质二级结构消失，细胞结构降解；β-巯基乙醇主要破坏核糖核酸酶（RNase）蛋白质中的二硫键。

通过Trizol的作用，RNA被完整地释放出来。氯仿的加入可以使样品分成水样层和有机层。RNA存在于水样层中，收集水样层，并加入异丙醇沉淀，利用离心法收集RNA，最后复溶，便可以得到所需的RNA样品。

（三）RNA分离注意事项

从细胞中分离RNA是生物学研究的基础，RNA分离的纯度和完整性对许多相关生物实验（如Northern印迹及杂交分析、cDNA合成及体外翻译实验等），以及进而研究基因转录水平调控至关重要。RNA比DNA的化学性质更活跃，易于被RNA酶——具有水解核糖残基和磷酸二酯键能力的酶切割。因此，RNA分离最关键的因素是尽量减少RNA酶的污染。RNA酶是一类生物活性非常稳定的酶类，它不但耐热、耐碱、耐酸，不需要辅助因子，而且它的存在非常广泛。除细胞内含有丰富的RNA酶外，在实验环境中，如各种器皿、试剂、人的皮肤、汗液甚至灰尘中都有RNA酶的存在。目前尚无使RNA酶失活的简易办法，在实验过程中减少 RNA 酶污染应做好以下两方面的工作：

1. 避免外源 RNA 酶污染

避免外源 RNA 酶污染的方法主要有：①操作中应戴口罩和手套；②实验室保持清洁；③所用的玻璃器皿需置于干燥烘箱中 200℃烘烤 3h 以上。凡是不能用高温烘烤的材料如塑料容器等皆可用 0.1%的焦碳酸二乙酯（diethyl pyrocarbonate，DEPC）水溶液处理，再用蒸馏水冲净；试验所用试剂也可用 DEPC 处理，加入 DEPC 至 0.1%浓度，然后剧烈振荡 10min，再煮沸 15min 或高压灭菌以消除残存的 DEPC。含 Tris 和 DTT 的试剂不能用 DEPC 处理，可用 DEPC 处理的水配制然后高压灭菌。

2. 排除内源 RNA 酶污染

内源 RNA 酶是由组织细胞携带、细胞破碎后释放出来的，因而应在起始阶段对 RNA 酶活力进行有效抑制，主要方法是使用 RNA 酶抑制剂，常用的有盐酸胍、异硫氰酸、氧钒核苷酸复合物、RNA 酶抑制蛋白等。

三、核苷酸、核苷及碱基的制备

核苷酸、核苷及碱基虽然是互相关联的物质，但要得到某种特定的单一物质，往往必须采取某种特别的制备方法。至于非天然的类似物或衍生物，制备方法则更是各不相同。

（一）直接提取法

类似于 RNA 和 DNA 的制备，可直接从生物材料中提取。此法的关键是去杂质，被提取物不管是呈溶液状态还是呈沉淀状态，都要尽量与杂质分开。为了制得精品，有时还需多次溶解、沉淀。从兔肌肉中提取 ATP 和从酵母或白地霉中提取辅酶 A 即是采用此法。当然下面将要讲到的几种制备方法的最后阶段都涉及提取问题，但因关键在提取前的处理，故不属直接提取法。

（二）水解法

核苷酸、核苷和碱基都是 RNA 或 DNA 的降解产物，所以前者当然能通过相应的原料水解制得。水解法又分酶水解法、碱水解法和酸水解法 3 种。

1. 酶水解法

在酶的催化下水解称酶水解法。如用 5′-磷酸二酯酶将 RNA 或 DNA 水解成 5′-核苷酸，就可用来制备混合 5′-（脱氧）核苷酸。酶的来源不同其特性也往往有些不同，因此提及酶时常常指明其来源，如牛膜核糖核酸酶（RNaseA）、蛇毒磷酸二酯酶（VPDase）、脾磷酸二酯酶（SPDase）等。

2. 碱水解法

在稀碱条件下可将 RNA 水解成单核苷酸，产物为 2′-核苷酸和 3′-核苷酸的混合物，这是因为水解过程中能产生一种中间环状物 2′，3′-环状核苷酸，然后磷酸环打开所致。DNA 的脱氧核糖 2′位上无羟基，无法形成环状物，所以 DNA 在稀碱作用下虽会变性，却不能被水解成单核苷酸。

3. 酸水解法

用 1mol/L 的盐酸溶液在 100℃下加热 1h，能把 RNA 水解成嘌呤碱和嘧啶碱核苷酸的混合物。DNA 的嘌呤碱也能被水解下来。在高压釜或封闭管中酸水解，可使嘧啶碱从核苷酸上释放下来，但此时胞嘧啶常常会脱氨基而形成尿嘧啶。

（三）化学合成法

利用化学方法将易得到的原料逐步合成为产物，称化学合成法。腺嘌呤即可用次黄嘌呤或丙二酸二乙酯为原料合成，但此法多用于以自然结构的核酸类物质作原料，半合成为其结构改造物，且常与酶促合成法同时使用。

（四）酶促合成法

此法即利用生物体的酶系统和模拟生物体的条件制备核苷酸。如酶促磷酸化法生产 ATP；光合磷酸化法是在离体条件下利用植物叶中的叶绿体（通常用菠菜叶），把光能转变成高能磷酸键，固定在 ADP 上，使 ADP 形成 ATP。

（五）微生物发酵法

利用微生物的特殊代谢使某种代谢物积累，从而获得该产物的方法称发酵法。如微生物在正常代谢下肌苷酸是中间产物，不会积累，但当其突变为腺嘌呤营养缺陷型后，该中间物不能转化成 AMP，于是在前面的代谢不断进行下，大量的肌苷酸就成为终产物而积累在发酵液中。事实上肌苷酸的制备正是采用了此法。

发酵法生产核苷是近代发酵工程领域中的杰出成果，产率高、周期短、控制容易、产量大。我国每年发酵法生产肌苷可达 500t 以上。用发酵法生产各种核苷的菌株有着许多共同特点：①能使用磷酸单酯酶活力很强的枯草芽孢杆菌或短小芽孢杆菌为诱变出发菌株；②通过使用物理或化学诱变方法选育出在遗传性状上具有特定标记的诱变株；③在发酵培养时必须提供限量的生长因素，并且好氧，在某一特定的范围内累积大量核苷。

实训六　肌苷的生产

一、任务描述

肌苷又名次黄嘌呤核苷，是次黄嘌呤和核糖的缩合物。肌苷为白色结晶或呈无水粉末状；易溶于水、稀盐酸和氢氧化钠溶液，不溶于氯仿、乙醇；pH 近中性；无臭，味微苦。肌苷能直接进入细胞参与代谢，是近年来生产发展较快的一种生化药品，无毒、无副作用，具有激活细胞、刺激代谢等功能，主要应用于心脏疾病、肝脏病、白细胞减少症、视网膜炎、视神经萎缩等。

肌苷的衍生物如肌苷二醛、异丙肌苷，对精巢上皮瘤、麦粒细胞癌以及某些病毒性疾患都可以起缓解或抵抗作用，还可以制造干扰素的诱导剂；另外它还是唯一能代替人体内辅酶 A 功能的药物。肌苷是合成肌苷酸（IMP）的原料，肌苷酸是制造强力味精的前体物质。由于 IMP 对细胞膜透性很差，加之微生物中普遍存在着使 IMP 脱磷酸化的酶类，因此肌苷发酵比肌苷酸发酵要容易些。肌苷的生产方法主要有肌苷酸脱磷酸法和直接发酵法。工业生产上可以用发酵法生产肌苷，然后将肌苷通过化学法或酶法进行磷酸化得到 5-IMP。

二、任务实施

（一）准备工作

（1）建立工作小组，制订工作计划，确定具体任务，任务分工到个人，并记录到工作表。

（2）收集提取与精制肌苷的必要信息，掌握相关知识及操作要点，与指导教师共同确定出一种最佳的工作方案。

（3）完成任务单中实际操作前的各项准备工作。

①材料准备：肌苷产生菌种子。

②试剂：葡萄糖、蛋白胨、酵母浸膏、牛肉浸膏、琼脂、玉米浆、尿素、氯化钠等。

③仪器：冰箱、恒温培养箱、摇床、发酵罐、灭菌锅等。

（二）操作过程

操作流程如图 6-3 所示。

变异芽孢杆菌 → 菌种斜面 → 一级种子培养液 → 二级种子培养液 → 发酵液 → 吸附物 → 洗脱液 → 吸附物 → 洗脱液 → 肌苷粗品 → 肌苷成品

图 6-3　发酵法生产肌苷工艺路线

1. 生产菌的培养

将变异芽孢杆菌 7171-9-1 移接到斜面培养基上，30～32℃培养 48h。在 4℃冰箱中菌种可保存一个月。斜面培养基成分为葡萄糖 1%、蛋白胨 0.4%、酵母浸膏 0.7%、牛肉浸膏 1.4%、琼脂 2%，pH 为 7，120℃灭菌 20min。

2. 种子培养

摇床培养

一级种子：培养基成分为葡萄糖 2%、蛋白胨 1%、酵母浸膏 1%、玉米浆 0.5%、尿素 0.5%、氯化钠 0.25%。灭菌前 pH 为 7，用 200mL 三角瓶装 50mL 培养基，115℃灭菌 15min，(32±1)℃培养 18h。

二级种子：培养基同一级种子，接种量为 3%，(32±1)℃，通气量为 1∶0.25

（体积比）/min，pH为6.4~6.6培养12~15h。

3. 发酵与扩大发酵

发酵：培养基配方为淀粉水解液10%，干酵母水解液1.5%，豆饼水解液0.5%，硫酸镁0.1%，氯化钾0.2%，磷酸氢二钠0.5%，尿素0.4%，硫酸铵1.5%，有机硅油（消泡剂）0.05%，pH7。接种量0.9%，(32±1)℃，通气量为1：0.5，搅拌速度320r/min，培养93h。

扩大发酵：培养基配方为淀粉水解液10%，干酵母水解液1.5%，豆饼水解液0.5%，硫酸镁0.1%，氯化钾0.2%，磷酸氢二钠0.5%，碳酸钙1%，硫酸铵1.5%，有机硅油（消泡剂）小于0.3%，pH7。接种量7%，(32±1)℃，通气量为1：0.25，搅拌速度230r/min，培养75h。扩大发酵，培养基同上，接种量2.5%，(35±1)℃培养83h。

4. 提取、洗脱、吸附

取发酵液2~3L，调节pH为2.5~3，连同菌体通过两个串联的100g 732H^+树脂柱吸附，再用相当树脂总体积3倍的pH为3的水洗1次，然后把两个柱分开，用pH为3的水把肌苷从柱上洗脱下来。再经769活性炭柱吸附后，先用2~3倍体积的水洗涤，后用70~80℃水洗，70~80℃ 1mol/L氢氧化钠溶液浸泡30min，最后用0.01mol/L氢氧化钠溶液洗脱肌苷，收集洗脱液，真空浓缩。pH 11或6下放置，析出结晶，过滤，得肌苷粗品。

5. 精制

取粗品配成5%~10%溶液，加热溶解，加入少量活性炭作为助滤剂抽滤，放置冷却，得白色针状晶体，过滤，用少量水洗涤1次，80℃烘干，得肌苷成品。

（三）注意事项

1. 生产菌种

肌苷发酵的生产菌种主要是枯草芽孢杆菌、短小芽孢杆菌和产氨短杆菌，其中枯草芽孢杆菌的磷酸酯酶活力较强，有利于将IMP磷酸化形成肌苷，分泌至细胞外，因而肌苷的发酵多采用枯草杆菌的腺嘌呤缺陷型。产氮短杆菌的磷酸酯酶活性较弱，这一点有利于积累IMP而不利于积累肌苷。但是，产氨短杆菌可能缺损GMP还原酶和AMP脱氨酶，它的嘌呤核苷酸合成途径可能是完全分支的，而不是像枯草杆菌那样的环形互变，因此，产氨短杆菌的GMP和AMP是不能互变的。产氨短杆菌的补救途径的酶活性较大，因此对产氨短杆菌进行菌种改良，可获得肌苷积累量较高的菌株。

2. 肌苷发酵工艺控制要点

（1）碳源大多使用葡萄糖。在发酵生产中也可以考虑利用淀粉水解液。

（2）常用的氮源有氯化铵、硫酸铵或尿素等。因为肌苷的含氮量很高（20.9%），所以必须保证供应足够的氮源。工业发酵常用氨水来调节pH，这样既可以提供氮源，又可调节发酵液的 pH。

（3）磷酸盐对肌苷生成有很大影响。采用短小芽孢杆菌的腺嘌呤缺陷型发酵肌苷，可溶性磷酸盐（如磷酸钾）可以显著地抑制肌苷的累积，而不溶性磷酸盐（如磷酸钙）可以促进肌苷的生成。相反地，采用产氨短杆菌的变异株时，肌苷发酵并不需要维持无机磷的低水平，即使添加 2%磷酸盐，也能累积大量的肌苷。

（4）肌苷生产菌株一般为腺嘌呤缺陷型菌株，因此培养基中必须加入适量的腺嘌呤或含有腺嘌呤的物质，如酵母膏等。由于腺嘌呤是腺苷酸的前体，而腺苷酸又是控制 IMP 生物合成的主要因子。所以，加入腺嘌呤的多少，不仅影响菌体的生长，更影响肌苷积累，嘌呤对肌苷积累有一个最适浓度，这个浓度通常比菌体生长所需要的最适浓度小，称为亚适量。

（5）氨基酸有促进肌苷积累，同时节约腺嘌呤用量的作用。其中组氨酸是必需的，异亮氨酸、甲硫氨酸、甘氨酸、缬氨酸、苏氨酸、苯丙氨酸及赖氨酸等 8 种氨基酸也有促进作用。除组氨酸外的其他 8 种氨基酸可以用高浓度的苯丙氨酸来代替，通过促进菌体生长使肌苷产量增加。

（6）培养基以外的发酵条件，如 pH、温度、通气搅拌等也都是影响肌苷积累的重要条件。肌苷积累的最适 pH 为 6.0～6.2；最适温度对枯草杆菌为 30℃，对短小芽孢杆菌为 32℃；供氧不足可使肌苷生成受到显著的抑制而积累一些副产物；通气搅拌则可以减少对肌苷发酵的抑制作用。

（四）结束工作

（1）填好所有操作记录单、任务单、各种评价表。

（2）检查设备仪表是否洁净完好。

（3）清理工作场地与搞好环境卫生。

（4）进行任务总结（小组讨论与汇报、组间互评、教师点评与总结）。

三、任务探究

（1）温度对肌苷提取有何影响？

（2）洗脱时的注意事项有哪些？

（3）精制过程中活性炭作为助滤剂的优点有哪些？

【知识拓展】

核酸类药物的临床应用

一、抗病毒作用

核酸类药物可直接抑制与人类疾病相关的 RNA 病毒的复制，发挥抗病毒的作用。抗病毒代表药物有：阿昔洛韦、利巴韦林、叠氮胸苷。

瑞德西韦（remdesivir）是一种核苷酸类似物前药，能够抑制依赖 RNA 的 RNA 合成酶（RdRp）。此前这种在研疗法计划用于埃博拉病毒治疗，但冠状病毒里同样有 RdRp。因此，这种在研疗法也有望对冠状病毒进行抑制。

二、抗肿瘤作用

天然核苷和核酸的类似物可以通过作用于 DNA 合成所必需的嘌呤、嘧啶核苷途径，抑制肿瘤细胞生存和复制所必需的代谢途径，从而导致肿瘤细胞死亡，代表药物如：阿糖胞苷、氟尿苷、去氧氟尿苷。

三、干扰素诱导作用

具有干扰素诱导作用的核酸类药物通常是自然结构碱基、核苷、核苷酸的结构类似物或聚合物，会产生干扰素和其他免疫制剂，代表药物为聚肌胞苷酸。

四、免疫增强作用

免疫核糖核酸（iRNA），是用人的肿瘤细胞作为抗原，免疫动物，然后取其脾、淋巴结及肝脏等分离出致敏的淋巴细胞，提取其中的核糖核酸。免疫核糖核酸能在体内或体外诱导正常、非免疫的淋巴细胞产生特异性抗体或细胞免疫反应。

五、供能作用

腺苷三磷酸、鸟苷三磷酸、胞苷三磷酸都参与机体的能量代谢，是“能源库”。

六、修复作用

具有天然结构的核酸类物质，如肌苷、肌苷酸、腺苷酸、三磷酸腺苷酸、辅酶Ⅰ、辅酶 A 等，有助于改善机体的物质代谢和能量平衡，修复受损伤的组织，使之恢复正常功能。这类药物已广泛用于放射病、血小板减少症、白细胞减少症、急慢性肝炎、心血管疾病和肌肉萎缩等代谢障碍的治疗。

【榜样引领】

“中国干扰素”之父——侯云德

侯云德，1929 年 7 月 13 日出生于江苏省常州市，为著名医学病毒学家、中国工程院院士，现任中国疾病预防控制中心病毒病预防控制所研究员、“艾滋病和病毒性肝炎等重大传染病防治”科技重大专项技术总设计师。他曾任中国预防医学科学院病毒学研究所所长、连续 3 届国家高技术研究发展计划（“863”计划）生物技术领域专家委员会首席科学家、中国工程院医药卫生学部主任、中国工程院副院长等职务。

从事医学病毒学研究60余年来，作为我国分子病毒学和基因工程药物的开拓者，侯云德在干扰素研究、仙台病毒细胞融合机理及痘苗病毒基因组结构与功能研究方面获重大突破，主持克隆出具有我国自主知识产权的人α-1b型干扰素基因，并成功研制了首个基因工程创新药物重组人干扰素α-1b，以及其他细胞因子系列产品。身为现代传染病综合防控技术体系的主要奠基人，他领导设计了我国2008—2020年降低“三病两率”和应对重大突发疫情的传染病预防控制总体科技规划，提出了应对突发急性传染病的“集成”防控体系的思想，使我国成功应对了近10年来历次的重大疫情，为国内现代传染病防控技术体系的构筑做出了卓越贡献。

20世纪70年代，传染病、肿瘤等疾病严重威胁人民生命健康，治疗主要是依赖价格高昂的进口的干扰素药物，如何研究出让国人都用得起的干扰素，是侯云德潜心思考的事情。20世纪70年代末，改革开放的春风，增加了中国与外国的生物科学技术交流的机会，让侯云德从美国应用基因工程技术生产生长激素释放因子研究中获得启发。经过艰苦卓绝的研发试验，侯云德成功研发了我国第一个基因工程多肽药物，即国际上独创的国家Ⅰ类新药产品重组α-1b型干扰素，打破了国内依靠进口干扰素的局面。随后，他还相继研制出了包括α-1b、α-2a、α-2b、γ等基因工程干扰素系列产品，获得了人白介素-2、GM-CSF等9个基因工程产品新药证书。这些药物产品广泛用于慢性肝炎患者、肿瘤患者以及急性呼吸道感染患者的临床治疗，不仅疗效显著，还实实在在降低了患者的就医负担。

2002年11月开始，SARS冠状病毒从局部发散到局部暴发，经历2个月之后形成了大流行，扩散到全国乃至全球。那时，身为中国预防医学科学院病毒所所长的侯云德每天研究的就是SARS冠状病毒。2003年4月，侯云德的研究成果α-2b干扰素通过“绿色通道”进入临床试验，成为第一个预防“非典”的药物，被称为“中国干扰素之父”的侯云德随即誉满天下。2005年，人们还未从“非典”的恐慌中走出来，中国陷入了“禽流感”的阴影之中。彼时，身在中国疾控中心病毒所的病毒学专家侯云德很快站出来表示，尽管禽流感病毒在全球扩散，但不能就认为这种病毒会引起人类大流行。此后，在侯云德的建议下，我国建立了传染病防控综合技术平台，在之后的传染病疫情防控中，取得了重大成效。2009年，全球突发甲流疫情，在相关部门的领导下，我国成立专家小组，由80岁高龄的侯云德担任组长，仅用87d成功研制新甲流疫苗。不仅如此，我国在甲流疫情中，取得了“8项世界第一”的研究成果，实现了人类历史上首次对流感大流行的成功干预。

侯云德曾说，认识世界的目的在于改造世界，我学习病毒学，目的在于控制病毒病，保护人民健康。他用66年的时间，打造属于中国人自己的干扰素系列药物，终成“中国干扰素之父”。

【项目总结】

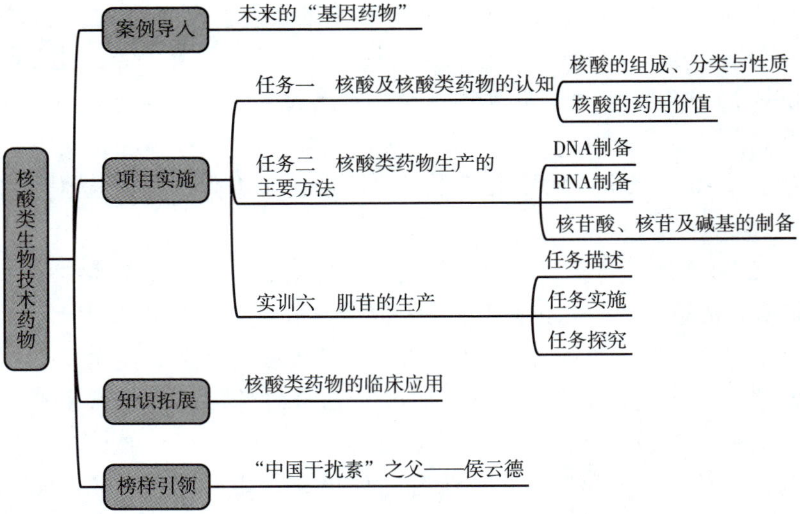

【项目检测】

一、单选题

1. 氟尿嘧啶属于（　　）核酸药物。

A. 核苷类　　B. 碱基类　　C. 核苷酸类　　D. 多核苷酸类

2. 样品中核酸的含量可以用哪种元素的含量表示？（　　）

A. C　　B. H　　C. O　　D. P

3. 核酸变性后可发生的现象称为（　　）。

A. 减色效应　　B. 增色效应

C. 失去对紫外线的吸收能力　　D. 年度增加

4. 从（　　）中提取 RNA 是工业上最实际有效的方法。

A. 微生物　　B. 植物　　C. 动物　　D. 病毒

二、填空题

1. 人工合成或天然存在的抑制或封闭基因表达的 RNA 或 DNA 分子是________。

2. ________是一类具有催化功能的 RNA 分子，它能通过碱基配对特异性地切割底物，降解 mRNA，使其失去生物学功能，是近年来备受关注的基因治疗方法。

3. 双链 RNA 导入细胞后诱导靶 mRNA 发生特异性的降解，导致基因沉默的现象属于________。

4. 从动物肝脏中提取 DNA，DNA 溶解于水样，最后用________将 DNA 沉淀析出，即获得纯化的 DNA。

三、简答题

1. 简述核苷酸的制备方法有哪些。
2. 简述通过微生物发酵法生产肌苷的工艺过程。

四、工艺路线题

绘制通过微生物发酵技术生产肌苷的工艺路线图。

项目七　糖类生物技术药物

【项目目标】

●知识目标

1. 明确糖类生物技术药物的基础知识。

2. 熟悉糖类药物生产的基本技术和方法。

3. 掌握典型1,6–二磷酸果糖生产的工艺流程、生产技术、操作要点及其相关参数的控制。

●能力目标

1. 具备糖类生物技术药物生产的基本操作技能。

2. 具备1,6–二磷酸果糖制备的能力。

3. 能进行糖类生物技术药物生产相关参数的控制，并能编制生产糖类生物技术药物的工艺方案。

●素质目标

1. 具备吃苦耐劳、独立思考、团结协作、勇于创新的精神和诚实守信的优良品质。

2. 树立“安全第一、质量首位、成本最低、效益最高”的意识，并贯彻到制药生产的各个环节。

3. 培养学生具有精益求精的工匠精神、良好的职业道德和家国情怀。

【学习导航】

本项目的内容是糖类生物技术药物，项目实施介绍了糖类生物技术药物的基础知识和典型糖类生物技术药物制备实训，知识拓展让学生掌握糖类药物的研究现状。通过学习使学生对糖类生物技术药物的分类、来源、生理活性、主要生产方法和必备实操技能等有所认知，为今后专业课程的学习打下良好的基础。

【案例导入】

中国海洋药物以糖类药物为主，开发“蓝色药库”正当其时

2019年6月，“科学三号”“创新二号”科考船在青岛西海岸新区母港准备启航。海洋是由物理、化学、生物、地质过程耦合的开放的复杂系统组成的，如果从它的资源来看，它主要是由生物资源、矿产资源、海水资源、海洋能资源以及空间资源所组成的。

海洋具有生物量大、物种丰富、丰度高、资源可再生的特点，尤其是海洋生物长期在高盐、高压、低温、低光照的过程当中生存，生物之间存在共生、互为食物的关系，因此有大量的基因资源，通过化学防御可以产生一大批活性糖类、蛋白质、小分子之类的活性物质。所以海洋生物资源已经成为世界海洋强国战略产业，尤其是新兴的医药产业规划的重要依据和资源支撑。

海洋糖类有资源量非常庞大和再生的特点，海洋的藻类主要是植物资源，包括褐藻、红藻、绿藻、蓝藻等，动物资源也是非常丰富的，同时我们在药用资源开发里面还要关注微生物资源，有数十亿种微生物资源，同样可以产生大量糖类化合物。

中国的海洋药物很多是以糖类药物为主。现在临床在研的有一千多种抗老年痴呆药物，近16年唯一通过临床三期的就是海洋寡糖类药物971。海洋多糖具有资源丰富、结构独特、活性广泛的特点。海洋糖产业具有链条完整、应用面广、附加值高的属性，是开发“蓝色药库”的重要保障。

例如，未来糖类药物的发展有一个重要例子就是新的筛选技术。目前小分子的细胞毒类药物不适合于糖，研究人员从分子水平、细胞水平、动物水平建立适合于糖药物的体系。2005年开发的糖芯片技术以及超算平台，同样也把糖加到里面，来大大加快药物筛选发现的速度。第二个例子是抗病毒方面，从多糖、寡糖的层面，研究表明这类化合物显示了很好的活性。

总之，海洋多糖是医药、食品、化工开发的优质资源，应用面广、附加值高，以糖为基础的海洋药库研发将成为全球关注的热点，开发中国“蓝色药库”正当其时。

【项目实施】

糖类是自然界广泛存在的一大类营养物质，已发现不少糖类物质及其衍生物具有很高的药用价值，有些已在临床广泛应用。多糖类药物近来很引人注目，其尤其在抗凝、降血脂、提高机体免疫力和抗肿瘤、抗辐射方面都具有显著的药理

作用与疗效。例如猪苓多糖能促进抗体的形成，是一种良好的免疫调节剂；PS-K 多糖和香菇多糖对小鼠 S_{180} 瘤株有明显抑制作用，已作为免疫型抗肿瘤药物；还有银耳多糖、茯苓多糖、云芝多糖、胎盘脂多糖等都已在临床应用。肝素是天然抗凝剂，用于防治血栓、周围血管病、心绞痛、充血性心力衰竭与肿瘤的辅助治疗。硫酸软骨素有利尿、解毒、镇痛作用。右旋糖酐可以代替血浆蛋白以维持血液渗透压，中分子质量右旋糖酐用于增加血容量，维持血压，以抗休克为主；低分子质量右旋糖酐主要用于改善微循环，降低血液黏度，是一种安全有效的血浆扩充剂。海藻酸钠能增加血容量，使血压恢复正常。另外，一些硫酸化多糖具有显著的抗病毒作用，是抗病毒药物研究的重要方向。随着糖生物学的发展，糖类在生命过程中的重要作用被不断揭示，对糖类药物的研究也越来越受到重视。

任务一　糖类药物的认知

一、糖类药物的分类与来源

（一）糖类药物的分类

糖类药物种类繁多，其分类方法也有多种，按照含有的单糖数目可分为以下几种：

1. 单糖类及其衍生物

如葡萄糖、果糖、维生素 C、木糖醇、山梨醇、甘露醇、氨基葡萄糖、6-磷酸葡萄糖和 1,6-二磷酸果糖等。

2. 低聚糖类

这是由 2~20 个单糖以糖苷键相连组成的聚合物，如蔗糖、麦芽乳糖、乳果糖和水苏糖等。

3. 多糖

这是由 20 个以上单糖聚合而成的醛糖或酮糖组成的大分子物质，如香菇多糖、肝素、透明质酸、硫酸软骨素等。

（二）糖类药物的来源

1. 单糖及其衍生物的来源

自然界已发现的单糖主要是戊糖和己糖。常见的戊糖有 D-（-）-核糖、D-（-）-2-脱氧核糖、D-（+）-木糖和 L-（+）-阿拉伯糖，它们都是醛糖，以多糖或苷的形式存在于动植物中。常见的己糖有 D-（+）-葡萄糖、D-（+）-甘露糖、D-（+）-半乳糖和 D-（-）-果糖，均为酮糖，己糖以游离或结合的形式存在于动植物中。氨基糖常以结合状态存在于黏蛋白和糖蛋白中，但游离的氨基半乳糖对肝脏有毒性。

2. 低聚糖的来源

低聚糖又称寡糖，低聚糖的获得大体上可分为以下几种：从天然原料中提取、微波固相合成方法、酸碱转化法、酶水解法等。最常见的低聚糖是二糖，也称为双糖，是两个单糖通过糖苷键结合而成的，连接它们的共价键类型主要有*N*-糖甘键型和*O*-糖苷键型两大类。

3. 多糖的来源

多糖种类繁多，广泛存在于动物、植物、微生物（细菌和真菌）和海藻中。

（1）动物多糖　动物多糖来源于动物结缔组织、细胞间质，是研究最多、临床应用最早、生产技术最成熟的多糖，重要的有肝素、类肝素、透明质酸和硫酸软骨素等。从动物肝脾中得到的肝素具有抗凝血的作用；硫酸软骨素则有保护机体组织弹性的作用，可防治动脉硬化和骨质增生等；从刺参中提取的酸性黏多糖对肿瘤有显著抑制作用；从贝类中提取的壳聚糖也具有抗癌活性成分。

（2）植物多糖　植物多糖来源于植物的各种组织，从各种中草药中都可以提取分离出药用多糖。我国近年来对植物多糖，特别是中草药多糖的药物活性研究越来越深入。天然中草药是我国传统医药的瑰宝，其有效成分主要有多糖、生物碱、蛋白质、苷类、油脂等生物活性物质。近 20 年来国内对大量中草药来源的多糖及糖缀合物进行了化学和广泛的活性研究，相继报道了这些多糖及糖缀合物具有免疫调节、抗肿瘤、降血糖、抗放射、抗突变、抗遗传损伤、抗凝血、抗血栓等多方面的药理作用，有的已被批准在临床应用，为创制新药迈出了坚实的一步。

（3）微生物多糖　微生物多糖是一类无毒、高效、无残留的免疫增强剂，能够提高机体的非特异性免疫和特异性免疫反应，增强对细菌、真菌、寄生虫及病毒的抗感染能力和对肿瘤的杀伤能力，具有良好的防病治病效果。微生物多糖的生产不受资源、季节、地域和病虫害条件的限制，而且周期短、工艺简单、易于实现生产规模大型化和管理技术自动化。微生物多糖的种类繁多，依微生物来源分为细菌多糖、真菌多糖和藻类多糖，按分泌类型又可分为胞内多糖与胞外多糖。现已从真菌（主要是担子菌纲和子囊菌纲）得到真菌多糖数百种，有的已经开发利用。香菇多糖、云芝多糖、猪苓多糖、灵芝多糖、银耳多糖、茯苓多糖等微生物多糖已用于肿瘤治疗。

全世界的藻类约有 3 万多种，红藻、绿藻和褐藻三大藻类被广泛利用，约 100 余种。海藻细胞间富含黏质多糖、醛酸多糖和含硫多糖。从海藻中提取的多糖类药物具有提高免疫力、抗肿瘤、抗病毒、降胆固醇、降血脂和治疗艾滋病等作用。

二、糖类药物的生理活性及应用

糖类尤其是多糖，具有十分广泛的药理生理作用。

1. 抗肿瘤和免疫促进活性

糖类药物的生理活性

多糖对免疫功能具有重要的调节作用，从多个层次多个途径激活机体免疫系统，包括对各种免疫细胞的调节、对细胞因子的调节以及对补体的调节等。多糖的抗肿瘤活性一般是通过增强机体免疫功能来实现的。其免疫抑癌作用是多靶点的，遍及非特异性免疫和特异性免疫应答的各个主要环节。香菇多糖已用于临床，另外灵芝多糖、地黄多糖、冬虫夏草多糖、海带多糖、微藻多糖等也具有抗肿瘤活性。

2. 抗病毒活性

多糖类尤其是硫酸多糖类，在结构上与细胞表面的糖胺聚糖类似，竞争抑制病毒与细胞结合，同时又是许多细胞表面分子的模拟配体，能直接与细胞结合，阻碍病毒的吸附。一些多糖对艾滋病毒（HIV-1）、单纯疱疹病毒、巨细胞病毒、流感病毒、囊状胃炎病毒、劳斯肉瘤病毒和鸟肉瘤病毒等各种病毒具有抑制作用。

3. 抗凝血活性

肝素是天然抗凝剂，带有负电荷。甲壳素、硫酸化昆布多糖、海带多糖均具有体内外抗凝血作用。芦荟多糖、黑木耳多糖等也具有肝素样的抗凝血作用。

4. 抗氧化活性

多糖可通过提高抗氧化酶活性、清除自由基、抑制脂质过氧化，从而保护生物膜。泥鳅多糖能有效消除 O^{2-} ·、·OH、H_2O_2 等活性氧，对 DNA 链具有良好的保护作用，另有甲壳素、怀山药多糖、五味子多糖、银杏叶多糖、大豆低聚糖、淫羊藿多糖等具有抗氧化活性。

5. 抗感染作用

多糖可以提高机体组织细胞对细菌、原虫、病毒和真菌感染的抵抗力。如甲壳素对皮下肿胀有治疗作用，对皮肤伤口有愈合作用。

6. 降血脂、抗动脉粥样硬化作用

类肝素（heparinoid）、硫酸软骨素、小分子质量肝素等具有降血脂、降胆固醇、抗动脉粥样硬化作用，用于防治冠心病和动脉硬化。现已发现硫酸软骨素A、果胶、褐藻胶、海带淀粉、褐藻糖胶、甘蔗多糖均具有降血脂作用。

7. 抗辐射、抗突变

茯苓多糖、紫菜多糖、甲壳素、透明质酸、海带多糖等均能抗 $^{60}Co-\gamma$ 射线的损伤。柴胡多糖在抗辐射实验中，有效程度与盐酸胱胺接近。黄精多糖、灰树花多糖、芦荟多糖等也具抗辐射作用。

随着人类对多糖研究的不断深入，将会发现多糖更多的作用和用途。

任务二　糖类药物生产的一般方法

一、单糖、小分子寡糖及其衍生物的生产

游离单糖及小分子寡糖，包括单糖（如葡萄糖、果糖、半乳糖、阿拉伯糖、鼠李糖）、双糖类（如蔗糖、麦芽糖）、三糖类（如棉籽糖、龙胆糖）、四糖类（如来苏糖）以及多元醇类（如卫矛醇、甘露醇）等，易溶于冷水及温乙醇。可以用水或在中性条件下以50%乙醇为提取溶剂，也可以用82%乙醇，在70~78℃下回流提取。溶剂用量一般为材料的20倍，需多次提取。将植物材料磨碎，经乙醚或石油醚脱脂，拌加碳酸钙，以50%乙醇温浸，浸液合并，于40~45℃减压浓缩至适当体积，用中性乙酸铅去杂蛋白及其他杂质，铅离子可通H_2S除去，再浓缩至黏稠状。以甲醇或乙醇温浸，除去不溶物（如无机盐或残留蛋白质等）。醇液经活性炭脱色、浓缩、冷却，滴加乙醚，或置于硫酸干燥器中旋转，析出结晶。单糖或小分子寡糖也可以在提取后，用吸附层析法或离子交换法进行纯化。

二、多糖的生产

多糖的生产包括提取、纯化、浓度的测定和纯度检查等环节。

1. 多糖的提取

提取多糖时，一般需先进行脱脂，以便多糖释放。方法是将材料粉碎，用甲醇或1∶1乙醇、乙醚混合液，加热搅拌1~3h，也可用石油醚脱脂。动物材料可用丙酮脱脂、脱水处理。

多糖的性质不同，提取方法也不同，主要有以下几种：

（1）稀碱液提取　这一类多糖主要是不溶性胶类，如木聚糖、半乳聚糖等。用冷水浸润材料后用0.5mol/L NaOH溶液提取，提取液用盐酸中和、浓缩后，加乙醇沉淀得多糖。如在稀碱中仍不易溶出，可加入硼砂、甘露聚糖、半乳聚糖等能形成硼酸络合物的多糖，此法可制得相当纯的多糖。

（2）用热水提取　材料用冷水浸过，用热水提取，必要时可加热至80~90℃搅拌提取，提取液用正丁醇与三氯甲烷混合液除去杂蛋白（或用三氯乙酸除杂蛋白），取离心除去杂蛋白后的清液，透析后用乙醇沉淀得多糖。

2. 多糖的纯化

多糖的纯化方法很多，但必须根据目的物的性质及条件选择合适的纯化方法。而且往往用一种方法不易得到理想的结果，因此必要时应考虑合用几种方法。

（1）乙醇沉淀法　乙醇沉淀法是制备黏多糖的最常用手段。乙醇的加入改变了溶液的极性，导致糖溶解度下降。供乙醇沉淀的多糖溶液，含多糖的浓度以

1%~2%为佳。如使用充分过量的乙醇，黏多糖浓度小于0.1%也可以沉淀完全。向溶液中加入一定浓度的盐（如乙酸钠、乙酸钾、乙酸铵或氯化钠），有助于使黏多糖从溶液中析出，盐的最终浓度为5%即足够。使用乙酸盐的优点是在乙醇中其溶解度更大，即使在乙醇过量时，也不会发生这类盐的共沉现象。一般只要黏多糖浓度不太低，并有足够的盐存在，加入4~5倍乙醇后，黏多糖可完全沉淀。可以使用多次乙醇沉淀法使多糖脱盐，也可以用超滤法或分子筛法（Sephadex G-10或G-15）进行多糖脱盐。加完乙醇，搅拌数小时，以保证多糖完全沉淀。沉淀物可用无水乙醇、丙酮、乙醚脱水，真空干燥，即可得疏松粉末状产品。

（2）分级沉淀法　不同多糖在不同浓度的甲醇、乙醇或丙酮中的溶解度不同，因此可用不同浓度的有机溶剂分级沉淀相对分子质量不同的黏多糖。在Ca^{2+}、Zn^{2+}等二价金属离子的存在下，采用乙醇分级分离黏多糖可以获得最佳效果。

（3）凝胶过滤法　凝胶过滤法根据多糖相对分子质量的不同而进行分离，常用于多糖分离的凝胶有Sephadex G类、Sepharose 6B、Sephacryl S类等。

此外，季铵盐配合法、离子交换层析法、区带电泳法、超滤法及金属配合法等在多糖的分离纯化中也常采用。如应用区带电泳法可分离透明质酸、硫酸软骨素与肝素等。

3. 溶液中多糖浓度的测定

（1）蒽酮-硫酸比色法测定糖含量　糖类遇浓硫酸脱水生成糠醛或其衍生物，可与蒽酮试剂结合产生颜色反应，反应后溶液呈蓝绿色，于620nm波长处有最大吸收，吸光度与糖含量呈线性关系。

标准曲线：准确称取干燥至恒重的葡萄糖10mg，溶解后置于100mL容量瓶中，加水至刻度，分别吸取0、0.1、0.2、0.4、0.6、0.8、1.0mL标准溶液，置于带塞试管中，补足蒸馏水至1mL。加入2mg/mL蒽酮试剂4mL，混匀，沸水浴煮10min。冷却后测定620nm波长处的吸光度。以“0”管作空白对照，以吸光度对葡萄糖浓度作图得标准曲线。

取样品液0.1mL，按上述步骤操作，测定吸光度，以标准曲线计算多糖含量。

（2）3,5-二硝基水杨酸（DNS）比色法测定还原糖　在碱性溶液中，DNS与还原糖共热后被还原成棕红色氨基化合物，在一定范围内还原糖的量与反应液的颜色强度呈比例关系，利用比色法可测定样品中的含糖量。

标准曲线：准确称取干燥至恒重的葡萄糖100mg于100mL容量瓶中，加水至刻度，分别吸取0、0.2、0.4、0.6、0.8、1.0mL标准溶液，置于带塞试管中，补足蒸馏水至1mL，分别加入3mL DNS试剂，沸水浴煮15min显色，冷却后用蒸馏水稀释至25mL，测定550nm波长处的吸光度。以“0”管作空白对照，以吸光度对葡萄糖浓度作图得标准曲线。

取样品液1mL，按上述步骤操作，测定吸光度，以标准曲线计算多糖含量。

（3）苯酚-硫酸比色法　苯酚-硫酸试剂可与多糖中的己糖、糖醛酸起显色反应，在490nm波长处有最大吸收，吸光度与糖含量呈线性关系。

标准曲线：准确称取干燥至恒重的葡萄糖10mg，溶解后置于100ml容量瓶中，加水至刻度，分别吸取0、0.1、0.2、0.3、0.4、0.5、0.6、0.7、0.8mL，用蒸馏水补到1.0mL，振摇混匀。各管再加入5%苯酚溶液1mL，振摇混匀，迅速加入5.0mL硫酸，振摇混匀，室温放置20min后，在490nm波长处分别测定吸光度。以葡萄糖溶液的浓度为横坐标、吸光度为纵坐标，绘制标准曲线。

吸取样品液0.1mL，按上述步骤操作，测定吸光度，以标准曲线计算多糖含量。

（4）葡萄糖氧化酶法测定葡萄糖　葡萄糖氧化酶专一性氧化β-葡萄糖，生成葡萄糖酸和过氧化氢，再利用过氧化物酶催化过氧化氢氧化某些物质（如邻甲氧苯胺）使其从无色转变为有色，通过比色法计算葡萄糖含量。葡萄糖溶液中α-葡萄糖和β-葡萄糖存在着动态平衡，随着β-葡萄糖的氧化，最终所有α型全部转变成β型被氧化。此法专一性高、灵敏，适用于测定生成葡萄糖的酶反应。

（5）Nelson法　还原糖将铜试剂还原生成氧化亚铜，在浓硫酸存在下与砷钼酸生成蓝色溶液，在560nm波长下的吸光度与糖含量呈线性关系。此方法重复性较好、产物稳定，测定范围为0.01~0.18mg。

4. 纯度检查

多糖的纯度只代表某一多糖的相似链长的平均分布，通常所说的多糖纯品也是指具有一定相对分子质量范围的均一组分。多糖纯度的鉴定通常有以下几种方法：比旋光度法、超速离心法、高压电泳法、常压凝胶层析法和高效凝胶渗透色谱法。其中高效凝胶渗透色谱法是目前最常用、较准确的方法，发展较快，而常压凝胶层析法被普遍认为是实验室中最简便的方法。

离心机的使用

（1）常压凝胶层析法　常压凝胶层析法是根据在凝胶柱上不同相对分子质量的多糖与洗脱体积成一定关系的特性来进行分离。凝胶层析的分离过程是在装有多孔物质（交联葡聚糖、多孔硅胶、多孔玻璃等）的填料中进行的。选择适宜的凝胶是取得良好分离效果的保证。

（2）高效液相色谱法（HPLC）　HPLC具有快速、高分辨率和重现性好的优点，因此得到越来越多的应用。用于HPLC的凝胶柱均为商品柱，可直接使用。其填料有疏水性的，也有亲水性的，而且每根柱的孔径不同，分离分子质量的范围也不同。选用哪一种性质的填料和用多大的排阻限和渗透限，主要取决于被分离溶质的性质和可能的分子质量大小。在实际操作中，对于未知分子质量的样品，通常是采用分离范围较广的凝胶柱（如Line柱）进行粗分离，确定分子质量的大致范围及分离条件，再据此选定合适的凝胶柱进行细分离。为提高柱效和分离度，常用几根孔径大小不同的柱串联起来，或几根相同的柱串联，以及用一根柱再循环操作。多糖的检测不采用柱后衍生化方法，而是采用直接检测。最常用的为示差折光（RI）检测器，具有中等灵敏度。对于酸性多糖则可以用紫外（UV）检测器，但多数是采用RI和UV同时检测。

（3）比旋光度法　不同的多糖具有不同的比旋光度，在不同浓度的乙醇中具有不同的溶解度。如果多糖的水溶液经不同浓度的乙醇所得的沉淀具有相同的比旋光度，则该多糖为均一组分。

（4）超速离心法　如果多糖在离心力场作用下形成单一区带，说明多糖微粒沉降速度相同，表明其分子的密度、大小和形状相似。

三、黏多糖类生化产品的生产

1. 概述

黏多糖（mucopolysaccharides）是动物组织中的一类重要的化学物质。随着生物学、生物化学及生化分离技术等的发展，对黏多糖类的理化性质、生理功能、生物活性及药理作用有了更新、更全面的认识，并公认它是一类比较有发展潜力的新型生化药物或生物制品。

黏多糖是广泛存在于动物体内的复合多糖，它基本上由特定的重复双糖结构构成，在此双糖单位中，包含一个氨基己糖。黏多糖因所含单糖的种类、比例、*O*-硫酸基的位置等不同而异；还因所含糖苷键的类型、不同糖苷键的比例以及与此相关的支链程度等的不同而有所不同，并且这些结构因素可能与生理功能的实现有关。

2. 黏多糖的分离纯化方法

黏多糖大多与蛋白质以共价键结合，通常先用酶降解蛋白质部分或用碱使多糖与蛋白质间的键裂开，目的是促进黏多糖在提取时的溶解。另外，碱性提取可避免黏多糖中硫酸基团水解而破坏。目前，多采用在碱性提取的同时用蛋白质水解酶来处理组织。一般组织中存在多种黏多糖，因而需要对黏多糖混合物进行分级分离。常用的分离方法有如下几种。

（1）有机溶剂分离法　因为黏多糖有较强的极性，在其水溶液中加入乙醇、丙酮或甲醇等有机溶剂即可产生沉淀，并且不同的黏多糖所含极性基团及分子质量不同，产生沉淀所需的乙醇浓度也不同。Meyer等曾将黏多糖溶于5%乙酸钙和0.5mol/L乙酸缓冲液中，用不同浓度的乙醇溶液分别将硫酸皮肤素（18%~25%乙醇沉淀）、硫酸软骨素A（30%~40%乙醇沉淀）、硫酸软骨素C（40%~45%乙醇沉淀）逐一分开；45%~65%乙醇可将硫酸角质素分离出来。

Lasker和Stivala于1966年按2%乙醇级差由61%~65%浓度递减，将商品肝素分成11种组分，测定各组分的分子质量、微分比容、特性黏度及抗凝血活性等，发现其理化特性及生物学特性各不相同。

（2）季铵化合物沉淀法　黏多糖是一类高分子物质，含有大量的酸性基团，并且在溶液中以聚阴离子形式存在，这样就与表面活性剂，如十六烷基三甲基溴化铵（CTAB）等形成了季铵配合物。而这些配合物在低离子强度的水溶液中不溶解，只有增大离子强度才可解离并溶解。不同多糖的酸性不同，解离所需的临界盐浓度也不同，利用此性质可分离多糖。

另外，一般硫酸基含量越高，所需解离的离子强度越大。例如，肝素的临界电解质浓度较高，而只含羧基的透明质酸，其临界电解质浓度最低。

（3）离子交换色谱法　因为黏多糖在溶液中是以聚阴离子的形式存在的，所以可以用阴离子交换剂进行交换吸附。常用的阴离子交换剂有 DEAE-纤维素、Dowexl-X_2、ECTEOLA-纤维素、TEAE-纤维素、DEAE-葡聚糖凝胶等。洗脱时可用氯化钠溶液进行梯度洗脱。

以上这几种方法都具有成本低、操作简便、适于当前我国生产等优点。

（4）凝胶过滤　Bianchinid 等曾经用 Sephadex G50 对胰肝素进行色谱分离得到生物活性（胰蛋白脂酶、抗补体、部分凝血活素时间活性和凝血酶时间活性）不同的 4 种成分。

Lane 用凝胶过滤法得到的高分子肝素（相对分子质量为 20000）具有强的部分凝血活素时间活性，但是其 X a 因子的抑制效应很弱，若长期使用可能会引起血小板减少症。而得到的低分子肝素（相对分子质量为 5000~6000）的部分凝血活素时间活性虽然很低，但其 X a 因子抑制效应很强，即使长期用于防治血栓也不易引起出血等副作用。这说明对于引起副作用的特殊组分也是可分离的。

（5）亲和色谱　亲和色谱的方法也适用于黏多糖的分离，这是因为黏多糖是一类生物高分子物质，它可与某些对应物质发生专一的可逆结合，如肝素与抗凝血酶Ⅲ（AT Ⅲ）和脂蛋白脂肪酶有高度亲和性等。Lindahi 于 1979 年将肝素酶解后，得到对 AT Ⅲ有高亲和性的最小片段（12~16 个糖残基），并且其艾杜糖醛酸含量较高。

（6）等电聚焦　Nader 在 pH3. 0~5. 0 梯度介质的聚丙烯酰胺凝胶中对肝素酶解液进行等电聚焦，至少可以分出 21 种组分。将凝胶载体各区带切下洗脱后，测定各组分的分子质量和抗凝血活性，发现只有相对分子质量大于 7000 的组分才具有抗凝性。

随着近代生化分离技术和分析技术的发展，人们对黏多糖的认识不断深入。而采用高效、可靠的分离技术，并为临床提供具有专一作用、副作用小的组分是完全可行的。

实训七　1,6-二磷酸果糖的生产

一、任务描述

1,6-二磷酸果糖（FDP）是果糖的 1,6-二磷酸酯，其分子形式有游离酸 FD-

PH_4 与钠盐，如1,6-二磷酸果糖三钠盐（$FDPNa_3H$）等。$FDPNa_3H$ 为白色晶形粉末，无臭，熔点71~74℃，易溶于水，不溶于有机溶剂，4℃时较稳定，久置空气中易吸潮结块，转为微黄色。

FDP是葡萄糖代谢过程中的重要中间产物，是分子水平上的代谢调节剂。FDP具有促进细胞内高能基团的重建，保持红细胞的韧性及向组织释放氧气的能力，是糖代谢的重要促进剂。临床验证表明，FDP是急性心肌梗死、心功能不全、冠心病、心肌缺血发作、休克等症状的急救药物，它有利于改善心力衰竭、肝肾功能衰竭等临床危象，在各类外科手术中可以作为重要辅助治疗药物，对各类肝炎引起的深度黄疸、转氨酶升高及低白蛋白血症者也有较好的治疗作用。

二、任务实施

（一）准备工作

（1）建立工作小组，制订工作计划，确定具体任务，任务分工到个人，并记录到工作表。

（2）收集提取与精制FDP的必要信息，掌握相关知识及操作要点，与指导教师共同确定出一种最佳的工作方案。

（3）完成任务单中实际操作前的各项准备工作。

①材料准备：FDP生产菌种子。

②试剂：麦芽汁、生理盐水、卡拉胶、表面活性剂、KCl、蔗糖、NaH_2PO_4、ATP、$MgCl_2$ 等。

③仪器：小型发酵罐、恒温培养箱、填充柱反应器、DEAE-C阴离子交换柱、冷冻干燥机等。

（二）操作过程

操作流程如图7-1所示。

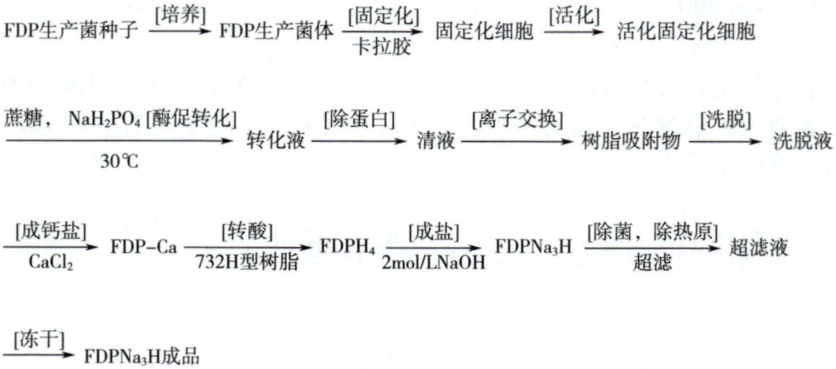

图7-1　1,6-二磷酸果糖生产工艺路线

1. FDP 生产菌的培养

接种过程

啤酒酵母接种于麦芽汁斜面培养基上，26℃培养 24h，转入种子培养基中，培养至对数生长期，转种于发酵培养基中，于 28℃发酵培养 24h，静置 1 周，离心，收集菌体。

2. 固定化细胞的制备

取活化菌体用等体积生理盐水悬浮，预热至 40℃，用 4 倍量生理盐水加热溶解卡拉胶（卡拉胶用量为 3.2g/100mL），两者于 45℃混合搅拌 10min，倒入成型器皿中，4~10℃冷却 30min，加入等量 0.3mol/L KCl 溶液浸泡软化 4h，切成 3mm×3mm×3mm 小块。

3. 活化固定化细胞

用含底物的表面活性剂于 35℃浸泡活化固定化细胞 12h，用 0.3mol/L KCl 溶液洗涤后浸泡于生理盐水中备用。

4. 酶促转化

使用活化固定化细胞填充柱反应器，以上行法通入 30℃底物溶液（内含 8%蔗糖、4% NaH_2PO_4、5mmol/L ATP、30mmol/L $MgCl_2$），收集反应液。

5. 离子交换

反应液经除蛋白澄清过滤，清液通过已处理好的 DEAE-C 阴离子交换柱，经洗涤、洗脱，收集洗脱液，加入适量 $CaCl_2$ 使生成 FDPCa 沉淀。

6. 转酸

FDPCa 悬浮于无菌水中，用 732 H 型树脂将其转成 $FDPH_4$，用 2mol/L NaOH 溶液调 pH 为 5.3~5.8，经活性炭脱色，超滤冻干，得 $FDPNa_3H$ 成品。

（三）检验方法

FDP 的含量测定采用酶分析法。用醛缩酶将 FDP 裂解成 3-磷酸基-甘油醛和磷酸基-二羟丙酮，然后利用异构酶把磷酸基-二羟丙酮转变为 3-磷酸基-甘油醛，再用磷酸甘油醛脱氢酶将 3-磷酸基-甘油醛还原成磷酸基-甘油，与此同时，还原型辅酶Ⅰ（NADH）脱氢氧化成氧化型辅酶Ⅰ（NAD），根据 340nm 波长处辅酶Ⅰ的吸光度变化，即可测定供试品中 FDP 的含量。本法快速、特异性好。

（四）结束工作

（1）填好所有操作记录单、任务单、各种评价表。

（2）检查设备仪表是否洁净完好。

（3）清理工作场地与环境卫生。

（4）进行任务总结（小组讨论与汇报、组间互评、教师点评与总结）。

三、任务探究

(1) 分析固定化细胞制备的影响因素。

(2) 分析1,6-二磷酸果糖转酸操作的注意事项。

【知识拓展】

糖类药物的研究现状

一、国外现状

由于糖类是除蛋白质、核酸之外的第三类生物大分子，在生物体内多种生理和病理过程中扮演着重要角色。然而，由于糖结构的高度复杂性和多样性，与蛋白质和核酸研究相比，糖类的结构和功能研究在许多方面尚未建立起成熟统一的概念和技术。糖类药物的开发也远远滞后于蛋白质和核酸类药物。近年来，随着糖组学、糖生物学的发展，以及糖的分离纯化、结构解析、定性定量分析手段的提高，更多具有优良药理活性的糖类成为了重要的研究对象。糖科学和糖类药物已成为21世纪生命科学研究以及新药研发的重要组成部分。

全球范围内已有数百种糖类药物上市应用于临床，处在研究阶段的糖类药物更是种类繁多。目前市场上有几种基于碳水化合物的药物。例如，在临床中BGM Galactin-3可用于慢性心力衰竭的血液检测。GSC_{100}（以前称为GBC_{590}）是一种复合多糖，具有结合和阻断半乳糖凝集素-3作用的能力。Galactin Therapeutics有两种先导糖类药物——用于癌症免疫治疗的GM-CT-01和用于纤维化的GM-MD-02。

二、国内现状

我国在糖类药物研究上取得了一系列成果。中国海洋大学海洋药物教育部重点实验室建立了海洋糖工程药物研究开发技术体系，并以海洋多糖为基础原料，采用生物降解和化学降解等方法，制备获得纯度高、结构清楚的海洋寡糖单体化合物50个，分属褐藻胶、卡拉胶、琼胶及几丁质4个系列，并以此糖类化合物为基础原料，获得糖缀合物60个，初步构建了我国第一个海洋糖库。植物多糖类药物是我国研究最多、应用最早的药物之一，广泛地应用于各类疾病的治疗当中，如人参、枸杞、黄芪、当归、海藻等都含有多糖。近年来，我国以糖生物工程技术为核心的生物糖产业呈现出快速发展的局面，年增长率维持在20%左右，预计其复合增长率将超过40%，糖工程技术也被列入《国家中长期科学和技术发展规划纲要（2006—2020年）》确定的重点领域及前沿技术中。

目前，糖类药物的研发方向主要集中在抗炎症药物、免疫调节药物、抗感染药物与疫苗、心血管病药物、癌症诊断、靶向治疗及一些遗传病和慢性病的治疗药物上。而阻碍糖类药物研发的主要难点有两个方面：第一，对糖的功能研究有待深入；第二，缺乏规模化制备糖的关键技术突破。由于糖链结构的复杂性，目前获得糖链的主要方法还是提取或化学合成，难以像核酸和蛋白质那样进行高效、准确的自动化化学合成，也不能像核酸 PCR 扩增或蛋白质表达那样大量制备。直接后果就是在药物研发及后续的应用中，没有成本较低的大规模制备技术，进而制约了糖类药物的发展。

【榜样引领】

中国发酵工业的先驱——金培松

金培松，发酵专家，浙江东阳人。1931 年毕业于上海劳动大学农艺化学系。1946 年获美国威斯康星大学生物化学系硕士学位。曾任上海中央工业试验所发酵室主任。中华人民共和国成立后，历任上海科学研究所工业发酵室主任兼沪江大学、复旦大学教授，北京轻工业学院、河北轻工业学院（今天津科技大学前身）发酵教研室主任、教授，中国微生物学会理事。九三学社社员。毕生从事发酵科学研究和教学工作。研究成功右旋糖酐（人造代血浆）、发酵法制造葡萄糖酸钙等并投产。著有《微生物学》《酿造研究》等。他曾应华东人民制药公司之邀请，参加关于生产青霉素的座谈会，他曾就青霉素产生菌的选育以及国产原料代用等问题提出建议。1955 年他进行过链霉素和金霉素生产菌种的选育和工业发酵的研究。在山东新华制药厂的支持下，金培松从 1949 年开始主持研究发酵法生产葡萄糖酸钙，1954 年在新华制药厂建立了我国第一个葡萄糖酸生产车间。1951 年他在我国较早开展柠檬酸发酵研究，曾试验过用甘薯淀粉作原料生产柠檬酸和生产甘油。经过几代人努力，这项工作到 20 世纪 80 年代成为国际领先技术。他是我国著名的微生物研究专家、教育家，曾经在抗战期间冒着生命危险保存菌种并获得国家胜利勋章的教授——金培松。

【项目总结】

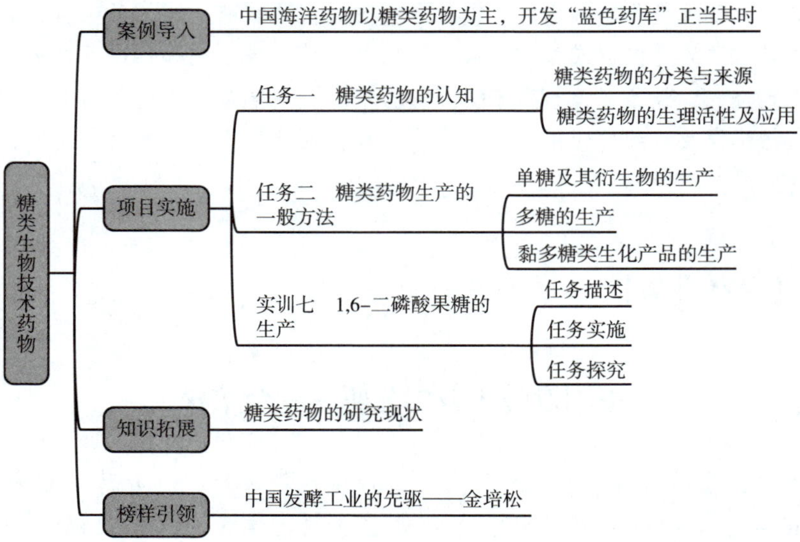

【项目检测】

一、填空题

1. 生物体内的糖以不同形式出现则会有不同功能。糖类药物种类繁多，其分类方法也有多种，其按照含有单糖数目的不同可分为________、________和________三类。

2. 提取多糖时，一般需先进行________，以便多糖释放。方法是将材料粉碎，用甲醇或 1∶1 乙醇、乙醚混合液，加热搅拌 1~3h，也可用石油醚脱脂。动物材料可用________脱脂、脱水处理。

3. ________是分级分离复杂黏多糖与从稀溶液中回收黏多糖的最有用方法之一。

4. 多糖纯度的鉴定通常有比旋光度法、超速离心法、高压电泳法、常压凝胶层析法和高效凝胶渗透色谱法等方法，其中________是目前最常用的也较准确的方法，发展较快，而________被普遍认为是实验室中最简便可用的方法。

二、简答题

1. 简述糖类药物的分类与来源。

2. 简述糖类药物的生理活性。

三、工艺路线题

绘制通过微生物发酵技术生产 1,6–二磷酸果糖的工艺路线图。

项目八　脂类生物技术药物

【项目目标】

●知识目标

1. 明确不同脂类生物技术药物的种类、结构与性质。

2. 熟悉脂类生物技术药物生产的基本技术和方法。

3. 掌握典型脂类生物技术药物胆固醇生产的工艺流程、生产技术及其操作要点和相关参数的控制。

●能力目标

1. 学会常用脂类生物技术药物生产的操作技术和基本操作技能。

2. 熟练掌握胆固醇的药物生产工艺，熟悉脂类生物技术药物检验评价标准，能正确进行脂类药物质量检验工作。

3. 合理地选择胆固醇的药物生产方法，能按照工艺流程图和脂类生物技术药物的生产特点进行生产组织与管理。

●素质目标

1. 具有自主学习、独立思考的能力，具有团队意识和实事求是、踏实肯干的工作态度。

2. 具备生产岗位所必备的安全意识、质量意识，具有严谨的工作作风，能够在安全生产的前提下，保证产品质量。

3. 培养学生的爱国情怀和精益求精的劳模精神、工匠精神，具有良好的职业道德和环境保护意识。

【学习导航】

本项目的内容是脂类生物技术药物，项目实施介绍了脂类生物技术药物的基本知识和典型脂类生物技术药物制备实训，知识拓展让学生了解分辨真假牛黄的方法。通过学习使学生对脂类生物技术药物的种类、结构、性质、主要生产方法和必备实操技能等有所认知，为今后的学习和工作打下良好的基础。

【案例导入】

降血脂药的合理使用

高血脂可以引发心肌梗死、动脉粥样硬化、冠心病等，是心脑血管疾病的重要危险因素，降脂药的使用常出现自我用药、乱用药、错误用药的情况，增加了用药风险，那么如何合理使用降压药?

对一些长期不运动、体重偏高或者爱饮酒的人群，体检的时候常常会发现胆固醇、甘油三酯偏高，甚至还伴有轻度脂肪肝。这时不建议服药，因为贸然使用降脂药反而会给身体带来不利影响，可以通过改善生活方式和调节饮食来降脂。如果血脂高并伴有心脑血管疾病、高血糖等，就需要进行积极的降脂治疗。

1. 合理选用降脂药的原则

临床常用的降脂药包括：他汀类、维生素 B_3 类、贝特类、胆酸螯合剂、多烯脂肪酸类及熊去氧胆酸、谷甾醇、泛硫乙胺等。其中应用最多的是他汀类药物，除了能减少胆固醇合成、加速胆固醇的清除外，还具有稳定粥样斑块、改善血管内皮舒张功能、抗氧化、抗炎、抗凝和抗血小板聚集的作用，在降脂、冠心病的预防和治疗中发挥着重要作用。

规范应用上述药物的关键在于对症下药。高胆固醇血症首选他汀类，可以联合胆酸螯合树脂类或烟酸类治疗；高甘油三酯血症首选贝特类，同时也可以配合烟酸类和多烯脂肪酸类；一些贝特类药物因为具有中等降胆固醇的作用，适用于混合型高脂血症。

最后需要注意的是，当血脂控制达标后应逐渐减量，然后以药物的最低有效剂量长期服药来维持疗效，否则不但前功尽弃，发生心肌梗死等意外事件的概率也会大大上升。

2. 降脂药常见的不良反应

(1) 他汀类　会引起肝功能损伤、横纹肌溶解症，表现为转氨酶升高和肌肉酸痛无力，停药后好转，但严重时会导致急性肾功衰，因此需要坚持定期检查肝脏功能和肌酸激酶的水平。

(2) 贝特类　会引起非特异性的胃肠道症状和胆结石。

(3) 烟酸类　大量使用会引起面部潮红、肝脏毒性、痛风和扩张血管等反应，严重时需停用。

(4) 胆酸螯合剂　会引起便秘、食管反流、恶心等胃肠道症状。

3. 合理使用降脂药的注意事项

(1) 合理掌握服药时间　由于夜间人体合成胆固醇最活跃，而他汀类主要是通过限制胆固醇的合成起作用，因此晚上服药所产生的胆固醇降低幅度较白天服药大，所以他汀类药物应晚间顿服。

（2）联合用药需谨慎　由于药物联用会加重不良反应，因此，在应用降脂药物前，需将自己正在使用的药物告诉医护人员，有助于合理选择治疗药物，避免发生严重不良反应。

【项目实施】

脂类是脂肪酸和醇作用生成的酯及其衍生物统称。脂类广泛存在于生物体中，它有结构不同的几类化合物，由于分子中的碳氢比例都较高，能够溶解在乙醚、氯仿、苯等有机溶剂中，而不溶于水。脂类药物具有特定的生理、药理效应，可通过生物组织抽提、微生物发酵、动植物细胞培养、酶转化及化学合成等途径制取。

任务一　脂类药物的认知

一、脂类药物的种类、结构与性质

（一）脂类药物的种类

脂类药物按组成成分可以分为：①简单脂类，脂肪酸和醇形成的酯，比如甘油三酯、蜡；②复合脂类，除了脂肪酸和醇组成的脂外，分子中还含有其他非脂成分（如磷酸、含胆碱、糖等）的脂类，如磷脂和糖脂；③衍生脂，由简单脂类和复合脂类衍生而来的物质或与之关系密切，但也具有脂质一般性质的物质，比如类萜、类固醇。

（二）脂类药物的结构与性质

1. 脂肪和脂肪酸

（1）结构　脂肪由甘油和脂肪酸组成，又称为甘油三酯。天然脂肪大多数是混合甘油酯，具有不对称结构而存在异构体。脂肪酸链长及饱和度的差异直接影响其组成物的理化性质，从而引起生理功能的变化。甘油三酯的结构式如图 8-1 所示。

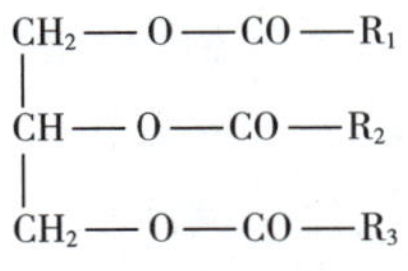

图 8-1　甘油三酯的结构式

R_1、R_2 及 R_3 分别代表三分子脂肪酸的羟基，如果三分子脂肪酸相同，构成的脂肪称为单纯甘油酯，如三油酸甘油酯。如果不同，则称为混合甘油酯。

不饱和脂肪酸组分主要为十八碳烯酸，其中有 1 个双键的称为油酸，有两个双键的称为亚油酸，有 3 个双键的称为亚麻酸。这 3 种十八碳烯酸的第一个双键都在 C（9）和 C（10）之间，在分子的中间部位。不饱和键超过 2 个的，又称为多不饱和脂肪酸，可分为 $\omega-6$ 系列及 $\omega-3$ 系列。$\omega-6$ 系列主要有亚油酸、亚麻酸及花生四烯酸，$\omega-3$ 系列主要有 a 亚麻酸、二十碳五烯酸（EPA）和二十二碳六烯酸（DHA）。

（2）理化性质

①水溶性：脂肪一般不溶于水，易溶于有机溶剂（如乙醚、石油醚、氯仿、二硫化碳、四氯化碳、苯等）。由低级脂肪酸构成的脂肪则能在水中溶解。脂肪的相对密度小于 1，故浮于水面上。

②熔点：脂肪的熔点各不相同，脂肪的熔点取决于脂肪酸链的长短及其双键数的多寡。脂肪酸的碳链越长，饱和度越高，则脂肪的熔点越高。饱和脂肪酸熔点随其相对分子质量而变化，相对分子质量越大，其熔点就越高。带双键的脂肪酸存在于脂肪中能显著地降低脂肪的熔点。不饱和脂肪酸的双键越多，熔点越低。

③吸收光谱：脂肪酸在紫外和红外区显示出特有的吸收光谱，依此可对脂肪酸进行定性、定量或结构研究。饱和脂肪酸和非共轭酸在 220nm 以下的波长区域有吸收峰。共轭酸中的二烯酸在 230nm 附近、三烯酸在 260~270nm 附近、四烯酸在 290~315nm 附近各显示出吸收峰。红外吸收光谱可有效地应用于测定脂肪酸的结构，它可以用于判断有无不饱和键，反式还是顺式，脂肪酸侧链的情况。

④皂化作用：脂肪内脂肪酸和甘油结合的酯键容易被氢氧化钾或氢氧化钠水解，生成甘油和水溶性的肥皂。这种水解称为皂化作用。通过皂化作用得到的皂化价（皂化 1g 脂肪所需氢氧化钾的毫克数），可以求出脂肪的相对分子质量，即

$$\text{脂肪的相对分子质量} = 3 \times \text{氢氧化钾的相对分子质量} \times 1000/\text{皂化价}$$

⑤加氢作用：脂肪分子中含有的不饱和脂肪酸，可因双键加氢而变为饱和脂肪酸。

⑥加碘作用：脂肪酸的不饱和双键可以加碘，100g 脂肪所吸收碘的克数称为碘价。脂肪中不饱和脂肪酸越多，或不饱和脂肪酸所含的双键越多，则碘价越高。根据碘价高低可以判断脂肪中脂肪酸的不饱和程度。

⑦氧化和酸败作用：脂类的多不饱和脂肪酸在体内容易氧化而生成过氧化脂质，它不仅能破坏生物膜的生理功能，导致机体的衰老，还会伴随某些溶血现象的发生，导致贫血、血栓、动脉硬化、糖尿病。脂肪的不饱和脂肪酸可受氧或各种细菌、霉菌所产生的脂肪酶和过氧化物酶所氧化形成一种过氧化物，最终生成短链酸、醛和酮类化合物，这些物质能使油脂散发刺激性的臭味，称为酸败

作用。

2. 磷脂

（1）结构　磷脂主要是指甘油磷脂和神经鞘磷脂。甘油磷脂主要包含磷脂酰胆碱（PC）、磷脂酰乙醇胺（PE，也称脑磷脂）、磷脂酸（PA）、磷脂酰肌醇（PI）等；狭义的卵磷脂仅指PC。磷脂分子中，以酯键形式和胆碱结合，常见的有硬脂酸、软脂酸、油酸、亚油酸、亚麻酸及花生四烯酸等，PC结构中饱和脂肪酸主要分布在第一位，不饱和脂肪酸主要分布在第二位。

（2）理化性质　由于磷脂分子中含有疏水性脂肪酸链和亲水基团（磷酸、胆碱或乙醇胺等基团），因此其具有表面活性，可乳化于水，以胶体状态在水中扩散。卵磷脂、脑磷脂及神经鞘磷脂的溶解度在不同的脂肪溶剂中具有显著差别，可用来分离此三种磷脂。

卵磷脂为白色蜡状物，在空气中极易氧化，迅速变成暗褐色。卵磷脂有降低表面张力的能力，若与蛋白质或碳水化合物结合则作用更大，是一种极有效的脂肪乳化剂。它与其他脂类结合后，在体内水系统中均匀扩散。因此，能使不溶于水的脂类处于乳化状态。

神经鞘磷脂对氧较为稳定，不溶于醚及冷乙醇，可溶于苯、氯仿及热乙醇。

3. 胆固醇

（1）结构　固醇是类固醇的一类，是非皂化性脂类。一般固醇结构都有一个环戊烷多氢菲环，A、B环之间和C、D环之间都有一个甲基，称为角甲基。带有角甲基的环戊烷多氢菲称为“甾”，因此固醇也称甾醇。典型结构以胆固醇为代表。胆固醇在7、8位上脱氢变成7-脱氢胆固醇。

（2）理化性质　胆固醇为白蜡状结晶片，不溶于水而溶于脂肪溶剂，可与卵磷脂或胆盐在水中形成乳状物。胆固醇与脂肪混合时能吸收大量水分。胆固醇不能皂化，能与脂肪酸结合成胆固醇酯，为血液中运输脂肪酸的方式之一。脑中含胆固醇很多，约占湿重的2%，几乎完全以游离的形式存在。

相较于固醇，类固醇甾体上的氧化程度较高，含有2个以上的含氧基团，这些含氧基团以羟基、酮基、羧基和醚基的形式存在，主要化合物有胆酸、鹅去氧胆酸、熊去氧胆酸、睾酮、雌二醇、黄体酮（孕酮等）等。胆酸的3、7、12位上各有1个羟基，鹅去氧胆酸3、7位有两个羟基，胆酸7位上失去1个羟基可得去氧胆酸。

二、脂类的药用价值及应用

1. 胆酸类的药用价值

胆酸类化合物是人及动物肝脏产生的甾体类化合物，集中于胆囊，排入肠道对脂肪起乳化作用，促进脂肪消化吸收，同时促进肠道正常菌落繁殖，抑制致病菌生长，保持肠道正常功能。不同的胆酸又有不同的药理效应及临床应用。

胆酸钠用于治疗胆囊炎、胆汁缺乏症及脂肪消化不良等；鹅去氧胆酸及熊去氧胆酸用于治疗胆石症、高血压、急性及慢性肝炎、肝硬化及肝中毒等；去氢胆酸用于治疗胆道炎胆囊炎及胆结石，加速胆囊造影剂的排泄；猪去氧胆酸可降低血浆胆固醇，治疗高脂血症，牛黄熊去氧胆酸用于退热、消炎及溶胆石；牛黄鹅去氧胆酸、牛黄去氢胆酸及牛黄去氧脑酸用于防治艾滋病、流感及副流感病毒感染引起的传染性疾病等。

2. 不饱和脂肪酸的药用价值

不饱和脂肪酸主要包括前列腺素、亚油酸、亚麻酸、花生四烯酸及二十碳五烯酸等。前列腺素主要用于肝炎、肝硬化、脑梗死、糖尿病、呼吸系统疾病，用于催产、中早期引产、肾功能不全、抗早孕及抗男性不育症。亚油酸用于防治动脉粥样硬化，用于治疗高血压、糖尿病等。花生四烯酸可治疗冠心病、糖尿病，预防脑血管疾病，对婴幼儿的大脑、神经及视神经系统的发育也具有重要作用。二十碳五烯酸用于预防和改善动脉硬化，防治高血压等。

3. 磷脂类的药用价值

该类药物包括卵磷脂、脑磷脂和大豆磷脂。卵磷脂用于预防高血压、心脏病、阿尔茨海默病、痛风、糖尿病等，临床上可用于治疗神经衰弱及防治动脉粥样硬化。脑磷脂用于防治肝硬化、肝脂肪性病变、动脉粥样硬化，治疗神经衰弱，有局部止血作用。大豆磷脂用于口服制剂的乳化，治疗高血脂、急性脑梗死和神经衰弱等。

4. 固醇类的药用价值

该类药物包括胆固醇、麦角固醇及β-谷固醇等。胆固醇为合成人工牛黄原料，也是机体多种甾体激素和胆酸原料。麦角固醇是机体维生素 D_2 的原料。β-谷固醇可降低血浆胆固醇。

5. 人工牛黄的药用价值

该类药品包括胆红素、胆酸、猪胆酸、胆固醇及无机盐等，临床上用于治疗热病癫狂、神昏不语、小儿惊风、恶毒症及咽喉肿胀等，外用可治疗疔疮及口疮。

任务二　脂类药物生产的主要方法

一、脂类药物制备常用方法

1. 直接提取法

在生物体或生物转化反应体系中，有些脂类药物是以游离形式存在的，如卵磷脂、脑磷脂、花生四烯酸及前列腺素等。因此，通常根据各种成分的溶解性质，采用相应溶剂系统从生物组织或反应体系中直接抽提出粗品，再经过分离纯化并进一步精制，得到纯品。

（1）提取法往往采用几种溶剂组合的方式进行，以醇作为组合溶剂的必需组分。醇能裂开脂质-蛋白质复合物，溶解脂类和使生物组织中脂类降解酶失活。醇溶剂的缺点是糖、氨基酸、盐类等也被提取出来，要除去水溶性杂质，最常用的方法是水洗提取物，但可能形成难处理的乳浊液。采用 V（氯仿）：V（甲醇）：V（水）= 1 : 2 : 0.8 组合溶剂提取，再用氯仿和水稀释，形成两相体系，V（氯仿+甲醇）：V（水）= 1 : 0.9，水溶性杂质分配进入甲醇-水相，脂类进入脂肪相，基本能克服上述问题。

（2）提取一般在室温下进行，阻止其发生过氧化与水解反应，如有必要，可低于室温。提取不稳定的脂类时，应尽量避免加热。

（3）使用含醇的混合溶剂，能使许多酯酶和磷脂酶失活，对较稳定的酶，可将提取材料在热乙醇或沸水中浸 1~2min，使酶失活。

（4）提取溶剂要刚蒸馏的，不含过氧化物。

（5）提取高度不饱和的脂类时，溶剂中要通入氮气以驱除空气，操作应置于氮气环境下进行。

（6）不要使脂类提取物完全干燥或在干燥状态下长时间放置，应尽快溶于适当的溶剂中。

（7）脂类具有过氧化与水解等不稳定性质，提取物不宜长期保存。如要保存可溶于新鲜蒸馏的 V（氯仿）：V（甲醇）= 2 : 1 的溶剂中，于-15~0℃保存，时间较长者（1~2 年），必须加入抗氧化剂，保存于-40℃。

2. 水解法

对有些和其他成分构成复合物质的脂类药物，需经水解或适当处理后，再进行提取分离纯化，或先提取再水解。

（1）脑干中胆固醇酯经丙酮提取，浓缩后残留物用乙醇结晶，再用硫酸水解和结晶能获得胆固醇。

（2）辅酶 Q_{10} 与动物细胞内线粒体膜蛋白结合成复合物，故从猪心提取辅酶 Q_{10} 时，需将猪心绞碎后用氢氧化钠水解，然后用石油醚提取，经分离纯化制得。

（3）在胆汁中，胆红素大多与葡萄糖醛酸结合成共价化合物，故提取胆红素需先用碱水解胆汁，然后用有机溶剂抽提。

（4）胆汁中胆酸大都与牛黄酸或甘氨酸形成结合型胆汁酸，要获得游离胆酸，需将胆汁用 10%氢氧化钠溶液加热、水解后，再进一步分离纯化才可得到产物。

3. 生物转化法

生物转化法包括微生物发酵、动植物细胞培养和酶工程技术。例如：微生物发酵法或烟草细胞培养法生产辅酶 Q_{10}；紫草细胞培养用于生产紫草素；以花生四烯酸为原料，用类脂氧化酶-2为前列腺素合成酶的酶原，通过酶工程技术将原料转化合成前列腺素。

二、脂类药物的分离纯化

1. 有机溶剂分离法

有机溶剂分离法是指利用不同的脂类在不同溶剂中的溶解度不同而实现分离目的的方法。此法操作简单，效果好。

脂类药物的分离纯化

（1）大部分磷脂不溶于冷丙酮，这样可将磷脂从可溶于冷丙酮的中性脂类中分离开来；卵磷脂溶于乙醇，不溶于丙酮，脑磷脂溶于乙醚而不溶于丙酮和乙醇，故脑干的丙酮提取液用于制备胆固醇，不溶物用乙醇抽提得到卵磷脂，乙醚抽提得到脑磷脂。

（2）对于甾体类化合物，可以通过有机溶剂将其先从动植物组织或微生物细胞中提取出来，然后通过相应的浓缩、选择适当的溶剂结晶来进行分离纯化，常用于萃取的有机溶剂有短链烷烃、苯、短链醇类、乙醚、酮类、酯类以及它们的混合溶剂。

（3）可利用低温下不同的脂肪酸或脂肪酸盐在有机溶剂中的溶解度不同来进行分离纯化。一般来说，脂肪酸在有机溶剂中的溶解度随碳链长度的增加而减小，随双键数的增加而增加，这种溶解度的差异随着温度降低表现得更为显著。因此，可选择适当的溶剂体系和一定的温度条件分步结晶，达到分离脂肪酸的目的。

2. 尿素包合法

尿素包合法是针对脂肪酸进行分离纯化的主要方法。尿素通常呈四方晶形，当与某些脂肪族物质化合时，会形成这些脂肪族物质的六方晶型，许多直链脂肪酸及其甲酯均易与尿素形成配合物。饱和脂肪酸相对于不饱和脂肪酸更易与尿素化合，形成稳定配合物。

3. 结晶法

饱和脂肪酸在室温下通常呈固态，可在适宜的溶剂中置于室温或低于室温结晶，过滤，收取晶体制得。不饱和脂肪酸熔点较低而溶解度较高，需在低温下（0~90℃）结晶，并在相应低温下过滤，分离。结晶法是一种温和的分离程序，对于易氧化的多烯酸、饱和脂肪酸与单烯酸的分离，常用溶剂有甲醇、乙醚、石油醚和丙酮等，每克常用5~10mL溶剂稀释。

4. 蒸馏法或精馏法

蒸馏法是目前使用最广泛的脂肪酸分离技术，蒸馏可脱除气味和杂质，如低沸点烃、酮，使产品带色的醛，高沸点聚合物与残留的三甘酯等。

5. 超临界流体萃取法

超临界流体萃取常选用 CO_2（临界温度为 31.3℃，临界压力为 7.374MPa）等临界温度低且化学惰性的物质为萃取剂，不仅可有效用于热敏物质和易氧化物质的分离，而且制得的产品无有机溶剂残留。

实训八　胆固醇的生产

一、任务描述

胆固醇是动物细胞膜的重要成分，也属于体内固醇类激素、维生素 D 及胆汁酸的前体，存在于所有组织中，脑及神经中含量最高，100g 组织约含 2g，在肝脏、肾上腺、卵黄及羊毛脂中含量也很丰富，是胆结石的主要成分。其分子式为 $C_{27}H_{46}O$，相对分子质量为 386.64，结构式如图 8-2 所示。胆固醇化学名称为胆甾-5-烯-3β-醇，其分子结构中含一条 8 个碳原子的饱和侧链，C（5）位为一个双键，C（3）位为一个羟基。其化学性质及生理功能均与上述特征有关。胆固醇自烯醇中可形成白色闪光片状水合物晶体，于 70~80℃成为无水物，熔点为 148~150℃，难溶于水，易溶于乙醇、氯仿、丙酮、吡啶、苯、石油醚、油脂及乙醚中。

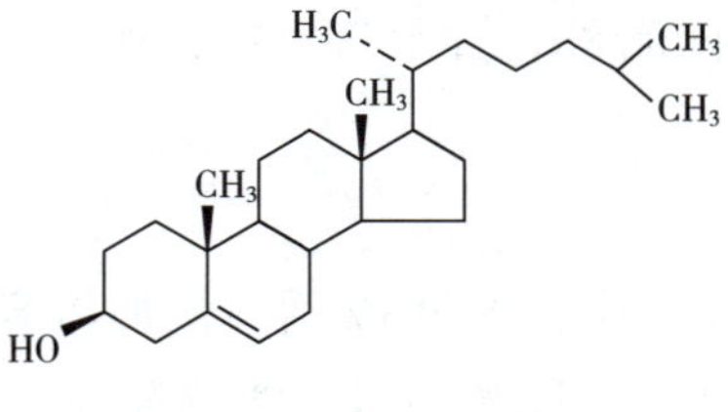

图 8-2　胆固醇的结构式

二、任务实施

（一）准备工作

（1）建立工作小组，制订工作计划，确定具体任务，任务分工到个人，并记录到工作表上。

（2）收集胆固醇制备生产的必要信息，掌握相关知识及操作要点，与指导教师共同确定出一种最佳的工作方案。

（3）完成任务单中实际操作前的各项准备工作。

①材料准备：猪大脑干（或脊髓）。

②试剂：丙酮、乙醇、硫酸、活性炭、氯仿、乙酸酐等。

③仪器：旋转蒸发仪、真空冷冻干燥机等。

(二) 操作过程

胆固醇生产工艺流程如图 8-3 所示。

1. 提取

猪大脑干用丙酮提取，过滤，得猪大脑干丙酮提取液。

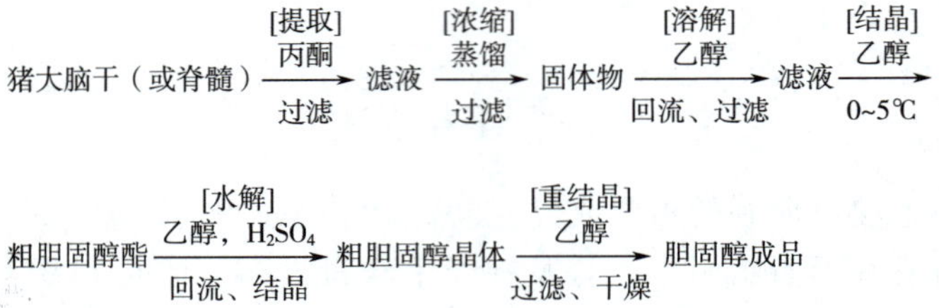

图 8-3　胆固醇生产工艺流程

2. 浓缩与溶解

取猪大脑干丙酮提取液，蒸馏浓缩至出现大量黄色固体物为止，向固体物中加入 10 倍体积工业乙醇，加热回流溶解，过滤，得滤液。

3. 结晶与水解

上述滤液于 0~5℃冷却结晶，滤取晶体得粗胆固醇酯。晶体加 5 倍体积工业乙醇和 5%~6%硫酸加热回流 8h，置于 0~5℃下结晶，滤取晶体并用 95%乙醇洗至中性。

4. 重结晶

上述晶体用 10 倍体积工业乙醇和 3%活性炭加热溶解并回流 1h，保温过滤，滤液置于 0~5℃下冷却结晶，反复三次。滤取晶体，压干，挥发除去乙醇后，70~80℃真空干燥得精制胆固醇。

(三) 检验方法

1. 重结晶

(1) 在胆固醇氯仿溶液中加硫酸 1mL，氯仿层显血红色，硫酸层显绿色荧光。

(2) 取胆固醇 5mg 溶于 2mL 氯仿中，加 1mL 乙酸酐及硫酸 1 滴即显紫色，稍后变红，继而变蓝，最后呈亮绿色，此为不饱和固醇特有的显色反应，也是比色法测定胆固醇含量的基础。

2. 检验

(1) 熔点为 148~150℃。

(2) 在 60℃下真空干燥 6h，其失重不大于 0.3%；烧灼残渣量不大于 0.1%；

酸度与溶解度均应符合标准。

(四) 结束工作

(1) 填好所有操作记录单、任务单、各种评价表。

(2) 检查设备仪表是否洁净完好。

(3) 清理工作场地与搞好环境卫生。

(4) 进行任务总结（小组讨论与汇报、组间互评、教师点评与总结）。

三、任务探究

(1) 分析影响胆固醇产率的因素。

(2) 查阅资料，总结可以提高胆固醇产率的现有工艺。

【知识拓展】

分辨真假牛黄的方法

牛黄为脊索动物门哺乳纲牛科动物黄牛的胆囊结石（少数为胆管、肝管结石），是传统的名贵药材之一，主要产于北京、天津、内蒙古、西北及东北等地。北京和天津产的称为“京牛黄”，西北产的称为“西（牛）黄”，东北地区出产的称为“东（牛）黄”。

牛黄又称犀黄、心黄，为传统的名贵中药，其性凉、味甘，具有清热解毒、定惊开窍、清心安神等功能，主治热病发狂、神志不清、癫痫惊风等症。现代药理研究表明，牛黄有中枢神经抑制作用，可对抗由可卡因、戊四氮等引起的惊厥。牛黄胆酸和牛黄酸可解除由多种原因引起的发热反应，对心脏有类似洋地黄的作用，可以降压。牛黄的抗炎作用是氢化可的松的 33 倍。牛黄能促进红细胞再生，增加红细胞和血红蛋白数量，还能助脂肪消化，可与有机物生成稳定的化合物而解毒。牛黄对乙型脑炎病毒还有直接杀灭作用等。以牛黄配成的中药已达 120 多种，如安宫牛黄丸、牛黄解毒丸、牛黄千金散、牛黄清热散、至宝丹和六神丸等，牛黄的药用价值已被世界所公认。

牛黄是哺乳动物黄牛的肝胆结石，其中胆中结石，称为“蛋黄”，或“胆黄”，质量最好；肝和胆管中的结石，呈管状，称为“管黄”，质量较差。近年来研究出的人工牛黄，是以牛胆汁或猪胆汁为原料，经人工配制而成的。另外，也有为健康牛进行体内人工置入异物，使牛得病而形成天然牛黄。天然牛黄的药用价值要远远高于人工产品。

牛黄的难得以及它极高的临床应用价值，使其成为了极珍贵的中药材。市场上经常出现假冒伪劣的次品，以假充真。伪品牛黄有用黄连、大黄、姜黄等粉末加蛋清蛋黄和牛胆汁等混合制成的伪制品，也有用骆驼黄、熊的胆结石冒充牛黄的假代品。

那么，怎样来鉴别牛黄的真伪，买到优质道地的好牛黄呢？鉴别牛黄简便易行的方法有以下几种：

(1) 外表　呈卵形或类圆形，管黄呈管状，表面金黄色或棕黄色，细腻，微有光泽。有时外部挂有一层黑色光亮的薄膜，多有裂纹或小突起，称为“乌金衣”。牛黄的断面为黄色，有整齐清晰的同心层纹。有的管黄中间空陷，颜色较深。人工牛黄多呈粉状，也有不规则球块状，浅棕黄色或金黄色。

(2) 手感　质轻松脆，易碎，如果是伪品则不易碎。牛黄的水液可以染黄指甲，称为“挂甲”，且经久不褪。

(3) 口感　入口清凉，不黏牙。味道先苦，而后转甜，没有膻味。细腻且无渣滓，能将唾液染成黄色。

(4) 水试　真牛黄不溶于水，在水中沉淀后，不膨胀，不变色。即使将水加热沸腾，也不会改变。

(5) 火试　将烧红的针刺入牛黄，真品会呈层状破裂，内有白点，并伴有香气。

【榜样引领】

我国最早开始系统研究青霉与曲霉分类的科学家——施有光

施有光是我国最早开始系统研究青霉和曲霉分类的科学家。1933 年毕业时，他对武昌地区的青霉和曲霉进行过研究，分别在《札幌自然史学会会刊》和《岭南科学杂志》上发表了他对采自武汉地区的青霉和曲霉的研究报告。在后一篇报告中，他将自己研究过的一个曲霉菌株定名为钟氏曲霉（*Aspergillus chunaii*），以纪念他的老师钟心煊。在毕业后的两年中，他一面在中学教书，一面跟随钟教授进行曲霉的分类研究。1936 年在《岭南科学杂志》上发表了武昌地区曲霉属的分类研究。这些研究工作，后来都被国际著名曲霉分类学权威 Charles Thoma 1945 年编著的 *Manual of the Aspergilli* 中收录。在以食品发酵微生物学研究著名的日本，施有光在半泽教授指导下研究了中国霉豆渣中的毛霉和面筋中的霉菌，发表了两篇研究论文。同时，他在日本学习了以应用微生物学为核心专业的农艺化学，积累了有关食品和酒精及酒类酿造的知识。抗日战争时期，他的主要贡献是在四川内江酒精厂任厂长，提供给当时国民政府资源委员会用于抗战的酒精。他在我国较早地将国外先进的发酵理论、发酵技术和工艺写进大学教材。年迈的施有光连续发表过多篇介绍国外学术动态的文章，例如 1983 年发表在《江苏食品与发酵》上的“微生物在工业上应用的概况”以及介绍日本工业技术院发酵研究所概况的文章，在改革开放之初，曾吸引过不少读者。年近八十，他还不顾体弱和家庭困难，坚持上班，积极主动地承担科技英语培训班的教学工作，为原轻工业研究所恢复正常的科研工作，提高科技人员的业务素质做出了贡献。

【项目总结】

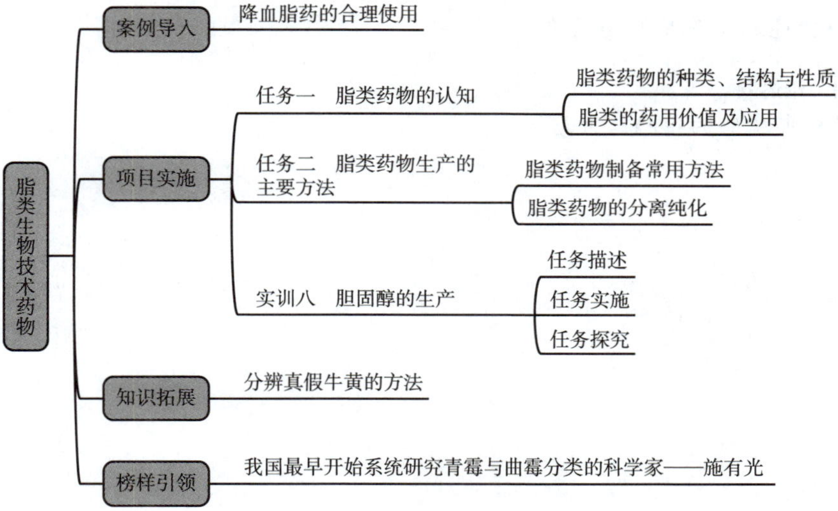

【项目检测】

一、单选题

1. 在进行胆固醇的鉴别时，在胆固醇氯仿溶液中加硫酸 1mL，氯仿层显（　　），硫酸层显（　　）荧光。

A. 血红色、绿色　　B. 绿色、血红色　　C. 血红色、蓝色　　D. 绿色、蓝色

2. 脑磷脂又称磷脂酰乙醇胺，在脑组织中含量最多，根据在（　　）中溶解度不同可将它与卵磷脂分开。

A. 氢氧化钠　　B. 丙酮　　C. 盐酸　　D. 乙醇

3. 超临界流体萃取常选用（　　）等临界温度低且化学惰性的物质为萃取剂。

A. CO_2　　B. N_2　　C. CO　　D. NO

二、填空题

1. 脂类药物在生物化学上分为________、________和________。

2. 磷脂主要是指________和________。

3. 色素类药物包括________、________、________、原卟啉、血卟啉及其衍生物等。

4. 脂类药物的生物生产技术包括________、________及生物转化法。

5. 胆固醇是动物________的重要成分，也属于体内固醇类激素、________及胆酸之前体。

三、简答题

1. 简述色素类脂肪衍生物的药用价值。

2. 简述人工牛黄的药用价值。

四、论述题

试述卵磷脂的结构与性质。

项目九　维生素与辅酶类生物技术药物

【项目目标】

●知识目标

1. 明确维生素与辅酶类生物技术药物的基础知识。

2. 熟悉维生素与辅酶类生物技术药物生产的基本技术和方法。

3. 掌握典型维生素与辅酶类生物技术药物辅酶 Q_{10} 生产的工艺流程、生产技术及其操作要点。

●能力目标

1. 具备维生素与辅酶类生物技术药物生产的基本操作技能。

2. 可熟练操作辅酶 Q_{10} 的制备工艺。

3. 会进行辅酶 Q_{10} 生产工艺要点控制。

●素质目标

1. 具备良好职业道德、科学工作态度、严谨细致的专业作风。

2. 树立生物药物质量观念和安全意识，具有精益求精的工匠精神。

3. 培养学生团队合作精神，树立学生集体荣誉感。

【学习导航】

本项目的内容是维生素与辅酶类生物技术药物，项目实施介绍了维生素与辅酶类生物技术药物的基础知识和典型药物制备实训，知识拓展让学生了解了辅酶的功效和作用。通过学习使学生对维生素与辅酶类药物的分类、临床应用、主要生产方法和必备实操技能等有所认知，为今后的学习与工作打下良好的基础。

【案例导入】

维生素与人体健康

维生素俗称维他命（vitamin），是维持机体正常生理功能及细胞内特异代谢反应所必需的一类微量低分子质量有机化合物，对机体的新陈代谢、生长、发育和健康都有着极其重要的作用。如果长期缺乏某种维生素，将引起疾病，而过量摄入维生素也可能引起中毒。

1. 维生素A

维生素A对神经系统和内分泌有调节作用，对人体的生长、视觉和生殖功能都很重要，可以防止夜盲症，同时对上皮组织的生长、增生和分化有重要调节作用，可以促进骨骼、牙齿和机体的生长发育和细胞的增殖，促进蛋白质的生物合成与骨骼的分化。缺乏维生素A时，首先出现暗适应能力降低及夜盲症和干眼病，然后会出现一系列影响上皮组织正常发育的症状，同时由于呼吸道上皮细胞的角化和失去纤毛，会降低呼吸道的抵抗力，人体可能由于细菌侵入而引起肺炎，严重的可能导致死亡。但人体摄入过多维生素A时，可能在体内积蓄引起中毒，出现厌食、易激动、坐立不安，还可能造成肝损伤、肝硬化等。

2. 维生素D

维生素D是存在于动植物组织中的固醇类化合物，主要包括维生素D_2和维生素D_3，与钙、磷代谢有着密切的关系，可以促进钙、磷在小肠内的吸收，促进牙齿和骨骼的正常生长，促进骨组织的钙化，促进孕期及哺乳期母体向子体钙的输送。缺乏维生素D能引起钙、磷吸收减少，血钙水平下降，骨骼无机化受阻，导致骨质软化、变形。婴幼儿时期缺乏维生素D将引起佝偻病。维生素D摄入过多则会引起食欲下降、恶心呕吐、腹泻头痛、多尿和极度烦渴等问题。

3. 维生素E

维生素E在人体内的主要生物活性形式是α-生育酚，其具有强还原性，是一类强抗氧化剂，能促进毛细管增生，改善微循环，防止动脉硬化和其他心血管疾病，调节内分泌，维护机体免疫功能，具有一定的抗癌作用。人体缺乏维生素E会引发巨细胞性溶血性贫血；摄入过多则会引起胃肠道不适，婴幼儿大量摄入可能引发坏死性小肠炎。

4. 维生素B_1

维生素B_1又名硫胺素，与生物体内物质代谢和能量代谢密切相关，其可调节神经生理活动，与心脏活动和消化道分泌有关。人体缺乏维生素B_1，会出现水肿现象，并可能患上脚气病。

5. 维生素B_2

维生素B_2参与生物体内的糖、蛋白质和脂肪代谢，参与细胞的生长代谢、机体组织的代谢和修复。人体缺乏维生素B_2可能出现眼、口、皮肤的炎症反应。

6. 维生素C

维生素C又名抗坏血酸，溶于水，难溶于乙醇，可以防止出现坏血病，防止动脉硬化，可以促进胶原蛋白的合成，参与生物体内的生物氧化，是人体重要的抗氧化剂和自由基清除剂。此外，维生素 C 还能增进铁等金属元素的吸收，参与血红蛋白的形成，增强人体的抵抗力，促进伤口愈合。缺乏维生素 C 容易引起坏血病。

【项目实施】

人体所需的维生素广泛存在于食物中，长期以来，人们就认识到食物中缺乏某种维生素，会导致某种疾病。例如，缺乏维生素 A 会引起夜盲症，缺乏维生素 B_1 可引起脚气病，缺乏维生素 C 会引起坏血病等，可见维生素在机体的代谢中起着十分重要的作用。后来科学家又陆续发现大部分维生素或者其本身就是辅酶、辅基，或者是辅酶、辅基的组成部分。例如维生素 B_1（硫胺素），它在体内的辅酶形式是硫胺素焦磷酸（TPP），是丙酮酸脱羧酶的辅酶；又如维生素 B_2（核黄素），它在体内的活性形式是黄素单核苷酸（FMN）和黄素腺嘌呤二核苷酸（FAD），是琥珀酸脱氢酶、单胺氧化酶等黄素酶的辅酶；再如维生素 PP（烟酸或烟酰胺），它在体内的活性形式是烟酰胺腺嘌呤二核苷酸（NAD^+）和烟酰胺腺嘌呤二核苷酸磷酸（$NADP^+$），是各种脱氢酶的辅酶。

维生素在机体不能合成，大多需从外界摄入。

任务一　维生素与辅酶类药物的认知

一、维生素药物的生理作用特点、分类与应用

1. 维生素药物的生理作用特点

人体所需的维生素广泛存在于食物中，其在机体内的生理作用有以下特点。

维生素及辅酶类药物的认知

（1）维生素不能供给能量，也不是组织细胞的结构成分，而是一种活性物质，对机体代谢起调节和整合作用。

（2）维生素需求量很少，例如人每日需维生素 A 0.8～1.7mg、维生素 B_1（硫胺素）1～2mg、维生素 B_2（核黄素）1～2mg、维生素 B_6（吡哆素）2～3mg、维生素 D 0.01～0.02mg、叶酸 0.4mg、维生素 H（生物素）0.2mg、维生素 E 14～24μg、维生素 C 60～100mg 等。

（3）绝大多数维生素是通过辅酶或辅基的形式参与机体酶促反应体系，在代谢中起调节作用，少数维生素还具有一些特殊的生理功能。

（4）人体内维生素缺乏时，会发生一类特殊的疾病，称“维生素缺乏症”。人体每日需要量应根据机体需要提供，使用不当，反而会导致疾病。

2. 维生素的分类与应用

维生素一般为小分子有机化合物，在结构上差别较大，通常根据它们的溶解性质分为脂溶性和水溶性两大类。脂溶性维生素主要有维生素 A、维生素 D、维生素 E、维生素 K 等；水溶性维生素有维生素 B_1、维生素 B_2、维生素 B_6、维生素 B_{12}、烟酸、泛酸、叶酸、生物素（维生素 H）和维生素 C 等。

目前，常用的维生素品种见表 9-1。

表 9-1　　常用的维生素品种

分类	名称	生理功能	临床应用	主要来源	生产方式
水溶性维生素	维生素 B_1	增进食欲、维持神经正常活动	用于治疗脚气病、消化不良和食欲不振等	谷物外皮及胚芽、酵母、豆、瘦肉	合成
	维生素 B_2	参与生物氧化	用于口角炎、唇炎、舌炎、眼结膜炎和阴囊炎等	肝、蛋黄、黄豆、绿叶蔬菜	发酵、合成
	烟酸、烟酰胺（维生素 B_3）	扩张血管，降血脂	用于神经末梢痉挛、高脂血症、糙皮症等	动物内脏、肌肉组织，水果、蛋黄	合成
	泛酸（维生素 B_5）	参与转酰基作用，参与体内能量代谢	用于巨幼细胞性贫血等	广泛存在于动植物中	合成
	维生素 B_6	抑制呕吐、促进发育	用于白细胞减少症、异烟肼中毒等	谷类、豆类、酵母、肝、蛋白	合成
	叶酸（维生素 B_{11}）	与蛋白质、核酸合成，红细胞、白细胞成熟有关	预防胎儿神经管畸形、唇腭裂、先心病、其他体表畸形等出生缺陷	肝、酵母、绿叶蔬菜	合成
	维生素 B_{12}	促进甲基转移、核酸合成以及红细胞成熟	巨幼细胞性贫血、热带性或非热带性腹泻及慢性感染、恶性肿瘤的辅助治疗	肝、肉、鱼等	发酵、提取
	维生素 C	参与体内氧化还原反应	治疗坏血病、各种急慢性传染性疾病及紫癜等辅助治疗，促进伤口和骨折愈合	新鲜水果和蔬菜	合成、发酵
	维生素 H	参与体内 CO_2 固定	防止白发和脱发，保持皮肤健康	动植物及微生物	发酵

续表

分类	名称	生理功能	临床应用	主要来源	生产方式
水溶性维生素	维生素 U	保持黏膜的完整性	治疗胃溃疡、十二指肠溃疡等	甘蓝、莴苣、苜蓿和其他绿叶蔬菜	合成
脂溶性维生素	维生素 A	维持正常的视觉及皮肤等上皮细胞的完整	防止夜盲症和视力减退，有助于对多种眼疾的治疗；能保持组织或器官表层的健康	鱼肝油、肝、蛋黄、乳汁、绿色植物	合成、发酵、提取
	维生素 D	与动物骨骼的钙化有关、抗佝偻病	抗佝偻病，能使牙齿坚硬；对神经也很重要，并对炎症有抑制作用	鱼肝油、肝、蛋黄、牛乳、晒菜干	合成
	维生素 E	维持生殖机能、抗氧化作用、防止肌肉萎缩	延缓细胞因氧化而老化，减轻疲劳，防止流产，降低患缺血性心脏病的概率	植物油、蛋类、谷类、新鲜蔬菜	合成
	维生素 K	促进凝血，有解痉止痛的作用	防止内出血和痔疮，治疗月经过量，促进血液正常凝固	肝、绿色蔬菜	合成

二、辅酶类药物的认知

1. 结构与性质

自然界存在的辅酶 Q（CoQ）是一些脂溶性苯醌的总称，不同生物来源的 CoQ 侧链的 n 值为 6~10，人体辅酶 Q 的 $n=10$，即为 CoQ_{10}。

CoQ_{10} 为黄色或淡橙黄色、无臭、无味结晶性粉末；易溶于氯仿、苯、四氯化碳，溶于丙酮、乙醚、石油醚，微溶于乙醇，不溶于水和甲醇；遇光易分解成微红色物质；对温度和湿度较稳定；熔点 49℃。其易被化学还原剂及相应的酶还原为对应的醌醇，氧化还原反应伴随有明显的光谱变化。

在乙醇中辅酶 Q 在 275nm 有一强吸收带，这为测定辅酶 Q 提供了一种灵敏而专一的方法。

2. 生产工艺

天然的辅酶 Q 存在于大多数好气性生物（从细菌到动物），特别是这些生物的线粒体中。辅酶 Q_{10} 的制备有组织提取法、微生物细胞培养法和化学合成法。

组织提取法较常用的提取原料有动物心脏等；微生物细胞培养法的主要菌种有红极毛杆菌、脱氮极毛杆菌等。化学合成法较不经济，很少采用。

任务二　维生素与辅酶类药物生产的主要方法

维生素及辅酶类药物的化学结构各不相同，决定了它们生产方法的多样性。维生素及辅酶类药物的生产方法主要有化学合成法、半合成法、发酵法和生物提取法。在实际生产中，有的维生素既用合成法又用发酵法，如维生素C、叶酸、维生素 B_2 等；也有的既用生物提取法又用发酵法的，如辅酶 Q_{10} 和维生素 B_{12} 等。不过，目前大多数维生素是通过化学合成法获得的。近年来，通过微生物发酵法生产维生素与辅酶成为重要的制备方法，从生物材料中直接提取的不多。

一、发酵法

发酵法即用人工培养微生物方法生产维生素，整个生产过程包括菌种培养、发酵、提取、纯化等。目前完全采用微生物发酵法或微生物转化制备中间体的维生素与辅酶有维生素 B_2、维生素 B_{12}、维生素C、生物素、维生素A原（β–胡萝卜素）、辅酶A与辅酶Q等。

二、生物提取法

生物提取法是直接利用生物组织，采用缓冲液抽提、有机溶剂萃取，再进行分离纯化的方法。如从猪心中提取辅酶 Q_{10}，从提取链霉素后的废液中提取维生素 B_{12} 等。从生物材料中直接提取的维生素及辅酶还不多，因为直接从植物中提取的维生素要比合成的维生素药物贵很多。

实训九　辅酶 Q_{10} 的生产

一、任务描述

辅酶 Q_{10} 是辅酶Q类的重要成员之一，其化学名称为2,3–二甲基–5–甲基–6–［（+）聚–［2–甲基丁烯（2）］基］–苯醌。

辅酶 Q_{10} 的制备方法有三种：化学合成法、微生物发酵法和动植物组织提取法。目前国内大多采用动植物组织提取法，国外多用微生物发酵法。化学合成法合成条件苛刻、步骤繁多，且化学合成的辅酶 Q_{10} 的异戊二烯单体大多为顺式结构，生物活性不好，副产物多，提纯成本高。动植物组织提取法主要从动物肝脏、心肌等和植物含油种子或嫩芽、嫩叶中提取。动物组织中辅酶 Q_{10} 含量低，据文献报道，从提取细胞色素 C 后的猪心残渣中提取辅酶 Q_{10}，每千克新鲜猪心的收率仅为 75mg，并受原材料和来源限制，规模化生产受到一定制约。而微生物发酵生产辅酶 Q_{10} 有以下几个优点：①发酵产物为天然品，生物活性好，易被人体吸收；②没有原材料的制约，适合工业化生产。

1977 年，日本首次实现了微生物发酵法工业化生产辅酶 Q_{10}。根据日本某专利，在 *P. schuglkillienon* 菌中加入异戊烯基乙醇溶液，辅酶 Q_{10} 的产量增加按每升肉汤培养物算可达 75%，干细胞按克计算可增加 39%。近年来国内已有部分企业采用微生物发酵方法生产，并申请了相关专利，采用根癌土壤杆菌（*Agrobacterium tumefaciens*）高密度发酵生产辅酶 Q_{10}。

二、任务实施

（一）准备工作

（1）建立工作小组，制订工作计划，确定具体任务，任务分工到个人，并记录到工作表。

（2）收集提取与精制辅酶 Q_{10} 的必要信息，掌握相关知识及操作要点，与指导教师共同确定出一种最佳的工作方案。

（3）完成任务单中实际操作前的各项准备工作。

①材料准备：根癌土壤杆菌。

②培养基：斜面培养基（葡萄糖 1%，酵母膏 0.5%，蛋白胨 1%，氯化钠 0.5%，pH 7~7.5），种子培养（葡萄糖 2%，蛋白胨 1%，酵母膏 1%，氯化钠 0.5%，pH 7~7.5），发酵培养基［糖蜜（糖浓度 5%），硫酸铵 1%，KH_2PO_4 0.05%，K_2HPO_4 0.05%，$MgSO_4 \cdot 7H_2O$ 0.025%，玉米浆 4%，$CaCO_3$ 2%，pH 7.0］。

③试剂：石油醚、乙醚、无水乙醇。

④仪器：小型发酵罐、恒温培养箱、填充柱反应器、离心机、真空泵。

（二）操作过程

操作流程如图 9-1 所示。

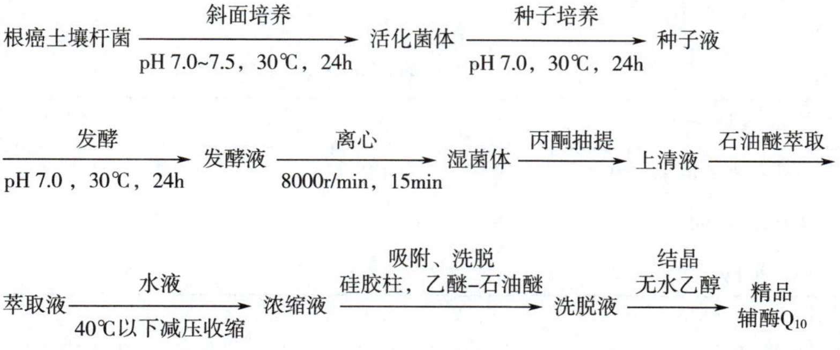

图 9-1　辅酶 Q_{10} 生产工艺路线

1. 菌种发酵

将菌种接入斜面培养基活化 24h，再接入种子培养基中培养至对数生长期，以 2%的接种量接入发酵培养基中培养，同时加入适当前体异戊二烯醇、醋酸盐、烟叶、胡萝卜于发酵罐内发酵 36h。

2. 提取、浓缩

发酵液以 8000r/min 离心 15min，倾去上清液，得湿菌体，称重，加入 10 倍体积丙酮搅拌抽提，抽提后离心去除菌体，所得上清液用石油醚萃取 3 次，合并萃取液，用水洗涤至近中性，在 40℃以下减压浓缩至原体积的 1/10，得澄清浓缩液。

3. 吸附、洗脱

将浓缩液上硅胶柱层析，先以石油醚洗脱，除去杂质，再以乙醚-石油醚混合溶剂梯度洗脱，收集黄色带部分含 CoQ_{10} 的洗脱液，减压蒸去溶剂，得黄色油状物。

4. 结晶

取黄色油状物加入热的无水乙醇，使其溶解，趁热过滤，滤液静置，4℃冷却结晶，滤干，真空干燥，即得 CoQ_{10} 成品。

（三）检验方法

CoQ_{10} 含量测定采用高效液相色谱法。

1. HPLC 色谱条件

流动相：甲醇：乙醇=3：7（V：V）；检测波长：275nm；流速：1mL/min；柱温：35℃；色谱柱：反向 C_{18} 柱；进样量：10μL。

2. 绘制标准曲线

辅酶 Q_{10} 的氧化型较还原型稳定，故多以氧化型存在，其氧化型在 275nm 处有特征吸收峰，在一定范围内峰面积与辅酶 Q_{10} 含量呈线性关系。按表 9-2 配制溶液。

表 9-2　溶液配比表

试管号	1	2	3	4	5	6
辅酶 Q_{10} 标准溶液（100μg/mL）	0	1	2	3	4	5
无水乙醇/mL	5	4	3	2	1	0
OD_{275}						

分别吸取上述 6 种标准溶液 10μL 进样，HPLC 定量，以峰面积（y）对 CoQ_{10} 的质量浓度（x，μg/mL）作标准曲线，求出回归方程。

3. 含量测定

吸取提取液 10μL 进样，用 HPLC 定量，根据峰面积计算进样辅酶 Q_{10} 溶液的质量浓度（μg/mL）及本次发酵液中辅酶 Q_{10} 总产量（μg）、单位菌体辅酶 Q_{10} 含量（μg/g 菌重）。

（四）结束工作

（1）填好所有操作记录单、任务单、各种评价表。

（2）检查设备仪表是否洁净完好。

（3）清理工作场地与做好环境卫生。

（4）进行任务总结（小组讨论与汇报、组间互评、教师点评与总结）。

三、任务探究

（1）采用微生物发酵法生产辅酶 Q_{10} 的优点有哪些？

（2）影响辅酶 Q_{10} 提取效率的因素有哪些？提取过程中有何注意点？

【知识拓展】

辅酶的功效与作用

辅酶是自然界存在的一种脂溶性醌类化合物，有许多维生素及其衍生物，如核黄素、硫胺素和叶酸，都属于辅酶。人体中存在的辅酶主要是辅酶 Q_{10}，简称为 CoQ_{10}，又称泛醌，是存在于人体所有细胞中的脂溶性抗氧化剂，能促进能量产生，具有提高人体免疫力、增强抗氧化作用、延缓衰老和增强人体活力等功能。辅酶 Q_{10} 医学上广泛用于心血管系统疾病，国内外广泛将其用于营养保健品。辅酶 Q_{10} 主要有以下的功效和作用。

一、促进能量产生

辅酶 Q_{10} 主要分布在细胞的线粒体内，线粒体是我们身体的“能量工厂”，负责身体 95%的能量生成，对能量产生的过程起着至关重要的作用。辅酶 Q_{10} 作为机体中的重要辅酶，是生物细胞呼吸链中的重要递氢体，在线粒体氧化呼吸链中承担着质子转移和电子传递的作用，可促进氧化磷酸化及能量载体三磷酸腺苷（ATP）的生成。

辅酶 Q_{10} 可以延长力竭运动时间、提高最大摄氧量、降低运动引起的氧化损伤和肌肉损伤，有助于运动后磷酸肌酸的恢复，使人精力充沛，体力和耐力都得以提高，不容易感觉疲劳，很多运动员用其来增强和快速恢复体力。

二、抗氧化、延缓衰老

早在 1957 年被发现的时候，辅酶就被称为“细胞的健康之源”。辅酶是制造胶原蛋白、透明质酸、细胞组织液等的动力来源。

辅酶 Q_{10} 具有强大的抗氧化作用，可以清除自由基，使细胞免受损害，保护细胞健康，其抗氧化能力是维生素 E 的 50 倍。随着年龄的增加，皮肤中的胶原蛋白抵御紫外线等氧化刺激物损伤的能力会下降，辅酶 Q_{10} 可以减弱光子的氧化反应，在生育酚的协助下能启动磷酸化酪氨酸激酶，防止 DNA 的氧化损伤，从而达到美容养颜的功效。

三、增强免疫力

辅酶 Q_{10} 能够增强免疫系统的能力。研究发现，乳腺癌、前列腺癌、胰腺癌和结肠癌等患者体内辅酶 Q_{10} 的浓度较正常人低，提示辅酶 Q_{10} 作为机体非特异性免疫增强剂在提高机体免疫力和抗炎症、抗肿瘤等方面可起到较好的作用。此外，研究还发现辅酶 Q_{10} 对病毒性心肌炎、病毒性肝炎、慢性肝炎、糖尿病性神经炎、慢性阻塞性肺炎、支气管炎、哮喘、牙周炎等也有一定的积极作用，可减轻癌症患者放疗、化疗引起的不良反应。

四、保护心血管，改善心脏健康

辅酶 Q_{10} 在心肌细胞中含量丰富，可以改善缺血状态下心肌细胞的能量代谢功能，有助于缺血后心肌的恢复；还可以抑制低密度脂蛋白胆固醇的氧化，降低动脉粥样硬化斑块中过氧化脂质含量等。有报道称，辅酶 Q_{10} 能增加心力衰竭的存活力达 300%，超过 75%的心脏病患者在服用辅酶 Q_{10} 后，病情显著改善，大大降低了猝死的风险。

除上述功效外，辅酶 Q_{10} 还具有保护大脑和神经细胞、预防神经退行性疾病（中风、帕金森病和阿尔茨海默病）、降低血压、减少偏头痛的疼痛和发作频率、快速改善牙龈健康、中和他汀类药物的副作用等功效。

【榜样引领】

中国近代工业微生物的先驱——魏岩寿

魏岩寿作为中国第一代现代微生物学家，一直把我国传统发酵技术的研究作为自己应尽的责任。作为一个诞生于 19 世纪末的中国知识分子，在内忧外患不断的时代，魏岩寿用自己的专业知识服务于社会。在救亡图存的抗日战争期间，他用自己的技能为中华民族担负了责任；出于对祖国传统文化的热爱与深刻研究，他用中华民族的优秀技术为人类文明做出了贡献。

他是迄今为止研究腐乳最系统和深入的科学家，他从 20 世纪 20 年代后期在《科学》杂志发表的第一篇有关论文起，对腐乳的研究一直延续到 20 世纪 60 年代后期。他在 1968 年完成的腐乳研究的《技术总结报告》，从微生物学和生物化学方面进行了深入的研究，在当时具有最高水平，直到今天也是有关方面的重要参考资料。这些成就和在他临终那年出版的《高粱酒》一书，表明他对于我国传统发酵技术所具有的深刻理解，也体现着他重视总结提高中华民族的优秀科学遗产，并从中吸取其精华，加以发扬光大的责任感。

【项目总结】

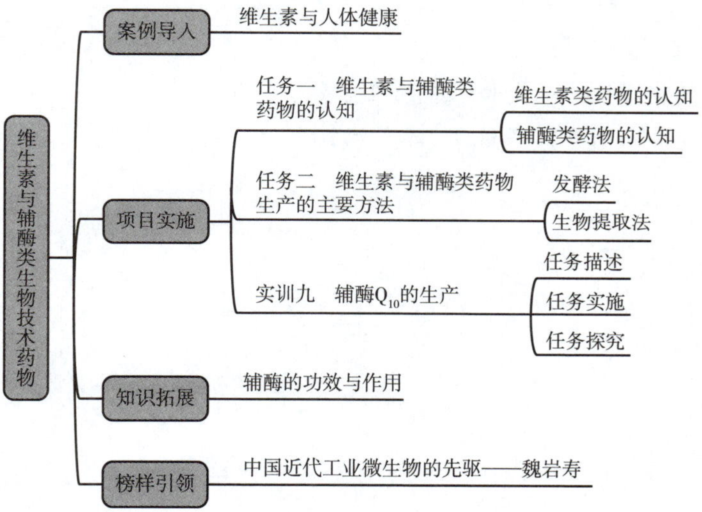

【项目检测】

一、单选题

1. 维生素 B_1 在体内的活性形式是（　　）。

A. TPP　　B. 硫胺素　　C. TPP 正离子

D. 硫胺素焦硫酸酯　　E. 以上都不是

2. 维生素 D 缺乏时，容易患（　　）。

A. 佝偻病　　B. 呆小症　　C. 痛风症

D. 夜盲症　　E. 肾结石

3. 维生素 B_2 的活性形式是（　　）。

A. 核黄素　　B. FMN 和 FAD　　C. $FMNH_2$ 和 $FADH_2$

D. NAD^+　　E. $NADH^+$

4. 维生素 A 缺乏时可能发生（　　）。

A. 夜盲症　　B. 色盲症　　C. 白内障

D. 软骨病　　E. 白化病

5. 人体辅酶 Q 的 n 值为（　　）。

A. 5　　B. 7　　C. 10

D. 15　　E. 20

二、填空题

1. 水溶性维生素主要包括________族维生素和维生素________。
2. 维生素 B_2 在体内的活性形式为________和________。
3. 辅酶 Q_{10} 的制备方法有________、________和________。

三、简答题

1. 常见的脂溶性维生素和水溶性维生素分别有哪些？
2. 写出发酵法制备辅酶 Q_{10} 的工艺流程。

项目十　生物制品类生物技术药物

【项目目标】

●知识目标

1. 明确生物制品的基本知识。

2. 熟悉生物制品生产的基本方法。

3. 掌握典型生物制品生产的工艺流程、生产技术、操作要点及相关参数的控制。

●能力目标

1. 具备生物制品生产的基本操作技能。

2. 具备典型生物制品的制备能力。

3. 具备进行生物制品生产相关参数的控制能力，并能够编写生物制品的生产工艺方案。

●素质目标

1. 培养学生具备吃苦耐劳、独立思考、团结协作、勇于创新、精益求精、诚实守信的工匠精神和良好的职业道德。

2. 树立学生质量第一、安全生产、节能环保的意识。

3. 激发学生学习生物制品的兴趣，培养学生珍爱生命、合理使用生物制品的认识。

【学习导航】

本项目的内容是生物制品类生物技术药物，项目实施介绍了生物制品类药物的基础知识和典型药物制备实训，知识拓展让学生了解生物制品类药物的研究现状及发展前景。通过学习使学生对生物制品类药物的概念、分类、来源、生理活性、主要生产方法、质量要求、必备实操技能等有所认知并掌握技能操作要点，为后续专业课程及职业技能的学习打下良好的知识和技能基础。

【案例导入】

世界著名抗体公司简介

中国抗体制药有限公司是以单克隆抗体为基础的中国香港地区的生物制药公司，公司专注于研究、发展、制造及商业化自身免疫性疾病疗法，基于强大的研发和制造能力，公司致力于成为开发创新药的全球领先生物制药企业。

美国PROTEINTECH GROUP是全球最大的抗体生产商之一，2002年设立武汉三鹰生物技术全资子公司。PROTEINTECH GROUP公司迄今已生产出涵盖生命科学研究领域的12000种不同人类蛋白抗体，公司通过多项国际质量管理体系认证，有完善的网上产品数据库系统和订购系统，销售网络覆盖全球，美国、欧洲、中国和日本都建有库存。

Santa公司：是世界上最大的抗体生产厂家，在医药抗体生产行业中处于领跑地位，其产品研发和生产涉及生命科学研究各前沿领域，其产品包含2万多种抗体及多种克隆、对应蛋白标准品等，如ABC试剂盒、各种标记二抗、Western试剂盒、蛋白分子质量Marker、核酸抽提物等。

Abcam公司：是世界最知名抗体公司之一，其网罗了全球各种优质抗体产品，及时推陈出新，质量上乘，能提供完善的网络支持和技术支持，拥有很好的知名度和口碑。

Abmart公司：全球抗体生产行业新贵，全球最大的抗体制备公司之一。在全球首推“低价、保质、高效、保证成功”的抗体定制服务，并设立抗体定制服务的行业标准，力图实现抗体工业化。

R&D公司：于1976年成立于美国，一直致力于各种细胞因子及其相关分子的生产研发，其生产的各种ELISA试剂盒、重组因子及抗体以其卓越的品质赢得了世界各国科研及临床诊断机构的青睐，是全世界最大的细胞因子公司。该公司产品丰富，涵盖了百余种细胞因子类ELISA试剂盒，重组细胞因子类蛋白（209种之多）及相关的多达250余种单克隆抗体、多克隆抗体等。

【项目实施】

生物制品类药物按照药物的化学本质和特性可以分为生化药物和生物制品。近年来生物制品领域的发展取得了显著成就，随着人源化单克隆抗体技术、药物基因组学、人类基因组计划等学科的深入研究，以及分子生物学、细胞学、遗传学和动植物变种等生物技术的革新，使得生物制品具有更加广泛的应用前景。从生物制品研究趋势来看，疫苗、单克隆抗体、重组人体蛋白、基因治疗、细胞因子等是研究与开发的热点领域。这些领域的技术进步，促使生物制品的研究和开发日新月异，必将对改善人类生活的质量、延长人类的寿命有巨大裨益，同时，也为生物制品行业带来可观的经济收入，为经济的发展做出贡献。

任务一　生物制品的认知

一、生物制品的概念与分类

（一）生物制品的概念

生物制品从广义上说是利用微生物、寄生虫及其组织成分或代谢产物以及动物或者人的血液与组织液等生物材料为原料，通过生物学、生物化学以及生物工程学的方法制成的，用于传染病或其他疾病的预防、诊断和治疗的生物制剂，其从狭义上说是指利用微生物及其代谢产物或免疫动物而制成的各种抗原或抗体制剂，用于免疫诊断和免疫防治，主要包括疫苗、免疫血清和诊断液。

《中国药典》（2020 年版）对生物制品的定义为：生物制品（biological products）是指以微生物、细胞、动物或人源组织和体液等为起始原材料，用生物学技术制成，用于预防、治疗和诊断人类疾病的制剂，如疫苗、血液制品、生物技术药物、微生态制剂、免疫调节剂、诊断制品等。

（二）生物制品的分类

一般来讲，目前生物制品主要根据用途及作用类型两方面进行分类。

1. 根据用途分类

（1）治疗类生物制品　主要包括各类抗血清与抗毒素、血液制品、抗体及各类疫苗等，如乙型肝炎治疗疫苗、单克隆抗体靶向制剂、干扰素等。

（2）预防类生物制品　主要为各类预防疫苗，如流感疫苗、狂犬病疫苗、肺炎疫苗、吸附白喉破伤风联合疫苗等。

（3）诊断类生物制品　主要用于诊断疾病、检测免疫状态、鉴定病原体的生物制品，如艾滋病诊断试剂盒、免疫试剂盒、流感病毒诊断试剂盒等。

2. 按作用类型分类

（1）细胞因子类药物　如白细胞介素、干扰素、集落刺激因子、肿瘤坏死因子及生长因子等。

（2）激素类药物　如人胰岛素、人生长激素等。

（3）酶类药物　如胃蛋白酶、尿激酶等。

（4）疫苗　如肺炎疫苗、乙肝疫苗、禽流感疫苗等。

（5）单克隆抗体药物　如利妥昔单抗、曲妥珠单抗、阿仑珠单抗等。

（6）反义核酸药物　如福米韦生等。

（7）RNA　干扰（RNAi）药物等。

二、生物制品的特性及生产要求

(一) 生物制品的特性

1. 种属特异性

生物制品在不同动物种属的作用靶点（如受体）存在结构差异，或信号传导通路不同，从而可表现出不同的反应类型。安全性试验需采用能反映人体生物制品活性的相关动物种属来进行研究。

2. 活性的专一性强

起始材料均为生物活性物质，产品的活性专一性强。

3. 生产过程特殊

生物制品生产加工全过程是生物学过程，严格执行无菌操作，有些生物制品的生产过程是有毒或有菌的过程。

4. 稳定性差

生物制品多为蛋白质或多肽类物质，分子质量较大，并具有复杂的分子结构，较不稳定，易失活，易被微生物污染，易被酶解破坏。

5. 分子质量大，结构确认困难

生物制品的化学结构难以通过标准化学分析方法确认，通过现有的理化方法和手段不能完全确认其化学结构特征，如产品的空间构象等，是需要应用免疫学、生物分析技术测定表达量和活性的高分子质量物质。该类产品的生物活性与其氨基酸序列和空间结构等密切相关。

6. 质量控制体系具复杂性和过程性

生物制品的质量控制实行生产全过程监控，其质量控制和质量检定采用生物学分析方法，其效价或生物活性检定具有变异性的特点；生物制品原材料、中间品、成品、运输、贮存甚至使用保持在“冷链”系统中。生物制品的结构特性容易受到各种理化因素的影响，且分离提纯工艺复杂，因此质量控制体系中采用化学、物理和生物学等手段，针对生产全过程进行实时质量监控。生产过程中任一环节或制备条件的改变均可能影响其非临床安全性评价的合理性。

7. 生物活性检测的重要性

生物制品的生物活性与其药效和毒性有一定或较好的相关性，因此药效学和安全性研究应关注生物活性的测定。鉴于生物制品结构确认的不完全性，生物活性检测成为反映生物制品天然结构是否遭受破坏、生产各阶段工艺合理性和评价终产品质量控制的重要内容，也成为非临床药理毒理、药代等试验方案中剂量确定的依据。

（二）生物制品的生产要求

生物制品的原材料具有生物活性，其组成成分十分复杂，因此必须对起始材料进行严格的质量控制。生物制品的生产涉及生物学过程和生物材料的加工处理，这些生物学过程具有易变性的特点。生物制品是需要在生产全过程中采用无菌控制，而又不能在最终容器中灭菌的生物活性制剂，有些制品的某些生产环节还有特定要求；生物制品的质量控制多采用生物学检测和分析技术，其检测结果的变异性远远大于物理、化学的测定，制品的某些质量问题在成品检定中不能反映，需要对生产的过程加以限定。对生物活性的效价或效力检定须采用同质性的生物标准品的比较试验，才能取得检测结果。由于生物制品的特殊性，故必须对其生产过程实施 GMP 管理。

任务二　预防类生物制品

一、预防类生物制品认知

（一）预防类生物制品概述

预防类生物制品主要为疫苗，是将病原微生物（如细菌、立克次氏体、病毒等）及其代谢产物，经过人工减毒、灭活或利用转基因等方法制备的免疫制剂。通过接种疫苗可以刺激人体免疫系统产生特异性体液免疫和（或）细胞免疫应答，使人体获得对相应病原微生物的免疫力，因此是用于预防感染性疾病的一类主动免疫性生物制剂。疫苗作为一类特殊的药物主要用于健康人群，特别是儿童和婴幼儿，通过免疫机制使健康人群获得对某种疾病的免疫能力，从而在一定程度上预防、控制或者消除病原微生物造成的疾病。

疫苗的名称通常利用相关疾病、特定微生物或其组分加“疫苗”组成，一般不用人名命名。可根据具体情况进行特定描述，如冻干甲型肝炎减毒活疫苗属于冻干制品，“冻干”字样的增加用于区分其液体疫苗剂型；人用狂犬病疫苗（vero）和人用狂犬病疫苗（人二倍体细胞）在通用名称后加注括号以示两种疫苗采用不同细胞基质制备；特殊接种途径的疫苗也需在名称中注明，如皮上划痕人用布氏菌活疫苗、皮内注射用卡介苗等；吸附白喉疫苗（成人及青少年用）则在括号内注明了特殊适用人群；用于预防人、畜共患疾病的疫苗，要特别标明“人用”，如人用狂犬病疫苗；对于含有两种以上抗原成分的混合制剂疫苗，需附加“联合”二字，如吸附用无细胞百白破联合疫苗；结合载体蛋白的疫苗需加“结合”字样，如 b 型流感嗜血杆菌结合疫苗，有时在疫苗名称后加括号注明载体蛋白名称；常见的二价、四价、九价宫颈癌疫苗、23 价肺炎球菌多糖疫苗、注射用 A 群链球菌等，含有同一微生物的多个群或型别成分，因此注明了“多价或 n 价”或“群”。

（二）预防类生物制品的分类

预防类生物制品根据其研制技术手段、生物材料和预防种类的不同进行了分类。

1. 根据研制手段分类

（1）传统疫苗　传统疫苗主要通过改变培养条件，或连续传代致使病原微生物毒性减弱，或者利用物理化学方法进行灭活制备疫苗，属于常规疫苗或第一代疫苗，主要用于预防传染病。

①减毒活疫苗：利用物理、化学或生物学的方法，将微生物的自然毒株连续传代培养，使其失去对原宿主的致病力，或只引起亚临床感染，但仍保留良好的免疫活性和遗传特性，这种菌毒株制备的疫苗称为减毒活疫苗或弱毒疫苗。活疫苗能够模拟微生物自然感染状态，从而刺激机体长久产生免疫应答，包括体液免疫和细胞免疫，提高机体抵抗病原微生物的能力，此类减毒活疫苗只需接种一次就可产生长久免疫力，不需要多次接种。但如果减毒活病毒在体内复制管控不严易发生毒力回复，所以不宜用于免疫功能缺陷者或孕妇，必须冷藏运输和保存以保证疫苗的有效安全。常用的减毒方法主要包括体外减毒和冷适应筛选。

a. 体外减毒：是根据不同的自然毒株采取相应敏感的体外基质（培养基、动物、细胞、鸡胚等）连续传代培养的减毒方法。如卡介苗、脊髓灰质炎病毒减毒株等利用该方法进行传代筛选。

b. 冷适应筛选：是通过低温连续或逐步驯化，诱导自然毒株产毒的基因组发生突变，从而改变病毒特性，获得冷适应减毒株。例如流感病毒经过低温传代培养，在上呼吸道（25℃）内的复制能力强于下呼吸道（38℃），表现出温度敏感和冷适应的特异性，从而筛选流感病毒疫苗的冷适应减毒株。

②灭活疫苗：灭活疫苗又称死疫苗，是指病原微生物经人工培养、增殖，用物理化学方法灭活以去除其增殖能力、使其失去致病性，但仍保留其免疫原性并添加相应佐剂而制成的疫苗。灭活疫苗利用了完整的病原微生物体包括细菌体或病毒颗粒，但不具有复制能力，因而称作死疫苗，需要多次接种才能产生相应的体液免疫，但不产生有效的细胞免疫。常见的灭活疫苗有甲型肝炎灭活疫苗、钩端螺旋体疫苗、脊髓灰质炎灭活疫苗等。

③亚单位疫苗：病原微生物经过培养后，提取、纯化或合成其有效抗原成分，例如细菌、病毒外壳的特殊结构蛋白，即主要为保护性抗原成分制成的疫苗，称为亚单位疫苗。例如流感亚单位疫苗是将流感病毒通过化学试剂裂解后，提取其血凝素和神经氨酸酶制备而成，以及从细菌荚膜中纯化的多糖疫苗等。

（2）新型疫苗　又称为现代疫苗或新一代疫苗，是利用生物技术手段特别是基因工程技术研发的疫苗，在预防和治疗传染性疾病方面有重要意义。

①结合疫苗：结合疫苗是由病原微生物的保护性抗原多糖成分与蛋白质载体结合而成的多糖-蛋白结合疫苗，可以提高细菌疫苗多糖抗原的免疫原性，如 A

群 C 群脑膜炎球菌多糖结合疫苗、b 型流感嗜血杆菌结合疫苗。

②合成肽疫苗：它又称为表位疫苗，是通过对目的蛋白的结构进行分析，预测该蛋白质的抗原表位，通过筛选确定并合成能够诱发机体产生免疫保护的仅含免疫决定簇组分的肽段，与载体连接加佐剂制备而成的疫苗。该类疫苗安全性和纯度高，副作用小，可以长期常温保存，但抗原单一、免疫原性弱，合成后直链结构与其天然三维结构蛋白质功能不同，可快速被蛋白酶降解，半衰期较短。

③基因工程疫苗：这是利用基因工程技术手段，克隆并表达保护性抗原基因，利用表达的抗原产物或重组体本身制成的疫苗。

a. 基因工程亚单位疫苗。又称为生物合成亚单位疫苗或重组亚单位疫苗，主要是通过分子生物学手段分离获得原微生物的抗原基因，并与载体 DNA 重组，在受体细胞中进行复制和表达，收集、分离、纯化表达的蛋白抗原成分制备成基因工程亚单位疫苗。该方法易大量获得纯度高、免疫原性好而安全的抗原蛋白，但免疫效果没有传统亚单位疫苗好，可通过基因或蛋白结构改造增强其免疫性能。现已成功研制出乙型肝炎亚单位疫苗。

b. 基因工程载体疫苗。它是将病原微生物的保护性抗原基因重组到受体中，利用表达保护性抗原基因的重组微生物制备成基因工程载体疫苗。该疫苗可同时表达多种抗原制备成多联疫苗，可启动机体细胞免疫和体液免疫，工艺简化不需要纯化抗原，载体本身带有佐剂增强免疫效应，但易对载体微生物产生免疫力，接种后不易繁殖，影响免疫效果。

c. 基因缺失疫苗。它是利用基因操作技术，把病原微生物中与致病性相关的毒力基因序列敲除或失活，使之成为无毒株或弱毒株，但保留其免疫原性而制成的疫苗。基因缺失突变株不易返祖，遗传性能稳定，免疫原性较好，使用安全可靠。

d. 核酸疫苗。又称基因疫苗，是把编码目的抗原基因克隆到真核质粒表达载体形成重组质粒 DNA，将重组子直接接种给人或动物，该外源基因在体内进行转录、翻译合成抗原物质，可刺激机体产生保护性免疫应答，包括 DNA 疫苗和 RNA 疫苗。

e. 蛋白质工程疫苗。它是将抗原基因进行点突变、插入、缺失、构型改造，或者进行不同基因或部分结构域的人工重组，增强其蛋白产物的免疫原性，扩大反应谱，去除有害作用或副反应的一类疫苗。

f. 遗传重组疫苗。它是将对人体无致病性的弱毒株与强毒株（野毒株）混合感染，形成的子代发生基因片段交换形成自然重组，经筛选获得对人体不能致病但保留野毒株免疫性的重组毒株制备成的疫苗。如流感减毒疫苗是由甲型流感病毒弱毒株与流感病毒野生强毒株遗传重组而获得。

2. 根据生物材料分类

（1）细菌性疫苗　细菌性疫苗是一类用细菌、螺旋体、支原体及其衍生物或抗原成分制成的，使机体产生抵抗相应细菌能力的疫苗，例如布氏菌疫苗、炭疽疫苗、百日咳疫苗等。

类毒素疫苗则是收集、纯化病原细菌代谢产生的外毒素蛋白，通过化学方法脱毒制成的具有免疫原性的一类细菌性疫苗，免疫后能够刺激人体产生抗体（抗毒素）从而中和相应的细菌毒素，例如白喉类毒素、霍乱类毒素等。

（2）病毒性疫苗　病毒性疫苗是一类用病毒、衣原体、立克次氏体及其衍生物或抗原成分制成的，可诱导机体产生抵抗相应病毒能力的疫苗。

3. 根据预防种类分类

（1）单一疫苗　由一种活的或灭活病原微生物或抗原成分制备而成的疫苗，用于预防一种疾病，例如钩端螺旋体疫苗、甲型肝炎灭活疫苗等。

（2）联合疫苗　由两种及两种以上活的或灭活病原微生物或抗原成分联合配制而成的疫苗，用于预防不同病原微生物或同一种病原微生物不同血清型（株）引起的疾病。

①多价疫苗：用于预防同一种病原微生物不同血清型（株）引起的疾病，例如二价、四价和九价的人乳头瘤（HPV）疫苗。

②多联疫苗：用于预防多种不同病原微生物引起的疾病，例如无细胞百白破/b型流感嗜血杆菌联合疫苗。

二、预防类生物制品的主要生产方法

预防类生物制品根据其生物来源、研制技术手段的不同，需要采取的生产工艺方法手段不同。

（一）菌毒种来源和选择

生产细菌性疫苗所用菌/毒种由国家药品检定机构——中国药品生物制品检定所或国务院药品监督管理部门认可的单位保存、检定及分发。备选用的菌/毒种需具有特定的抗原性，能诱发机体产生特定的抗原反应；具有典型的形态特征，传代过程中保持长期稳定的生物学特性，具有典型的形态和感染特定组织的特性；人工培养过程中无毒力回复现象，也不产生其他损害机体的毒素，不被其他菌毒污染等；易于在人工培养基上培养、传代，可进行长期保存；灭活用菌种在培养过程中应产生较小毒力；用于制备类毒素的菌苗可产生大量典型毒素。

病毒株在特定条件下经过数十次或者上百次的传代，降低毒力去除临床致病性后，方可用于制备活疫苗，因此毒种在生产使用前的启封和传代都需要进行无菌试验，防止污染对毒株性能和安全的影响；根据不同毒种的要求，在生产前或生产末期，利用国家检定机构发放的特异性抗血清（或参考品）进行纯度试验，用敏感动物活细胞做中和试验，检定毒种的特异性；为保证病毒类疫苗的有效性和安全性，在生产前还需经适宜途径进行病毒滴度测定，即检定毒种的病毒含量。

（二）菌毒种制备

菌毒种使用前需要进行形态学、血清学、毒力、毒性、抗原性、免疫力、生化生长等特性的试验及检测。

从检定保存机构获得的菌毒种开启后接种于适宜的培养基上，于适宜温度条件下培养，即为一代种子。一代菌毒种接种在适宜的培养基上，于适宜温度条件下培养，即为二代种子。以此类推，每个菌毒种获取时已对培养特性进行说明，启开菌毒种后用于生产时不应超过培养说明中规定的传代数。

生产时为保证生产用菌毒种的代次稳定一致，应建立三级种子批管理系统，即原始种子批、主种子批和工作种子批。

1. 原始种子批

是指在研制疫苗时确定的可用于生产的菌毒种，是经国家药品检定机构审查认可，并由中国医学细菌保藏管理中心复核编入国家标准菌号，标明其来源、历史和生物学特性并在临床研究中证明具有良好的安全性和免疫原性的菌毒株。

2. 主种子批

原始种子批经过启封、传代、扩增培养，并检定其生物学特性合格后，再制备的一批菌毒种即为主种子批，与原始种子批相同条件保存备用。原始种子批制备主种子批传代一般不超过 3 代。

3. 工作种子批

主种子批传代获得的菌毒种均一悬液，等量分装贮存即为工作种子批，检定合格后可直接用于疫苗生产。细菌类疫苗用主种子批制备工作种子批传代及工作种子批用于生产时，传代一般不超过 5~10 代，传代次数主要由菌种特性决定。病毒类疫苗毒种传代次数要求较为严格，用于工作种子批的毒种不再传代。为保证生产用菌毒种的稳定和安全，生产结束将该菌毒种销毁废弃，再生产时需另取新的工作种子批菌毒种进行生产。

（三）菌种培养

1. 细菌菌种的培养

依据菌种选择合适的培养基和培养方法。培养基应具备微生物生长六大营养要素，即碳源、氮源、无机盐、水、能源、生长因子，还应对特殊营养需求的微生物进行必需营养物质的添加。按照培养基的物理形态，菌种的培养可分为固体培养法和液体通气培养法。

（1）固体培养法　菌种接种到含有琼脂培养基的克氏瓶中，于 37℃±1℃ 下培养。生产的细菌应逐瓶检查，丢弃污染杂菌者，将合格菌苔收集刮入含 PBS 的瓶中。

（2）液体通气培养法　这是大规模生产菌种时采用的菌种扩增方法，于 37℃±1℃ 的发酵罐内进行通气搅拌培养。生产的细菌从发酵罐收集到容器中，逐瓶进行无菌检验，丢弃污染杂菌者。

菌种培养时应注意菌种对氧需求不同，需严格管控培养环境中的氧分压；选择菌种生长最适培养温度，生产时严格控制，保证菌种产量最大化以及维持生产菌生物学特性和抗原的稳定性；pH 的浮动影响菌种代谢产物的变化，应按规定要求控制培养基 pH；避免阳光或特异射线直接照射菌种，防止诱导菌种发生基因突变，改变菌种生物学特性。

2. 病毒的培养

病毒作为专性寄生生物，需要在活细胞中进行复制，常用实验动物培养、鸡胚培养和细胞培养的方法。

（1）实验动物培养法　动物是最早用于病毒培养的材料，用于病毒的分离、疫苗效力试验、致病性试验、疫苗制备等。试验时针对测试病毒特性选用无特定病原（SPF）动物或无菌动物，将病毒接种于动物的鼻、腹、脑和皮下等进行增殖，引起实验动物表现出临床病理变化或死亡。但实验动物成本高，管理复杂，个体差异大，所以生产中较少使用。

（2）鸡胚培养法　鸡胚是一种价格低廉、容易获得、操作简单，且易感病毒谱广泛的病毒培养材料。处于发育期的鸡胚材料，细胞代谢旺盛，适合多种病毒和立克次氏体的生长，常用于病毒的分离、鉴定、抗原制备等。选择健康、不含有接种病毒特异抗体的 9~11 日龄 SPF 鸡胚，将病毒接种在尿囊腔、卵黄囊或绒毛尿囊膜等处进行繁殖和收集。

（3）细胞培养法　大多数病毒性疫苗采用细胞培养法来制备。细胞培养能够免除隐性感染带来的干扰和假阳性及隐性免疫力，来源广泛，容易筛选易感细胞，操作简便，一次接种数量大，培养条件易于控制，可有效提高疫苗的产量和质量。根据组织来源和细胞性质的不同将细胞分为原代细胞、传代细胞、二倍体细胞。原代细胞是直接将动物组织经胰蛋白酶消化成单个细胞进行一次培养而不再传代的细胞，例如猴肾细胞、地鼠肾细胞等。将原代细胞继续培养传代后细胞染色体数与原代细胞一样为二倍体的，称为二倍体细胞。原代细胞和二倍体细胞多用于疫苗的分离和制备。传代细胞是在体外长期分裂的动物细胞株，来源于肿瘤组织或转化的细胞，染色体为异倍体，所以传代细胞一般不用于活疫苗制备，可用作检定。生产用细胞实行原始细胞库、主细胞库和工作细胞库三级细胞库管理模式，需注意控制传代次数。

常用的细胞培养方法主要为静置培养、转瓶培养、微载体培养和中空纤维培养。

（四）疫苗其他组分

检定合格的菌原液（含有抗原）可用含有防腐剂的缓冲生理盐水稀释至所需的浓度或与其他疫苗成分按比例混合，加入吸附佐剂（如氢氧化铝）、防腐剂、稳定剂，无菌分装，封口，2~8℃保存。活菌苗分装后冷冻干燥，可延长有效期。

1. 免疫佐剂

免疫佐剂是指通过物理或化学方式非特异性与抗原结合并能增强其特异免疫性的物质。疫苗添加免疫佐剂后可调节体液免疫与细胞免疫的平衡、提高特异性抗体的产生、提高抗体滴度和延缓抗体在体内的分解、调节抗原引起的免疫反应类型等。免疫佐剂包括铝佐剂（氢氧化铝、磷酸铝、磷酸钙）、矿物油乳剂（完全弗氏佐剂、不完全弗氏佐剂）、植物源佐剂、细菌来源佐剂、人工合成佐剂（脂质体、MF59 佐剂、免疫刺激复合物佐剂）、细胞因子佐剂、核酸佐剂等。

2. 防腐剂

大多数灭活疫苗都会使用防腐剂，以防止外来物种的污染，提高疫苗的保质期，常用 0. 01%~0. 02%硫柳汞、氯仿、2-苯氧乙醇、叠氮化钠等。

3. 稳定剂

疫苗的有效抗原表位易受温度、光照等因素的影响，发生变异导致免疫原性降低，需在疫苗中添加稳定剂或保护剂，如冻干疫苗中用的乳糖、明胶、山梨醇等。

4. 灭活剂

获得菌苗原液后需进行彻底杀菌，以去除细菌毒性，又不影响菌苗的防病效力。可用物理（加热、紫外线灯）或化学方法（丙酮、酚、甲醛等）杀菌，菌苗不同杀菌方法各异，多采用杀菌剂进行杀菌。我国常用甲醛杀菌，但醛类对抗原具有破坏作用，且甲醛的脱毒作用比较复杂，受温度、pH、甲醛浓度、毒素种类等因素影响，一般使用甲醛终浓度不超过 1%（体积分数），于 37℃或 2~8℃放置一定时间进行杀菌。杀菌后原液还需进行无菌检查，将杀菌后原液接种于不含琼脂的硫乙醇酸盐培养基、琼脂斜面及碱性琼脂斜面各一支，37℃培养 5d，无菌生长即为杀菌合格。

（五）质量检定

预防类疫苗作为生物制品，维护和保障人类健康，因此疫苗在生产过程中及成品在使用流通中的质量、效力和安全性至关重要，其质量标准只有合格和不合格，因此需在疫苗生产过程中及成品出厂前后进行严格的质量检定。生产企业根据国家药品生产质量管理规范（GMP）要求，对药品生产全过程的质量进行管理和检验，对原辅料、原液、半成品、成品、包装材料和生产工艺用水等进行理化和生物学检验，以保证疫苗的质量。质量检定主要从理化、安全性、效力三方面进行。

生物制品的质量检定

1. 理化检定

（1）物理性状检定　疫苗制品通过人工光源或仪器从外观检测澄明度。一般透明液制品为本色或无色澄明液体；悬浊液制品为乳白色混悬液；冻干制品应为淡黄色、白色疏松体，呈海绵状或结晶，无融化现象。高频活化真空测定器用于检测真空封口的冻干制品，保证疫苗的生物活性和稳定性，同时若一定量的冻干制品在规定时间内溶解于溶剂中即为合格。

（2）化学检定　常采用凯氏定氮法、酚试剂法和双缩脲法测定类毒素等制品的蛋白质含量，用以检定分析其有效成分。疫苗制备过程中为在脱毒、灭活时能增强抗原性能等，需要添加适量的甲醛、苯酚、氯仿、汞制剂等防腐剂和灭活剂，根据《中国药典》（2020 年版）药物检定要求检测、控制各化学成分的限度。类毒素、基因工程类疫苗在制备过程中对精度和纯度要求较高，需通过电泳或层析的技术方法进行纯度检验。此外冻干制品需真空干燥保存，活菌或活疫苗水含量过低或过多都会造成菌体死亡，常用烘干失重法、五氧化二磷真空干燥法、费休水分测定法等检测水含量。氢氧化铝作为精致破伤风类病毒、乙肝基因工程疫苗等常用吸附佐剂，能提高制品的免疫性能，可用络合滴定法测量铝含量，使之控制在 1~3mg/mL。

2. 安全性检定

生物制品的安全检定，能够保证人使用疫苗时不引起严重反应或意外事故。需进行异常毒性实验、无菌试验和热源试验等一般安全性检查；针对应用强致病性菌毒种制备的灭活疫苗、类毒素等制品进行活毒检查、解毒试验及残余毒力试验；为避免外源污染物对疫苗的影响需进行外源病毒污染、支原体、血浆外源污染、残余宿主细胞 DNA 和蛋白的检查；生产中某些异源蛋白或污染可能会成为机体致敏物质，需采用过敏性实验、参与牛血清蛋白含量测定、血型物质的测定等过敏物质的检查。

3. 效力检定

生物制品的效力是其预防或治疗能力的重要指标，主要采取生物学方法检测被试生物体对待测品生物活性的反应情况，通过试验待测品和相应标准品或对照品所产生的生物反应剂量之间的差异来衡量待测品的效价。这些检定主要包括动物保护力试验（免疫力试验）、活菌数和活病毒滴度测定、血清学试验、鉴别试验、稳定性试验等。效力试验中常用半数致死量（LD_{50}）、半数有效量（ED_{50}）、最小感染量（MID）、最小致死量（MLD）、最小反应量（MRD）、致死限量（L_+）等反映结果间的剂量关系。

实训十　流感全病毒灭活疫苗的生产

一、任务描述

流行性感冒病毒（简称流感病毒）根据病毒内部蛋白质抗原性的不同分为

甲（A）、乙（B）、丙（C）3型。甲型流感病毒流行范围广，易造成世界性大流行；乙型流感病毒致病力稍弱，可引起局部暴发；丙型流感病毒主要以散在病例形式出现。甲型流感病毒因易发生抗原漂移和抗原转移，导致其毒性和致病力经常变化，使得已有疫苗作用失效，对预防工作造成重大干扰，需要根据最近发生流感病的毒株进行新疫苗的研制。流感病毒对多种理化和环境条件敏感，56℃加热30min或pH<3即失活，同时紫外线、乙醚、甲醛、去污剂和氧化剂等均可灭活流感病毒。流感病毒于−70℃或冻干条件下可长期保持其活力。

流感疫苗主要包括流感全病毒灭活疫苗、裂解型流感病毒灭活疫苗（裂解疫苗）和亚单位疫苗。我国生产和使用的流感全病毒灭活疫苗，是将世界卫生组织（WHO）推荐并经国家药品监督管理局批准的当前流行的甲型和乙型流感病毒毒株接种于9~11日龄SPF鸡胚尿囊腔中培养繁殖，收获的尿囊液经处理后可获得大量流感病毒原液，经甲醛灭活、差速离心或柱层析方法对尿囊液进行浓缩、纯化，各项检定合格后进行包装、成苗。

二、任务实施

1. 准备工作

（1）建立工作小组，制订工作计划，确定具体任务，分工到个人，并记录到工作表。

（2）收集流感全病毒灭活疫苗生产的必要信息，掌握相关知识及操作要点，与指导教师共同确定出最佳工作方案。

（3）完成任务单中实际操作前的各项准备工作。

①材料：WHO推荐并经国家药品监督管理局批准的当前流行的甲型和乙型流感病毒株；生产用鸡胚来源于无特定病原（SPF）的健康鸡群，选9~11日龄无畸形、血管清晰、多动的鸡胚。

②试剂：75%乙醇、石蜡、甲醛、硫柳汞等。

③仪器：低温冰箱、孵化器、恒温培养箱、检卵灯、超速离心机、层析柱等。

2. 操作过程

根据《中国药典》（2020年版）三部“流感全病毒灭活疫苗”内容确定生产工艺流程，如图10−1所示。

（1）毒种制备及检定　将WHO推荐并经国家药品监督管理局批准的当前流行的甲型和乙型流感病毒株，接种于无特定病原（SPF）鸡群所产鸡胚中进行扩繁。根据《生物制品生产检定用菌毒株管理规定》规程建立三级种子批，用于制备成品疫苗的病毒总代数不得超过5代。建立的种子批根据《中国药典》（2020年版）三部要求做全面检定，包括血凝型别鉴别、病毒滴度、血凝滴度、无菌检查、支原体检查、外源性禽白血病病毒检测、外源性禽腺病毒检测，其中前五项为必检项。

（2）单价原液制备及检定

①用75%乙醇消毒鸡胚气室卵壳，将0.1mL工作种子批毒种接种于鸡胚尿囊腔，石蜡封孔后于37℃孵化器孵化72h，每天检查鸡胚生长情况，去除24h内死亡鸡胚。

②病毒收获：筛选活鸡胚，置4℃冰箱4h或过夜，收获尿囊液于容器内，同时对各尿囊收获液进行检定。检定收获液中微生物限度，即细菌、霉菌、酵母菌数量小于10^5CFU/mL，沙门氏菌检测为阴性。血凝滴度效价不低于1∶160。合格尿囊液合并为单价病毒原液。

③灭活及检测：在符合蛋白规定含量的收获液中，加入终浓度不高于200μg/mL的甲醛溶液，适宜温度下灭活。灭活到期后，立即取样，进行病毒灭活验证试验、内毒素含量试验。

④浓缩：超滤法浓缩灭活液至适合蛋白浓度含量范围，且血凝效价不低于1∶10240。

⑤纯化：柱色谱法或蔗糖密度梯度离心法进行纯化。

⑥除菌过滤：除菌过滤后，加入适量硫柳汞抑菌。

⑦单价原液检定：通过鉴别试验证明所得单价原液抗原性与推荐病毒株一致；血凝素含量不低于90μg/（株·mL）；无菌检查；蛋白含量不高于血凝素含量的4.5倍。

（3）半成品制备及检定

①配制：根据血凝素滴度按比例混合进行适当稀释，血凝素配制量在15~18μg/剂范围，加硫柳汞作为抑制剂。

②半成品检定：游离甲醛含量不高于50μg/剂；硫柳汞含量不高于50μg/剂；每剂中各型流感病毒株血凝素应为配制量的80%~120%（质量分数）；依据规程进行无菌检查。

（4）成品制备及检定

①成品分批、分装、包装：检定合格半成品按管理规定进行分批、分装、包装。

②成品检定：制备好的成品疫苗从外观为微乳白色液体，无异物；单向免疫扩散试验结果证明抗原性与原毒株一致；装量及渗透压摩尔浓度需依法检查，符合规定；化学检定硫柳汞含量不高于50μg/剂，pH为6.8~8.0、蛋白含量不高于200μg/剂，且不高于血凝素含量的4.5倍；每剂中各型流感病毒株血凝素含量不低于标示量的80%；酶联免疫吸附法卵清蛋白含量不高于250ng/剂；抗生素残留量不高于50ng/剂；无菌检测、异常毒性检查依法操作；采用凝胶限度试验检测细菌内毒素应不高于10EU/剂。

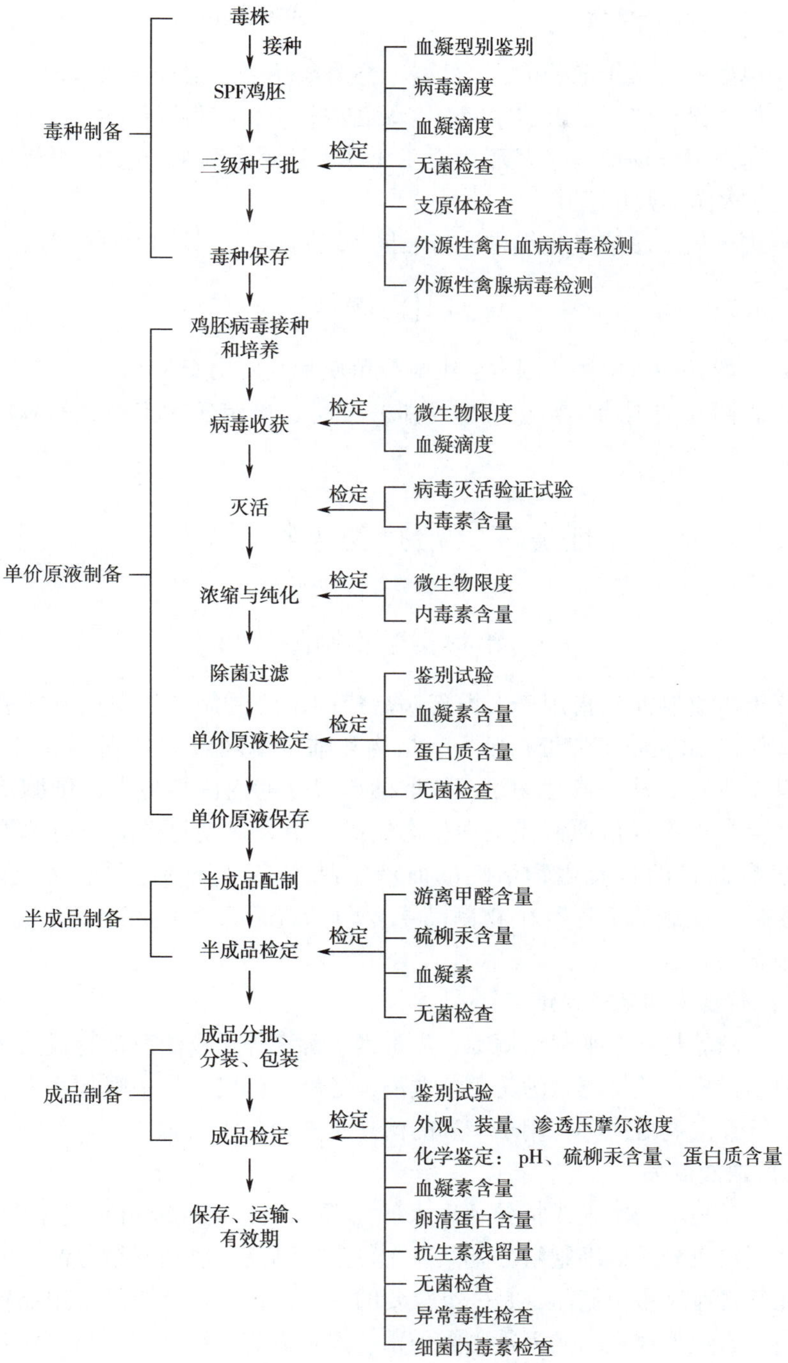

图 10-1　流感全病毒灭活疫苗生产工艺流程

（5）保存、运输、有效期：成品应避光于 2～8℃保存和运输，有效期 12 个月。

3. 结束工作

（1）填好所有操作记录单、任务单、各种评价表、清场记录单。

（2）检查设备仪器是否洁净完好，设备内外应无物料和油垢。

（3）清理工作场地与做好环境卫生工作，应无残留物，生产用具应严格消毒、清洗、灭菌，归位备用。

（4）进行任务总结（小组讨论与汇报、组间互评、教师点评与总结）。

三、任务探究

（1）生产各环节中哪些因素会影响疫苗质量及使用安全？

（2）查阅《中国药典》（2020年版）三部，确定各检定项目的判定标准和要点。

任务三　治疗类生物制品

一、治疗类生物制品认知

治疗类生物制品是指用于人类疾病治疗的生物制品，如采用不同表达系统的工程细胞（如细菌、酵母、昆虫、植物和哺乳动物细胞）所制备的蛋白质、多肽及其衍生物；从人或动物组织提取的单组分的内源性蛋白；细胞治疗和基因治疗产品、变态反应原制品、微生态制品、由人或动物的组织或体液提取或者通过发酵制备的具有生物活性的血液制品和多组分制品等。《中国药典》（2020年版）收载的治疗类生物制品主要包括抗毒素和免疫血清、血液制品、免疫调节剂等。

（一）抗毒素和免疫血清

这一类制品是利用细菌、病毒、类毒素、毒素等免疫注射动物或人体所产生的抗细菌、抗病毒、抗毒素的超免疫血清，经精制而成，如白喉抗毒素、破伤风抗毒素、抗狂犬病血清等，用于疾病的治疗及被动免疫预防。

（二）血液制品

血液制品是由健康人或特异免疫人的血浆分离、提纯或由重组DNA技术制备的血浆蛋白组分或血细胞组分制品。血浆蛋白制品和血细胞组分制品临床应用较多，尤其是血浆蛋白制品，是一类重要的治疗制剂。血液制品常用品种包括人血白蛋白、人免疫球蛋白、人凝血因子Ⅷ、人凝血酶原复合物（PCC）和人纤维蛋白原等，具有相当重要的临床应用价值。目前我国血液制品的人均消费量和消费结构同发达国家相比存在较大差距，血液制品行业未来还将继续保持稳定增长。血液制品的分类及常用品种见表10-1。

表 10-1　血液制品的分类及常用品种

分类	常用品种	临床用途
白蛋白类制品	人血白蛋白	休克、烧伤、体外循环、ARDS
免疫球蛋白类制品	人免疫球蛋白	提高免疫力、预防病毒性传染疾病
	乙肝免疫球蛋白	乙肝的治疗和预防、肝移植
	破伤风免疫球蛋白	预防和治疗破伤风，尤其适用于对破伤风杆菌有过敏反应者
	狂犬病免疫球蛋白	狂犬病被动免疫和治疗
凝血因子类制品	人凝血因子Ⅷ	甲型血友病和获得性凝血因子Ⅷ缺乏而导致的出血症
	人凝血酶原复合物	凝血因子缺乏性出血性疾病
	人纤维蛋白原	异常纤维蛋白血症，纤维蛋白原缺乏症

（三）免疫调节剂

免疫调节剂是由健康人细胞增殖、分离、提纯或由基因工程技术制成的具有多种生物活性的多肽类或蛋白质类制剂，包括细胞因子类制品（干扰素、白细胞介素、集落刺激因子、肿瘤坏死因子、转化生长因子等）、胸腺肽、免疫核糖核酸等。

1. 细胞因子类制品

细胞因子（cytokine，CK）是免疫原、丝裂原或其他刺激剂诱导机体各种细胞分泌的多肽类或蛋白质分子，通过结合细胞表面的相应受体发挥调节免疫、抗炎、抗病毒、抗肿瘤、调节细胞增殖分化等生理与病理反应等多种作用。

（1）干扰素（interferon，IFN）　是由病毒或其他诱生剂刺激单核细胞和淋巴细胞所产生的分泌性蛋白质（主要是糖蛋白）。可分为 α-（白细胞）型、β-（成纤维细胞）型、γ-（淋巴细胞）型。干扰素的分子小，对热比较稳定，4℃可保存很长时间，-20℃可长期保存其活性。经多年临床研究应用，干扰素已成为一种重要的广谱抗病毒、抗肿瘤治疗药物。

（2）白细胞介素（interleukin，IL）　种类繁多，功能复杂，许多 IL 不仅与白细胞相互作用，还参与其他细胞的相互作用，如血管内皮细胞、神经细胞、成骨细胞等的相互作用，在机体的多系统中发挥功能。目前已发现的白细胞介素有 30 余种（IL-1～IL-35）。

（3）集落刺激因子（colony-stimulating factor，CSF）　是指可刺激骨髓未成熟细胞分化成熟并在体外可刺激集落形成的造血调控生长因子。根据集落刺激因子的作用范围，分别命名为粒细胞 CSF（G-CSF）、巨噬细胞 CSF（M-CSF）、粒细胞和巨噬细胞 CSF（GM-CSF）以及多能集落刺激因子（IL-3）。目前，G-CSF、GM-CSF 基因重组产品已广泛应用于临床，在血液病的治疗、造血干细胞移植及恶性实体瘤的放化疗支持治疗等方面发挥重要作用。

（4）肿瘤坏死因子（tumor necrosis factor，TNF） 系由激活的巨噬细胞、NK细胞及T淋巴细胞产生的一种能直接杀伤肿瘤细胞的糖蛋白，是一种具有广泛生物学功能的可溶性细胞因子。此产品依据其来源和结构分为两种，即TNF-α和TNF-β。TNF-α系由单核巨噬细胞产生的单核因子；TNF-β系由T淋巴细胞产生的一种淋巴因子。

（5）转化生长因子（transforming growth factor，TGF） 包括TGF-α和TGF-β，由肿瘤细胞和正常T细胞产生，对胚胎早期细胞的发育有诱导作用，但对成熟T细胞功能表达有抑制作用。

2. 胸腺肽

胸腺肽又名胸腺素，为一种多肽，其对T淋巴细胞可产生一定的刺激作用，促使其分化与成熟。胸腺肽 α_1 的生物活性主要有免疫调节、抗病毒、调控基因，尤其是对免疫系统的调节，可在各种疾病中发挥重要作用。

3. 免疫核糖核酸

免疫核糖核酸（I-RNA）是一种新型而且基本无毒的特异性免疫制剂，它是通过动物经抗原免疫后或者在体外使免疫系统致敏后，由免疫动物的脾、淋巴结、肝脏或免疫系统细胞中抽提出的核糖核酸制品。目前其主要作为一种免疫增强剂，用于恶性肿瘤，如肾癌、肺癌、消化道癌、神经母细胞瘤及骨肉瘤等的辅助治疗，也适用于慢性乙型肝炎和流行性乙脑等疾病的治疗。

二、治疗类生物制品的主要生产方法

（一）类毒素的生产

1. 类毒素疫苗的生产工艺

类毒素疫苗是用丧失毒性而保留免疫原性的毒素所制成的疫苗，其生产工艺包括菌种制备、大罐培养及收获、抗原/毒素纯化、脱毒等。

治疗类生物制品的主要生产方法

（1）杀菌及毒素收获 大罐培养结束、纯菌检查合格后，向培养液中加入适宜浓度的杀菌剂杀菌，按批准的工艺进行纯化或脱毒。

（2）毒素精制纯化 一般多采用硫酸铵盐析、蔗糖密度梯度离心、透析或超滤等方法对收获液纯化得到精制毒素。

（3）脱毒及类毒素制备 精制抗原/毒素需对毒性组分进行脱毒，脱毒剂包括甲醛、戊二醛等。脱毒并去除脱毒剂后即为精制类毒素。

（4）类毒素原液制备 将精制类毒素根据工艺要求加入适宜的防腐剂，经过除菌过滤，即为精制类毒素原液。

2. 破伤风类毒素的生产

破伤风类毒素（tetanus toxoid，TT）是典型的类毒素疫苗。破伤风梭状芽孢杆菌是破伤风的致病因子，在环境中分布广泛。当破伤风梭状芽孢杆菌的芽孢进入厌氧环境中，会成为能产毒素的菌体。破伤风的临床表现是这种毒素对中枢神经系统的作用所致。1924 年，应用化学灭活方法获得 TT 研制成功，可在暴露前诱导抗破伤风的主动免疫，现仍在广泛应用。在适宜产毒的培养基中培养破伤风梭状芽孢杆菌，过滤除菌后收获毒素，经甲醛脱毒制成 TT，纯化后灭菌，最后以铝盐或钙盐吸附。TT 稳定，在 37℃下贮存数周疫苗效力不会出现明显下降，但 56℃，2h 可破坏 TT。TT 冷冻后不应再使用。破伤风类毒素生产工艺路线如图 10-2 所示。

冻干菌种开启 → 菌种扩增 → 细菌发酵 → 过滤收获 → 甲醛脱毒 → 纯化 → 灭菌

图 10-2　破伤风类毒素生产工艺路线

（二）血液制品的生产

血液制品的原料为血浆，人血浆中有 92%~93%是水，仅有 7%~8%是蛋白质，而这部分蛋白质中约 60%是白蛋白、约 15%是免疫球蛋白，凝血因子占 4%左右，其他蛋白质约占 21%，血液制品就是从这部分血浆蛋白中分离、纯化、精制而成。

血液制品的制备主要包括融浆、血浆蛋白组分分离、精制纯化、超滤、半成品配制、病毒灭活、无菌分装等关键步骤。

1. 融浆

血浆在各个血浆站采集、检测合格并放置 90d 后，再次对献浆者和其血浆样本进行血清学和病毒学检测后，方可将 90d 前采集的原料血浆投入生产。融浆合并：用低温注射用水冲洗血浆表面，使血浆和血浆袋分离。用剪刀剪开血浆袋倒入融浆罐，打开融浆罐搅拌及循环水（水温低于 35℃）使融浆罐内血浆温度保持在 0~4℃并完全融化。

2. 血浆蛋白组分分离

常见的分离蛋白的方法有：

（1）利凡诺法　这是指利用利凡诺与蛋白形成络合物，降低溶解性而进行分离血浆蛋白的方法。生产血浆蛋白的优点是：原料容易得到，产品质量相对稳定，利凡诺抑菌性强，可在常温下操作等。缺点是：主要分离人血白蛋白和人免疫球蛋白，所得成分偏少，人免疫球蛋白纯度较低，而且利凡诺不易从人血白蛋白溶液中除去，国内从 1996 年开始逐步淘汰此工艺。

（2）盐析法　无机盐类在水溶液中电离成正负离子，这些离子不仅可以中和蛋白颗粒表面的电荷，而且由于与水分子亲和力大而与蛋白竞争水分子，蛋白颗粒因电荷性减弱和水化膜难以形成而从溶液中析出。使用最多的盐类是硫酸铵。此法生产血浆蛋白的优点是：蛋白质变性风险小，常温操作，不需要精确控制温度和pH，设备相对简单、容易操作，成本较低等。缺点是：硫酸铵腐蚀性强，容易腐蚀设备及对人体造成损害，生产过程步骤较多，有微生物污染及热原不合格的风险，制备的人血白蛋白纯度相对较低，产品不稳定、浑浊或带乳光、外观澄明度不合格，大规模工业化生产有一定困难。

（3）层析法　这是一种常用的蛋白分离的方法，随着层析技术和相关设备的出现，层析法逐渐被用于血浆蛋白制品的生产。其原理是按分子大小的顺序进行分离，也可按介质的不同分为凝胶层析、离子交换层析、亲和层析。应用该技术使原来用盐析、有机溶剂沉淀不可分离的血浆蛋白成分，特别是小量和微量的成分被一个接一个的分离出来。层析法生产工艺简单、耗能少、产品纯度高，但不适合大型连续生产。层析法多用来对低温乙醇法产生的一些粗制品进行加工精制。

（4）低温乙醇法　该法是目前我国大多数企业分离血浆蛋白的方法，最早由1940年美国哈佛大学医学院E. J. Cohn教授发明，1946年E. J. Cohn教授和他的同事们又创建低温乙醇Cohn-6法用于分离人血白蛋白，1949年报道Cohn-9法用于制备丙种球蛋白，1950年又发表了Cohn-10法。1962年Nitschmann和Kistler等在Cohn-10法基础上进行优化改良，提出Nitschmann-Kistler（N-K）法。低温乙醇法原理是基于蛋白质理化性质的差异，不同种类的血浆蛋白在不同浓度的乙醇中溶解度不同，通过加入不同浓度的乙醇来改变蛋白质的稳定性，从而达到分离各组分的目的。该法最大优点是适应工业化、自动化的生产要求。随着新版GMP的颁布，国家对于生物制品的要求也随之提高，国内一些企业在不变更生产工艺的前提下，实现了低温乙醇血浆蛋白分离工艺系统的自控，使得产品质量进一步提高。

在低温乙醇工艺中，影响分离蛋白的五要素有：乙醇浓度、蛋白质浓度、离子强度、pH、反应温度。

①乙醇浓度：乙醇是蛋白质沉淀剂，也是蛋白质变性剂，因此要求沉淀反应应在低温环境下进行。鉴于各种蛋白在不同温度时的溶解度不同，温度过低也会影响分离效果。

②蛋白质浓度：蛋白质含量对分离效果的影响很大，溶液中蛋白质含量过高会引起蛋白质的共沉从而影响目标蛋白回收率及产品纯度。因此在分离过程中通过适当稀释以降低溶液蛋白质浓度，从而降低蛋白质共沉。但如果过度稀释不仅使溶液分离的体积增加，也会导致蛋白质容易变性，进而产生原辅料耗费多、冷媒使用量增大、工序时间延长、分离罐工作容积变大等缺点。因此在生产过程中要合理控制蛋白质含量变化，一般控制在2.5%~3.0%。

③离子强度：在低盐浓度条件下，蛋白质的溶解度对溶液离子强度的变化比较敏感，随离子强度的变化而变化。人血浆的离子强度一般约为0.15，低温乙醇生产工艺中离子强度变化范围在0.01~0.16。

④pH：当溶液的pH被调到其中目标分离蛋白质的等电点时，目标蛋白质大部分或全部被沉淀下来，而等电点不在该pH条件下的蛋白质则仍在溶液中。不同蛋白质具有不同的等电点，一般低温乙醇工艺中pH在4.7~7.4改变。免疫球蛋白等电点为pH 5.8~7.3，人血白蛋白等电点为pH 4.7~4.8。

⑤反应温度：低温乙醇法工艺中，整个生产过程均应在0℃以下进行，温度范围在-8~0℃，若温度控制不好，轻则影响蛋白质回收率，重则造成蛋白质的变性。研究表明，如沉淀组分时，若蛋白质溶液温度高出规定要求1~2℃时，蛋白质得率降低30%~40%；若温度提高3~4℃时，可引起最终产品完全失活。

3. 精制纯化

色谱法常用于蛋白分析和分离，20世纪90年代大容量的色谱设备问世后，色谱法逐步用于血浆白蛋白制品的生产，主要用来对低温乙醇沉淀法产生的一些组分进行进一步加工精制，特别适用于产量少而价值高的蛋白制品。色谱法包括离子交换色谱、凝胶过滤和亲和色谱。

4. 超滤

血液制品超滤工艺包括透析和浓缩，超滤工艺的主要控制参数包括超滤膜的截留分子质量、超滤膜面积、透膜压力和超滤温度等。为控制微生物负荷，应规定超滤最长允许的工艺时间。

5. 半成品配制

对已经纯化的蛋白溶液中要加入适量的稳定剂，以防止制品在制备、储存、运输过程中发生蛋白变性、失活、解离或聚合。

6. 病毒灭活

血液制品应至少经过一步病毒去除/灭活，病毒去除/灭活生产工艺应与产品注册批准的要求一致，凝血因子类产品应采用经批准的方法去除和灭活脂包膜和非脂包膜病毒。

（1）加热法　自1948年开始，巴氏消毒法（60℃，液态加热10h）已成功应用于清（白）蛋白制品的生产，并证明作为病毒灭活方法是安全有效的。温度越高、加热时间越长，则病毒灭活作用越强。目前采用高温（60℃、80℃等）和长时间加热法。

为了减少加热时高温对血浆蛋白分子，特别是对热不稳定的凝血因子的损害，常选用各种化合物作为保护剂。最早成功地用于白蛋白制品巴氏消毒法工艺的保护剂是辛酸钠和色氨酸盐。对其他制品常用的保护剂有低分子质量的糖（蔗糖、葡萄糖、麦芽糖等）、氨基酸（如甘氨酸）和柠檬酸盐。

（2）有机溶剂/表面活性剂　该法是最早成功地应用于血浆蛋白制品，特别是高危凝血因子制品的病毒灭活技术。有机溶剂在疫苗研究中被用以处理脂质包膜病毒，使病毒丧失传染性，从而制成疫苗。经血传播的主要病毒 HIV、HBV、HCV 均为脂质包膜病毒。有机溶剂能破坏病毒包膜脂质使病毒失去传染性和繁殖复制能力，而表面活性剂可以进一步提高有机溶剂破坏病毒脂质包膜的能力，从而提高病毒灭活效力。应用的有机溶剂为磷酸三丁酯。表面活性剂应用的有 Tween−80、胆酸钠、Triton X−100。

（3）β−丙内酯法　β−丙内酯灭活病毒的主要机制是和病毒核酸起反应，使病毒失去传染性。另外，β−丙内酯也能使病毒蛋白变性，当联合应用紫外线照射时，进一步增强其病毒灭活作用。β−丙内酯/紫外线照射方法一般应用 0.25%的β−丙内酯，在 pH7.2 条件下作用 60min，紫外线照射用 UVA，早期也曾试用过 UVC。

（4）纳米过滤法　该技术是使用膜孔径在纳米级（通常在 15~50nm 范围）的滤膜对溶液进行过滤，利用筛分原理，大于滤膜孔径的病毒被截留在薄膜上，尺寸较小的产品分子则能通过滤膜继续存留在溶液中。该技术能够有效去除直径较大的脂包膜病毒及非脂包膜病毒。该方法不能单独使用，应与其他方法联合使用。将纳米膜过滤与其他病毒灭活方法相结合进行多步病毒去除/灭活，可进一步提高目标蛋白产品的安全性。

（5）低 pH 孵放　此法主要应用于静脉注射免疫球蛋白的病毒灭活，该方法操作简单。将免疫球蛋白溶液的 pH 降低至 4.0（或 4.25），有的还加入少许胃蛋白酶，在常温条件下孵育一定时间可以杀灭其中可能存在的病毒。孵育时间最初为 20h，以后证明需要延长至 50h 或更长。

7. 无菌分装

血液制品的分装、冻干、轧盖、灯检、包装、贮藏、运输操作，应按照《中国药典》（2020 年版）三部通则《生物制品分包装及贮运管理》的规定进行。

（三）细胞因子类制品的生产

随着分子生物学、细胞生物学及基因重组等各项生物工程技术的飞速发展，目前大多数细胞因子的制备均可利用基因工程技术获得。基因工程生产细胞因子类制品是一项十分复杂的系统工程，基本过程可分为上游阶段和下游阶段。

1. 上游阶段

首先分离筛选目的基因、载体；然后构建 DNA 重组体并将其转入受体细胞，大量复制目的基因；筛选成功的转化子构建工程菌（细胞），研究制定适宜的表达条件使之正确高效表达。该阶段主要在实验室完成。

2. 下游阶段

从工程菌的规模化培养到产品的分离纯化和质量控制的过程，是将实验室的成果产业化、商品化，主要包括工程菌大规模培养最佳参数的确立、新型适宜生物反应器的研制、高效分离介质及装置的开发、分离纯化工艺的优化控制、高纯度产品的制备技术等。

3. 基本流程

（1）获取目的基因　可以用人工合成，或从生物基因组中经酶切消化后再经 PCR 扩增等方法，分离出带有目的基因的 DNA 片段。

（2）构建 DNA 重组体　在体外将带有目的基因的外源 DNA 片段连接到能够自我复制并具有选择标记的载体 DNA 分子上，形成完整的新的重组 DNA 分子。

（3）构建工程菌（细胞）　将 DNA 重组体导入受体细胞，经反复筛选、鉴定和分析测定，最终获得正确稳定表达的基因工程菌（细胞）。

（4）培养基因工程菌（细胞）　大量培养获得的基因工程菌（细胞），使之在新的遗传背景下实现功能表达，产生出人类所需要的目的基因产物。

（5）表达产物的提取、分离和纯化。

（6）产品的质量控制、包装等。

实训十一　人血白蛋白的生产

一、任务描述

人血白蛋白（human albumin）又称白蛋白、人血清白蛋白，系由健康人的血浆，经低温乙醇蛋白分离或经批准的其他分离方法提取，经过 60℃，10h 灭活病毒后制成的液体或冻干制剂。它是血浆中含量最高的蛋白质，也是最早从人血浆中提取并大规模生产应用的血液制品。人血白蛋白分子形状呈椭圆形，是含有 585 个氨基酸残基的单链多肽，分子质量为 66~69ku，溶解度大。具有维持血浆渗透压和体液平衡、运输和解毒以及能量供给等功能，在临床中应用广泛。本产品适用于：失血创伤、烧伤引起的休克，脑水肿及损伤引起的颅压升高，肝硬化及肾病引起的水肿或腹水等疾病的治疗。给药途径采用静脉滴注和推注，一般无不良反应，偶尔会出现打寒战、恶心呕吐等症状，严重的不良反应如过敏反应、热原样反应非常罕见，较为安全。

人血白蛋白的研发始于第二次世界大战，最早用于战时抢救伤员。经过不断改良的低温乙醇法已是国际上通用的人血白蛋白分离纯化的生产工艺方法。低温乙醇法采用分级沉淀方式分离血浆中各种蛋白，经离心或压滤法分离沉淀，得到各种血浆蛋白。目前大部分国内企业采用低温乙醇压滤法分离人血白蛋白，而国外生产企业采用低温乙醇层析法分离纯化人血白蛋白。

二、任务实施

1. 准备工作

（1）建立工作小组，制订工作计划，确定具体任务，任务分工到个人，并记录到工作表。

（2）收集提取与制备人血白蛋白的必要信息，掌握相关知识及操作要点，与指导教师共同确定出一种最佳的工作方案。

（3）完成任务单中实际操作前的各项准备工作。

①材料准备：原料血浆（冰冻）。

②试剂：乙醇、乙酸、氯化钠、盐酸、碳酸氢钠、辛酸钠、乙酰色氨酸、氢氧化钠。

③仪器：板框压滤机、超滤器、除菌过滤器、全自动灌装机、压塞机、轧盖机、包装设备等。

2. 操作过程

操作流程如图 10-3 所示。

（1）融浆　取检验合格的冰冻血浆［符合《中国药典》（2020 年版）“血液制品生产用人血浆”的规定］，使用 75%乙醇和注射用水对血浆外袋消毒处理，割开消毒后的血浆外袋袋口，放至带有夹层的溶解罐中，水浴（<35℃）循环，融化血浆。

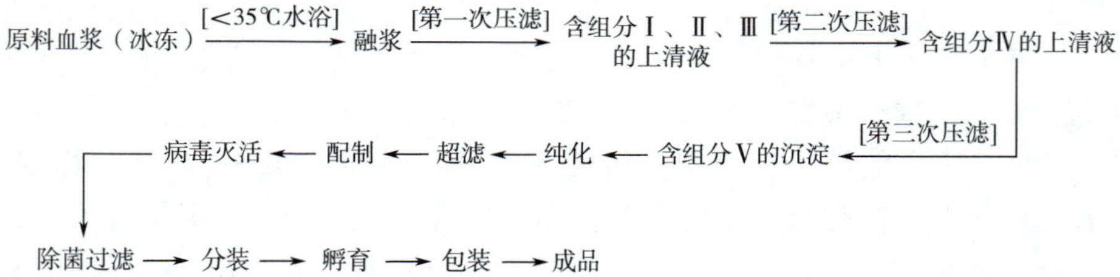

图 10-3　人血白蛋白生产工艺路线

（2）第一次压滤　将融化后的血浆转至带夹层的反应罐中，用乙酸缓冲液调节血浆 pH 至 5.5~6.0。加入 95%乙醇，调节乙醇浓度为 20%，30min 后复测 pH，要求在规定范围内。加硅藻土搅拌 30min，压滤，得到含组分Ⅰ、Ⅱ、Ⅲ的上清液和含组分Ⅰ、Ⅱ、Ⅲ的沉淀。其中含组分Ⅰ、Ⅱ、Ⅲ的沉淀是用于人免疫球蛋白制备的原料。

（3）第二次压滤　将含组分Ⅰ、Ⅱ、Ⅲ的上清液转至带夹层的反应罐中，补加氯化钠调节离子强度，用乙酸缓冲液调节血浆 pH 至 5.5~6.0，加入 95%乙醇，调节乙醇浓度为 40%，30min 后复测 pH，要求在规定范围内。搅拌 1h

后静置 1h，加硅藻土搅拌 30min，压滤，得到含组分Ⅳ的上清液和含组分Ⅳ的沉淀。

（4）第三次压滤　将含组分Ⅳ的上清液转至带夹层的反应罐中，用含 40% 乙醇的 2mol/L 乙酸缓冲液调节血浆 pH 至 4.5~5.0，搅拌 2h 后静置 3h，加硅藻土预铺滤板，压滤，取含组分 V 的沉淀。

（5）纯化　向组分 V 的沉淀中加入 5~7 倍体积，5.0~10.0℃水温的注射用水，搅拌 5~7h，充分溶解沉淀。用 0.5mol/L 盐酸调节 pH 至 4.8~5.0，使溶液冷却至 0~2℃。在溶液中加入 55% 乙醇，调节溶液的乙醇浓度至 12%，此过程中继续降温。加毕，温度控制在-3~-1℃。复测 pH 在 4.7~4.9。加硅藻土预铺滤板、压滤，收集上清液到反应罐中。

（6）超滤　搅拌含组分 V 的溶液，时间为 15min，测定其 pH，用碳酸氢钠溶液（1mol/L）调节 pH 至 6.2~6.4，继续搅拌 15min 后复测 pH。药液的温度需控制在 0~6℃，进行超滤，首次浓缩蛋白质含量为 10%。用 8 倍体积的 0.9% 氯化钠溶液（温度为 2~6℃）作恒体积洗涤。浓缩蛋白质浓度至 8%~28%，转移至配制罐，用注射用水冲洗超滤器，将冲洗液并入蛋白质浓缩液中。

（7）配制　按照蛋白质含量加入稳定剂［0.16mmol 辛酸钠/g 蛋白质或（0.08mmol 辛酸钠+0.08mmol 乙酰色氨酸）/g 蛋白质］。用 0.5mol/L 氢氧化钠溶液调节 pH 至 6.9~7.1，补加氯化钠使 Na^+ 含量为 145mol/L。搅拌 15min，测定蛋白质的含量，应不低于标示量的 95%。

（8）病毒灭活　在灭活罐中通过夹层热水循环加热药液至 59.5~60.5℃，保温 10h，每隔 30min 核对记录一次温度。灭活结束后通过夹层冷水将药液迅速冷却至 30℃以下。

（9）除菌过滤　用 0.22μm 除菌过滤器对药液过滤除菌。

（10）分装　应符合《中国药典》（2020 年版）“生物制品分包装及贮运管理”及四部通则 0102 有关规定。瓶塞、瓶盖清洁、无菌处理，按规定量分装药液，立即塞上胶塞，轧铝盖封口。

（11）孵育　分装后，进行孵放培育。在 20~25℃下放置至少 4 周或在 30~32℃下放置至少 14d。每天 2 次逐瓶检查外观，应为略黏稠、黄色或绿色至棕色澄明液体，不应出现浑浊。同时，在培育期间定期检查，如出现生菌、浑浊或有析出物，剔除并进行无菌检查，不合格品停止生产，合格品送至下一工序。

（12）包装　用澄明度检测仪逐瓶检查，如有药液瓶出现装量不足、毛点或纤维、瓶壁炸裂、压盖不严或不规则、生菌、有异物沉淀应按不合格品处理。灯检合格的制品按照《中国药典》（2020 年版）“生物制品分包装及贮运管理”及通则 0102 有关规定正确包装。检查包材有无破损、漏印等，检查标签张贴是否正确，检查药品装入的位置和方向。打包，存放至成品待检区，检验合格入成品库。

3. 质量标准和检验方法

（1）原料血浆的质量标准和检验　原料血浆的质量标准：内容完整，包括（供血浆者姓名、卡号、血型、血浆编号、采血浆日期、血浆重量及单采血浆站名称）。血浆应为淡黄色、黄色或淡绿色，无乳糜、无纤维蛋白析出、无溶血及可见异物，冰冻血浆应冻结成型、平整、坚硬。包装血浆袋应完好无破损，标本管内血浆与血浆袋内血浆应完全一致。参照《中国药典》（2020 年版）三部通则，对其进行丙氨酸氨基转移酶（ALT）、HBsAg、梅毒、HIV-1 抗体、HIV-2 抗体和 HCV 抗体的检测。如采用组分Ⅳ沉淀为原料，应符合本品种附录“组分Ⅳ沉淀原料质量标准”。组分Ⅳ沉淀应冻存于-30℃以下，运输温度不得超过-15℃。低温冰冻保存期不得超过 1 年。

（2）原液的质量标准和检验

①蛋白质含量：采用双缩脲法（通则 0731 第三法）测定，应大于成品规格。

②纯度：应≥蛋白质总量的 96.0%（供试品溶液的蛋白质浓度为 5%，按通则 0541 第二法、第三法进行）。

③pH：用 0.85%～0.90%氯化钠溶液将供试品蛋白质含量稀释成 10g/L，依法测定（通则 0631），pH 应为 6.4～7.4。

④残余乙醇含量：可采用康卫扩散皿法（通则 3201）测定，应≤0.025%。

（3）半成品的质量标准和检验

①无菌检查：依法检查（通则 1101），应符合规定。

②热原检查：两种检查方法。依法检查（通则 1142），注射剂量按家兔体重每 1kg 注射 0.6g 蛋白质，应符合规定；或采用细菌内毒素检查法（通则 1143 凝胶限度试验），蛋白质浓度分别为 5%、10%、20%、25%时，其细菌内毒素量（*L*）应分别小于 0.5、0.83、1.67、2.08EU/mL。

（4）成品的质量标准和检验

①鉴别试验：

a. 应用免疫双扩散法（通则 3403），仅与抗人的血清或血浆产生沉淀线，以确定其人源性；与抗马、抗牛、抗猪、抗羊血清或血浆不产生沉淀线，以证明其未污染马、牛、猪、羊等动物源性蛋白质。

b. 用免疫电泳法（通则 3404），使其与正常人血清或血浆比较，主要的沉淀线应为白蛋白，以确定其主要成分是人白蛋白。

②物理检查：该制品外观应为略黏稠、黄色或绿色至棕色的澄明液体，不应出现浑浊。进行可见异物检查（通则 0904）和不溶性微粒检查（通则 0903 第一法），应符合规定。渗透压摩尔浓度应为 210～400mOsmol/kg 或经批准的要求（通则 0632）。进行装量检查（通则 0102），应不低于标示量。进行热稳定性试验，取供试品置于 56.5～57.5℃水浴中保温 50h 后，用可见异物检查装

置，与同批未保温的供试品比较，除颜色有轻微变化外，应无肉眼可见的其他变化。

③化学检定：

a. pH：用0.85%~0.90%氯化钠溶液将供试品蛋白质含量稀释成10g/L，依法测定（通则0631），pH应为6.4~7.4。

b. 蛋白质含量：应为标示量的95.0%~110.0%（通则0731第一法）。

c. 纯度：应≥蛋白质总量的96.0%（供试品溶液的蛋白质浓度为5%，按通则0541第二法、第三法进行）。

d. 钠离子含量：应≤160mmol/L（通则3110）。

e. 钾离子含量：应≤2mmol/L（通则3109）。

f. 吸光度：用紫外-可见分光光度法（通则0401）测定，用0.85%~0.90%氯化钠溶液将供试品蛋白质含量稀释至10g/L，在403nm波长处测定吸光度，应≤0.15。

g. 多聚体含量：用分子排阻色谱法测定，应≤5.0%（通则3121）。

h. 辛酸钠含量：用气相色谱法测定，应为0.140~0.180mmol/g蛋白质。如与乙酰色氨酸混合使用，应为0.064~0.096mmol/g蛋白质（通则3111）。

i. 乙酰色氨酸含量：如与辛酸钠混合使用，每克蛋白质中应为0.064~0.096mmol（通则3112）。

j. 铝残留量：用原子吸收分光光度法测定，应≤200μg/L（通则3208）。

④激肽释放酶原激活剂（PKA）：用显色底物法测定，其含量应≤35IU/mL（通则3409）。

⑤HBsAg：按照试剂盒说明书检测，应为阴性。

⑥无菌检查：依法检查（通则1101），应符合规定。

⑦异常毒性检查：依法检查（通则1141），应符合规定。

⑧热原检查：依法检查（通则1142），应符合规定。

4. 结束工作

（1）填好所有操作记录单、任务单、各种评价表。

（2）检查设备仪表是否洁净完好。

（3）清理工作场地与环境卫生。

（4）进行任务总结（小组讨论与汇报、组间互评、教师点评与总结）。

三、任务探究

（1）计算人血白蛋白的收率［收率（%）= 终产品的蛋白浓度/原料血浆蛋白浓度］。

（2）在人血白蛋白制备过程中，分析影响收率的重要因素。

任务四　诊断类生物制品

一、诊断类生物制品认知

诊断用生物制品也称为诊断试剂，指采用免疫学、微生物学、分子生物学等原理或方法制备的生物制剂，用于疾病的预防、监测、流行病学调查以及健康状态评价等，可分为体外诊断用品和体内诊断制品。

1. 体外诊断用品

体外诊断用品指以特定抗原、抗体或有关生物物质制成的免疫诊断试剂或诊断试剂盒，如伤寒、副伤寒诊断菌液，乙肝表面抗原（HBSAG）酶联免疫诊断试剂盒等，可应用于疾病的体外免疫诊断。

2. 体内诊断制品

这是由有关抗原或变应原（不能诱导产生抗体，但可与抗体结合的物质）材料制成的免疫诊断剂，如锡克试验毒素、卡介菌纯蛋白衍生物（BCG-PPD）、单克隆抗体，可用于疾病的体内免疫诊断。

诊断试剂种类丰富，在其制备过程中引进了酶标记、同位素标记、生物素-亲和素放大系统、发光物质标记、单克隆抗体等技术，使诊断试剂检测的准确性、灵敏度、稳定性等大幅提高。DNA 探针诊断试剂和 PCR 试剂的研制成功，可对病毒等病原体的特定基因做鉴别，不仅极大提高了检测的灵敏度、准确性，对临床确诊某些疾病更是起到重要作用。

二、免疫学基础

（一）抗原

抗原是指能够引起免疫反应产生免疫应答，并能与相应免疫应答产物（抗体或致敏淋巴细胞）在体内外发生特异性结合的物质，是形成特异性免疫的起始因素和必备条件。抗原分子一般具备免疫原性、抗原性。免疫原性是指其可以刺激机体产生免疫应答，包括诱导产生抗体及效应 T 细胞；抗原性是指其与抗体或效应 T 细胞发生特异性结合的能力。同时具有免疫原性和抗原性的物质称之为完全抗原，如大多数蛋白质、细菌、病毒等。具有与抗体结合的能力，而单独不能诱导抗体产生的物质称半抗原。半抗原多为简单的小分子物质，通常用大分子蛋白质作为载体，或用非抗原的物质多聚赖氨酸作载体。抗原的分类如下。

1. 依据来源分类

（1）异种抗原　是来自另一种属或物种的抗原性物质，如微生物、动物蛋白等。

（2）异嗜性抗原　是在动植物、微生物与人类间共有的、抗原决定簇相同的抗原。

（3）同种异型抗原　是来自同种而基因型不同的个体的抗原性物质，如人类个体间不同的血型抗原等。

（4）自身抗原　是能引起自身免疫应答的自身组织成分。

2. 依据激活 B 细胞产生抗体时是否需要 T 细胞协助分类

（1）胸腺依赖性抗原　此种抗原需在巨噬细胞及 T 细胞参与下，才能激活 B 细胞产生抗体，如细菌、病毒、异种血清等，它们结构复杂、分子质量大、抗原表面决定簇种类多，能引起体液免疫与细胞免疫。此类抗原刺激机体产生 IgG 类抗体，可引起细胞免疫应答和回忆应答。

（2）胸腺非依赖性抗原　此种抗原无须 T 细胞辅助即可刺激 B 细胞产生抗体，如细菌脂多糖（LPS）、细菌多聚鞭毛素等。此类抗原只能引起体液免疫，无法引起细胞免疫，只能激发 B 细胞产生 IgM 类抗体，无 IgG 的转换，也不引起回忆应答。

（二）抗体

抗体是能与相应抗原特异性结合的具有特定功能的免疫球蛋白。抗体的基本结构由两条相同的分子质量较小的肽链（轻链）和两条相同的分子量较大的肽链（重链）组成，轻链和重链通过二硫键连接形成一个近似“Y”形的结构。抗体具有中和毒素和阻止病原体入侵、激活补体产生攻膜复合物使细胞溶解破坏、调理吞噬和 ADCC（抗体依赖的细胞介导的细胞毒作用）、介导Ⅰ型超敏反应、穿过胎盘屏障和黏膜等多种生物学功能。抗体的分类如下。

1. 按理化性质和生物学功能分

按理化性质和生物学功能，可将其分为 IgG、IgM、IgA、IgE 和 IgD 五类。

（1）IgG　IgG 分子为单体，是血清中含量最多的免疫球蛋白类型，是机体再次免疫应答后形成的抗体的主要组分，在机体防御机制中发挥主要的作用。

（2）IgM　IgM 是对抗原初次免疫应答产生的抗体种类，也是新生儿最先合成的免疫球蛋白。

（3）IgA　IgA 在机体的外分泌液（如乳汁、唾液、泪液、支气管黏液、泌尿生殖道及消化道分泌液）中广泛存在，即外分泌型抗体。

（4）IgE　IgE 为单体，可介导速发型超敏反应。

（5）IgD　IgD 为单体，是 B 淋巴细胞成熟的主要标志。

2. 按与抗原结合后是否出现可见反应分

按与抗原结合后是否出现可见反应，可将其分为完全抗体和不完全抗体两类。

（1）完全抗体　它在介质参与下能出现可见的结合反应。

（2）不完全抗体　它不出现可见的结合反应，但能阻抑抗原与其相应的完全抗体结合。

3. 按作用对象分

按作用对象，可将其分为抗毒素抗体、抗菌抗体、抗病毒抗体和亲细胞抗体。

4. 按抗体来源分

按抗体的来源，可将其分为天然抗体和免疫抗体。

5. 按抗体研究领域的进展分

按抗体研究领域的进展，可分为多克隆抗体、单克隆抗体和基因工程抗体三类。

（1）第一代抗体为多克隆抗体，系由早期传统的方法制备的抗体，把天然抗原经各种途径免疫动物，分离提取的免疫血清。由于抗原物质具有多种抗原决定簇，所产生的抗体是多种抗体的混合物。由于抗体不均一，临床应用受到限制。

（2）第二代抗体为单克隆抗体，是由识别一种抗体决定簇的细胞克隆所产生的均一抗体，具有特异性高、亲和力强、效价高、血清交叉反应少的优点，应用于临床的抗肿瘤、抗感染、解毒、抗器官移植排斥反应等。第二代抗体主要形式有两种：全抗体和酶解片段抗体，如木瓜蛋白酶水解片段、胃蛋白酶水解片段等。单克隆抗体一般用杂交瘤的鼠生产，所以称为鼠源单克隆抗体。其缺点是有鼠源性，对人体有较强的免疫原性；半衰期短；靶向吸收差；全抗体分子质量大，很难通过血管进入细胞，特别是肿瘤部位含量低，降低了疗效；生产复杂，价格昂贵。

（3）第三代抗体是指用基因工程方法，对抗体的基因进行重组、缺失、修饰改型等，构建载体，在受体细胞中表达、获得的抗体。包括鼠源抗体的人源化、人鼠嵌合抗体、改型抗体、小分子抗体。

（三）抗原抗体结合特性

抗原抗体反应的特点主要有四性：特异性、比例性、可逆性、阶段性。

1. 特异性

特异性是抗原抗体反应的最主要特征，这种特异性是由抗原决定簇和抗体分子的超变区之间空间结构的互补性决定的。

2. 比例性

比例性指抗原与抗体发生可见反应需遵循一定的量比关系，只有当二者浓度比例适当时才出现可见反应，在抗原抗体比例相当或抗原稍过剩的情况下，反应最彻底，形成的免疫复合物沉淀最多、最大。而当抗原抗体比例超过此范围时，反应速率和沉淀物量都会迅速降低，甚至不出现抗原抗体反应。

3. 可逆性

可逆性指抗原抗体结合形成复合物后，在一定条件下又可解离而恢复为抗原与抗体的特性。抗原抗体反应是分子表面的非共价键结合，形成的复合物并不牢固，可以随时解离，解离后的抗原抗体仍保持原来的理化特征和生物学活性。

4. 阶段性

抗原抗体反应可分为两个阶段。第一个阶段为抗原抗体的特异性结合阶段，此阶段是抗原与抗体间互补的非共价结合，反应迅速，可在数秒钟至数分钟内完成，一般不出现肉眼可见的反应现象。第二个阶段为可见反应阶段，是小的抗原抗体复合物间靠正、负电荷吸引形成较大复合物的过程。此阶段反应慢，需要时间从数分钟、数小时至数日不等，且易受多种因素和反应条件的影响。

（四）酶联免疫吸附法

酶联免疫吸附法（ELISA）是常见的抗体或抗原测定方法。其原理：使抗原或抗体结合到某种固相载体表面，保持其免疫活性；使抗原或抗体与某种酶连接成酶标抗原或抗体，这种酶标抗原或抗体既保留了其免疫活性，又保留了酶的活性。在测定时，使受检标本（测定其中的抗体或抗原）和酶标抗原或抗体按不同的步骤与固相载体表面的抗原或抗体发生反应，用洗涤的方法使固相载体上形成的抗原抗体复合物与其他物质分开，最后结合在固相载体上的酶量与标本中受检物质的量成一定的比例。加入酶反应的底物后，底物被酶催化变为有色产物，产物的量与标本中受检物质的量直接相关，故可根据颜色反应的深浅来进行定性或定量分析。由于酶的催化频率很高，可放大反应效果，从而使测定方法敏感度高。

三、抗体类药物制备方法

抗体生产制备工艺可分为三个阶段：传统方法免疫动物获得抗体（即多克隆抗体）、应用杂交瘤技术制备抗体（单克隆抗体）和基因工程技术制备抗体（基因工程抗体）。

抗体类药物制备方法

（一）多克隆抗体的生产

多克隆抗体的生产多采用传统的从动物的抗血清提取的方法，其生产工艺流程如图 10-4 所示。

抗原准备 → 免疫动物 → 血液采集 → 血浆 → 沉淀 → A蛋白亲和层析 → 多克隆抗体纯品

图 10-4　多克隆抗体生产工艺流程

1. 免疫动物

供免疫的动物主要是哺乳类和禽类，常选择家兔、绵羊、马、小鼠等。通常选用适龄健康雄性，雌性特别是妊娠动物不适合生产免疫抗体。由于对免疫应答的个体差异，故应同时选用数只动物进行免疫。

2. 抗原准备

（1）抗原种类　为获得较好的抗血清，最好选用蛋白质抗原。

（2）佐剂　对可溶性抗原而言，常加入佐剂以刺激机体产生较强的免疫应答。目前常用的佐剂有氢氧化铝胶、明胶、弗氏佐剂、脂质体、液状石蜡、植物油、矿物油等，也有采用分枝杆菌、白喉杆菌、细小棒状杆菌以及结核杆菌的。

3. 免疫过程

（1）免疫途径与剂量　免疫途径包括皮下注射、皮内注射、肌肉注射、静脉注射、腹腔注射、淋巴结内注射。免疫剂量应依照动物的种类、免疫周期以及所要求的抗体特性等不同而定。若免疫剂量过低，则不能引起足够强度的免疫刺激；若免疫剂量过高，又有可能引起免疫耐受。在一定范围内，抗体的效价随注射剂量的增加而增高。免疫剂量中一般静脉注射剂量大于皮下注射剂量，而皮下注射又比掌内和跖内皮下注射时剂量大。

（2）免疫周期　带佐剂的皮内、皮下注射，一般间隔 2～4 周免疫一次。不带佐剂的皮下或肌肉注射，间隔时间为 1～2 周。肌肉或静脉注射，一般间隔 5d 左右。可以把各种注射途径联合起来应用，最终以达到效价要求为目的。

4. 抗体的鉴定

（1）效价鉴定　鉴定效价的方法包括试管凝集反应、琼脂扩散试验、酶联免疫吸附（ELISA）试验。

（2）特异性鉴定　抗体的杀菌及毒素收获特异性高，其识别能力就强。特异性通常以交叉反应率来表示。如一抗血清与其他抗原物质的交叉反应率近似为零，即该血清的特异性较好。

（3）亲和力　抗体的亲和力是指抗体和抗原结合的牢固程度，常用亲和常数 K 表示。通常 K 的范围在 10^{8}～10^{10}mol/L，有的多达 10^{14}mol/L。

5. 抗血清的保存

待抗血清收获后，加 0.01%叠氮化钠或 0.01%硫柳汞溶液防腐，也可加入等量中性甘油，分装后于-20℃以下保存，注意避免反复冻融。也可将抗血清冷冻干燥后保存。

（二）单克隆抗体的生产

1975 年英国科学家 Milstein 和法国科学家 Kohler 将鼠源的 B 淋巴细胞同肿瘤细胞融合形成杂交瘤细胞，杂交瘤细胞既具有 B 细胞的抗体生产、分泌功能，又具有肿瘤细胞的无限增殖功能。单克隆抗体生产即采用这种杂交瘤技术，将抗体产生细胞与具有无限增殖能力的骨髓瘤细胞相融合，通过有限稀释法及克隆化使杂交瘤细胞成为单一的单克隆细胞系而实现。

制备方法：首先采用皮下注射、腹腔注射和血管内注射等方式向动物体内注射免疫原，刺激动物产生特定的B细胞；然后处死动物，收集脾脏B细胞；体外融合B细胞和肿瘤细胞制备杂交瘤细胞，体外筛选、培养杂交瘤细胞；通过体外扩增杂交瘤细胞收集、纯化培养基上清获得抗体，或者在动物体内（血管内、腹腔等）注射杂交瘤细胞、收集和纯化动物体液（腹水、血清等）获得抗体。杂交瘤技术诞生了第一代单克隆抗体，这种抗体特异性高，易于大量生产。

目前单克隆抗体生产的工艺流程一般分为五个环节：①亲本细胞制备；②细胞融合；③杂交瘤细胞的选育；④杂交瘤细胞的培养；⑤单克隆抗体的分离纯化。

（三）基因工程抗体的生产

基因工程抗体生产是利用基因工程方法（如噬菌体抗体库技术）获得目的抗体基因的阳性克隆后，再根据终产物的目标选用原核细胞、真核细胞、转基因植物和动物等不同方式进行表达。基因工程技术使得抗体的生产更加快速，并使得人源化抗体更为便捷，进而成为临床应用的抗体药物，应用于临床治疗。基因工程抗体往往是特异性极高的均一抗体，易于工业化大量生产。

实训十二　卡介苗的发酵生产

一、任务描述

卡介苗（bacillus calmette guerin，BCG）是一种用来预防儿童结核病的预防接种疫苗，是牛型结核分枝杆菌的减毒活疫苗，其预防结核性脑膜炎及播散性结核病效率较高。目前卡介苗生产包括表面培养和深层培养，其中表面培养是卡介苗生产的经典方法，世界上大多数国家采用此法，而英国、瑞士和荷兰的实验室用含吐温-80的液体培养基进行深层培养。

二、任务实施

1. 准备工作

（1）建立工作小组，制订工作计划，确定具体任务，任务分工到个人，并记录到工作表。

（2）收集卡介苗的发酵生产必要信息，掌握相关知识及操作要点，与指导教师共同确定出一种最佳的工作方案。

（3）完成任务单中实际操作前的各项准备工作。

①材料准备：丹麦823株种子批 $D_2PB302S_2$ 甲10株。

②试剂：苏通马铃薯培养基（胆汁马铃薯培养基或液体苏通培养基）、稳定剂等。

③仪器：试管、三角瓶、冰箱、高压蒸汽灭菌锅、恒温培养箱、研磨机、冻干机等。

2. 操作过程

操作流程如图 10-5 所示。

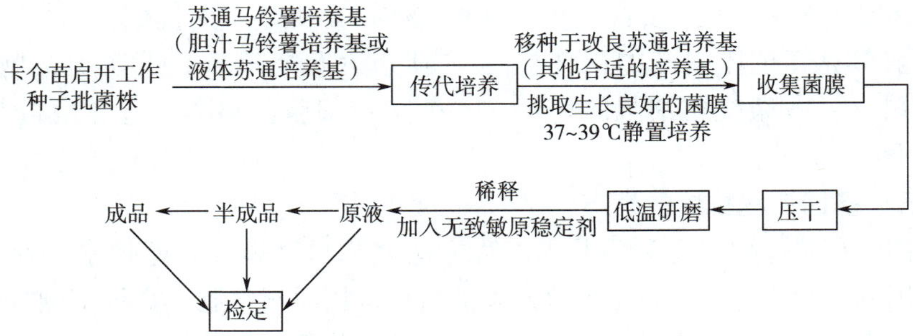

图 10-5　卡介苗的发酵生产工艺流程

（1）生产用种子　启开工作种子批菌种，在苏通马铃薯培养基、胆汁马铃薯培养基或液体苏通培养基上每传 1 次为 1 代。马铃薯培养基上培养的菌种在冰箱中保存不得超过 2 个月。

（2）生产用培养基　生产卡介苗的培养基可为液体苏通培养基、苏通马铃薯培养基或胆汁马铃薯培养基，均不得含有使人产生毒性反应或变态反应的物质。

（3）接种与培养　工作种子批启开后培养 1~2 周，将生长良好的菌膜挑取出来，并移种于改良苏通综合培养基（或经批准的其他培养基）表面，于 37~39℃表面静置扩大培养 8~10 周。培养过程中应每天逐瓶检查，将其中有污染、湿膜、浑浊等情况的培养瓶丢弃，单批收获培养物的总代数不得超过 12 代。

（4）原液的收获和合并　培养结束后逐瓶检查，弃去有污染、湿膜、浑浊等情况的培养瓶。收集的菌膜应压干，移入盛有不锈钢珠的瓶内，加适量稀释液，尽量在低温下研磨。钢珠与菌体的比例应根据研磨机转速控制在适宜范围，转速高，钢珠比例低；转速低，钢珠比例高。最后加入适量无致敏原稳定剂稀释，制成卡介苗原液。

（5）半成品的配制　用稳定剂将卡介苗原液稀释成 1. 0mg/mL 或 0. 5mg/mL，即为半成品。

（6）成品　成品的分批、分装与冻干、包装均应符合“生物制品分包装及贮运管理”规定。分装过程中应使疫苗液混合均匀，分装后立即冻干并封口。成品的规格要求是：按标示量复溶后每瓶 1mL（10 次人用剂量），含卡介菌 0. 5mg；按标示量复溶后每瓶 0. 5mL（5 次人用剂量），含卡介菌 0. 25mg。每

1mg 卡介菌含活菌数应不低于 1.0×10^6CFU。

（7）保存、运输及有效期　成品应于 2～8℃避光保存和运输。自生产之日起，按批准的有效期执行。

3. 质量检定

卡介苗的原液、半成品及成品均按《中国药典》（2020 年版）要求进行质量检定，符合要求。

（1）原液的质量检定　原液的质量检定包括纯菌检查和浓度测定。

①纯菌检查：按通则 1101 的方法进行纯菌检查，生长物做涂片镜检，不得有杂菌。

②浓度测定：采用国家药品检定机构分发的卡介苗参考比浊标准，以分光光度法测定原液浓度。

（2）半成品的质量检定　包括纯菌检查、浓度测定、沉降率测定、活菌数测定和活力测定，其中纯菌检查方法和要求与原液检定要求一致。

①浓度测定：采用国家药品检定机构分发的卡介苗参考比浊标准，以分光光度法测定，半成品的浓度应不超过配制浓度的 110%。

②沉降率测定：将半成品在室温下静置 2h，采用分光光度法测定其放置前后的吸光度值（A_{580}），计算沉降率，应小于等于 20%。

③活菌数测定：卡介苗原液的活菌数应不低于 1.0×10^7CFU/mg。

④活力测定：采用 XTT 法测定，将供试品和参考品稀释至 0.5mg/mL，取 100μL 分别加到培养孔中，于 37～39℃避光培养 24h，检测吸光度（A_{450}），供试品吸光度应大于参考品吸光度。

（3）成品的质量检定　包括鉴别试验、物理检查、水分、效力测定、活菌数测定、无有毒分枝杆菌试验和热稳定性试验。除装量差异、水分测定、活菌数测定和热稳定性试验外，按标示量加入灭菌注射用水，复溶后进行其余各项检定。稀释剂使用的灭菌注射用水生产应符合批准的要求和《中国药典》（2020 年版）第二部的相关规定。

①鉴别试验：包括抗酸染色法和多重 PCR 法。其中多重 PCR 法与种子批鉴别试验相同。抗酸染色涂片检查，细菌形态与特性应符合卡介菌特征。

②物理检查：包括外观、装量差异和渗透压摩尔浓度。

③水分：依据通则 0832 中的方法进行测定，水分含量应不高于 3.0%。

④效力测定：采用结核菌素皮肤试验（皮内注射 0.2mL，含 10IU）阴性、体重 300～400g 的同性豚鼠 4 只，每只皮下注射 0.5mg 供试品，注射 5 周后皮内注射 TB-PPD 或 BCG-PPD 10IU/0.2mL，并于 24h 后观察结果，局部硬结反应直径应不小于 5mm。

⑤活菌数测定：每亚批疫苗均应做活菌数测定，方法是抽取 5 支疫苗稀释并混合后进行测定，培养 4 周后含活菌数应不低于 1.0×10^6CFU/mg。活菌数测定可

与热稳定性试验同时进行。

⑥无有毒分枝杆菌试验：选用结核菌素纯蛋白衍生物皮肤试验（皮内注射0.2mL，含10IU）阴性、体重300~400g的同性豚鼠6只，每只皮下注射相当于50次人用剂量的供试品，每2周称体重一次，观察6周，动物体重不应减轻；同时解剖检查每只动物，若肝、脾、肺等脏器无结核病变，即为合格。若动物死亡或有可疑病灶时，应按种子批鉴别试验要求进行有无毒分枝杆菌的试验。

⑦热稳定性试验：每亚批疫苗于37℃放置28d后，测定活菌数，并与2~8℃保存的同批疫苗进行比较，计算活菌率；放置37℃的本品活菌数应不低于置2~8℃本品的25%，且不低于2.5×10^5CFU/mg。

4. 结束工作

（1）填好所有操作记录单、任务单、各种评价表。

（2）检查设备仪表是否洁净完好。

（3）清理工作场地与环境卫生。

（4）进行任务总结（小组讨论与汇报、组间互评、教师点评与总结）。

三、任务探究

（1）探讨如何对卡介苗的发酵工艺进行优化。

（2）卡介苗发酵生产中有哪些注意事项？

【知识拓展】

疫苗的种类

疫苗是一种使用抗原通过诱发机体产生特异免疫反应以预防和治疗疾病或达到特定医学目的的生物制剂。近年来，随着国家及大众对于疫苗接种的重视，很多疾病被有效遏制甚至消灭，疫苗的生产、研究也成为了医药领域的热点之一。

按照疫苗的性质，可分为为死疫苗、活疫苗、亚单位疫苗、基因工程疫苗、树突状细胞疫苗。凡是由毒力减弱或基本无毒的特定细菌、病毒等病原微生物制成的疫苗称为活疫苗；用物理或化学方法将其杀灭、失去繁殖能力，但保留免疫原性而制成的疫苗称为死疫苗/灭活疫苗；提取细菌、病毒等病原体中具有免疫原性的蛋白质组分制成的疫苗被称为亚单位疫苗；使用DNA重组生物技术，把病原体外壳蛋白质中能诱发机体免疫应答的天然或人工合成的遗传物质定向插入细菌、酵母或哺乳动物细胞中，经表达、纯化后而制得的疫苗为基因工程疫苗；

树突状细胞疫苗，树突状细胞可以摄取、处理以及向T细胞递呈抗原，并可提供诱导T细胞增殖分化为效应细胞所需的刺激信号和细胞因子，其在启动免疫应答和免疫监视方面起重要作用。

按照疫苗接种强制性，可以分为一类疫苗、二类疫苗。一类疫苗是指公民免费且必须接种的疫苗；二类疫苗是指公民自费且自愿接种的疫苗。第一类疫苗包括：乙肝疫苗、卡介苗、脊髓灰质炎灭活疫苗、口服Ⅰ型Ⅲ型脊髓灰质炎减毒活疫苗、百白破疫苗、白破疫苗、麻风疫苗、麻腮风疫苗、乙脑减毒活疫苗、A群流脑疫苗、A+C流脑疫苗、甲肝减毒活疫苗。

按照疫苗成分及来源可分为蛋白/多肽疫苗、多糖疫苗、核酸疫苗、类毒素疫苗、重组病毒疫苗、细胞疫苗、抗独特型抗体疫苗等；按照疫苗的效价多少可分为单价疫苗、二价疫苗、多价疫苗等，如HPV二价、四价、九价疫苗，肺炎13价蛋白疫苗、23价多糖疫苗等。按照疫苗是否由多种疫苗组成可分为普通疫苗和联合疫苗，如百白破疫苗（DPT），四联（百白破+Hib）/五联（百白破+Hib+脊灰）疫苗、麻疹/流腮/风疹减毒活疫苗（MMR）等。

【榜样引领】

打造世界一流“细胞培养基”王国的罗顺

在疫苗、抗体、重组蛋白、细胞治疗及基因治疗等产品的研发和工业化生产过程中，大规模、高密度动物细胞培养技术是当今国际生物医药产业发展的基石，而其中细胞培养基是生物制药产业必不可少的核心原材料。细胞培养基是生物制药的关键原材料和核心技术，一直以来受制于美国三家大公司，国内的细胞培养基市场也几乎被国外企业所垄断，各大药企使用的细胞培养基大多来自进口，国内能与进口大品牌相竞争的细胞培养基生产商寥寥无几，制约我国生物制药产业的发展。

2011年中国细胞培养基行业处于起步阶段，罗顺为改变细胞培养基被垄断的局面，创办了甘肃健顺生物科技有限公司，致力于为生物制药行业和人、兽用疫苗企业提供高质高效的细胞培养基产品。罗顺不仅将全球一流的细胞培养技术带回国内，还引进了十多位在欧美生物药企研发、生产等方面具有丰富经验的高层次专家，建立了公司强有力的科研和管理团队，打造了中国“无血清细胞培养基”产业技术人才的“黄埔军校”，打破了国外三大细胞培养基供应商市场垄断地位，与国内外近百家生物药企和科研院所建立了长期稳定合作关系，对提高中国生物制药和疫苗企业市场综合竞争力起到积极的作用。

【项目总结】

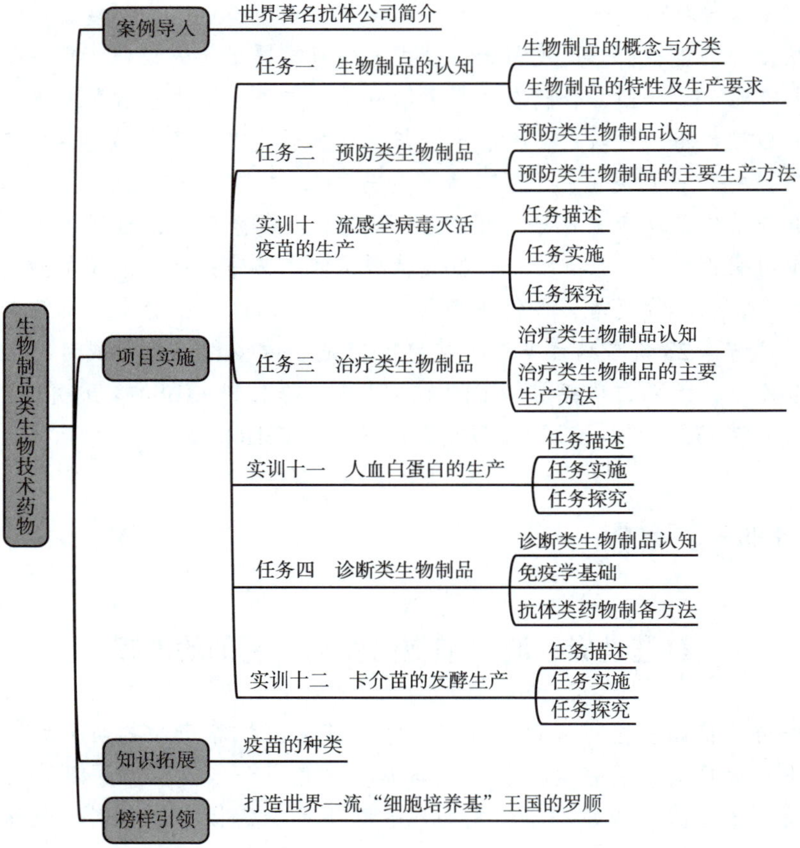

【项目检测】

一、填空题

1. 生物制品按照所用材料、制法或用途，一般分为________、________、________、________、________、________和________七类。

2. 生物制品的安全性检定包括________、________、________、________、有关安全性的特殊试验（如致敏原、DNA、重金属）等五项。

3. 血液制品是由健康人血浆或特异免疫人血浆________制成的血浆蛋白组分或血细胞组分制品。

4. 人血白蛋白生产过程中分离蛋白的方法有________、________、________、________，其中________是分离人血白蛋白的最常用方法。

5. 在低温乙醇工艺制备人血白蛋白过程中，影响分离蛋白的五要素有________、________、________、________和________。

6. 抗体生产制备工艺可分为三个阶段，即________、________和________。

7. 抗原抗体反应具有________、________、________和________四个特性。

二、简答题

1. 简述治疗类生物制品的分类。

2. 简述单克隆抗体的生产工艺环节。

三、工艺路线题

绘制通过低温乙醇法分离人血白蛋白的生产工艺路线图。

项目十一　生物技术伦理与安全

【项目目标】

●知识目标

1. 了解克隆技术与生物技术伦理的关系。
2. 了解生物战剂与生物武器的特点、危害与防护方法。

●能力目标

1. 正确认识和处理生物技术引发的伦理与安全问题。
2. 正确认识生物技术的发展及其影响。

●素质目标

1. 树立科学的生物技术观念，尊重生命，敬畏生命。
2. 学会辩证地评价和利用生物技术。

【学习导航】

本项目的内容是生物技术伦理与安全，现代生物技术已经深深触动了人与自然的关系，以及人自身的生命本质问题，每当生物技术向前迈进一步，除了给人类生活带来的更多可能，它在伦理上也会引起更多争议。因此，同学们应当正确认识生物技术引发的伦理与安全问题。

【案例导入】

克隆技术带来的争议与思考

2018 年 1 月 25 日，中国研究人员创造的克隆猴“中中”和它的妹妹“华华”登上国际权威学术期刊《细胞》封面，这意味着中国科学家成功突破了现有技术无法克隆灵长类动物的世界难题。由于灵长类动物与人有更相似的基因组，有更类似的生理、生化代谢途径和机理，克隆猴在治疗疾病、探索生命现象和本质方面具有重要作用，标志着中国率先开启了以克隆后的体细胞作为实验动物模型的时代。但是，克隆动物也涉及伦理，也有争议和必须遵守的一些规则。目前关于克隆的最大争议在于克隆人，而此次克隆的猴和人类同属于灵长类动物，因此也引发一些忧虑。

人的克隆包括三类，基础研究性克隆、治疗性克隆和生殖性克隆。对于前两者，国际上学术界的看法是允许进行，但有限制。对于后者，也就是公众俗称的克隆人，国际上是禁止的，中国也是严禁克隆人的。尽管克隆动物的争议不像克隆人那么大，但也存在一些问题。例如，在克隆过程中是否会对动物造成伤害，克隆出的动物在使用时是否对人类有害，是否会造成生物多样性和环境问题。

国际人类基因组组织伦理委员会（HUGO）于1999年3月批准发表了《HUGO伦理委员会关于克隆的声明》。这个声明主要针对人的克隆，包括治疗性克隆和生殖性克隆，对动物克隆做了原则性说明。因此，未来无论是灵长类动物还是其他动物的克隆和应用，都必须按照这几个伦理原则来进行。克隆猴的成果也应着重科研和医疗研究，避免社会对克隆技术产生的忧虑。

【项目实施】

生物技术的伦理与安全

现代生物技术是以生命科学为基础，利用生物或生物组织、细胞及其他组成部分的特性和功能，设计、构建具有预期性能的新物质或新品系，并与工程原理相结合，加工生产产品或提供服务的综合性技术。现代生物技术的发展，让人类实现了创造新的生物类型或新生物机能的可能。从基因工程到辅助生殖，从干细胞移植到类器官培养，特别是人类基因组计划的完成，昭示着人类历史已经由认识客体、改造客体的时代转向认识主体、改造主体的新时代。比如，新型生育方式打破了人类几千年来自然繁殖的常规，使人类自然生殖过程的某些步骤甚至全部过程都可以人为地中断、改变或替代；基因的破译和克隆技术的发展，使得人们可以采用类似工程设计的方法按照人类的需要将具有遗传信息的基因，输入生物个体中对生物体进行改造和重塑。然而，任何一种技术的发展都会有与之相对应的伦理问题逐渐凸显出来，生物技术亦是如此。所谓伦理是关于人与人、人与社会、人与自然关系及其处理的思考和卡尺。生物技术与其他科学技术不同，生物技术是对人类主体的改造和重塑，它的发展必然并且已经引发了诸多社会风险和伦理问题，尽管社会对这些问题仍然存在很大的争议，但是它们赫然摆在世人面前，并已经、正在甚至将继续对自然环境和人类社会产生影响。如何把握好生物技术与伦理安全之间的平衡，显得尤为重要，本项目我们将学习生物技术伦理与安全相关的内容。

任务一　生物技术伦理

一、动物克隆

（一）定义

“克隆”最早来源于英文“clone”的音译。所谓的动物克隆是指一个不经有性生殖而直接获得与亲本具有相同遗传物质的多个后代的过程。

生产克隆动物的方法主要有两种：胚胎分割和细胞核移植。在哺乳动物中，细胞核移植是产生克隆动物最为有效的方法，目前受到人们广泛关注的克隆技术就是指细胞核移植技术。

（二）动物克隆技术的优势

1. 有利于优秀个体基因的扩繁

自1987年牛胚胎细胞核移植成功，牛克隆胚胎的重复克隆已达6个世代，并获得第三代克隆牛，由1枚胚胎反复克隆已得到190枚克隆胚胎，母牛繁殖后代数可呈几何级数增长。因此，随着克隆技术的不断完善，在畜牧业上可真正实现家畜胚胎的工厂化生产，迅速扩大同基因型的优良种群，从而大幅度提高现有畜群的生产水平，增加畜产品产量，改善畜产品质量。

2. 有利于动物育种

传统的动物育种方法是优胜劣汰，以选择效应的世代积累实现动物群体的遗传改良。这种方法费时、费力、效率低，育成一个品种一般需要几代到几十代。动物克隆避免了优良基因组合在有性繁殖过程中的分离和漂变，把核移植、胚胎干细胞培养与超数排卵和胚胎移植技术（即MOET育种）等现代生物技术相结合，就能迅速提高优良基因及其组合在群体中的频率，扩大优良母畜的遗传贡献，从而大大加快育种进程，提高育种效率。

3. 有利于家畜遗传资源的保护

无论是家畜（禽）品种还是野生动物，其遗传资源保护在世界各地显得日益紧迫，刻不容缓。有了家畜体细胞克隆技术，我们可以将转基因技术和体细胞克隆技术恰当结合，对这两项技术进行整合、综合和优化，从而提高转基因动物的生产效率。

（三）动物克隆技术存在的问题

1. 技术尚不成熟

动物克隆实验的成功仍然具有极大的偶然性和随机性。迄今为止，克隆实验的成功率始终很低，很多在围产期就已经死亡，即使能在出生后存活，也能发育到青春期，但发育到成年仍有异常。例如，在培育多莉（Dolly）的过程中，科学家一共克隆出的277个绵羊胚胎，最终成功使母羊受孕并生产的只有多莉一个，成功率只有0.36%。而且，克隆动物基因组重新编程的机制尚不清楚，克隆技术效率低。

2. 克隆动物的体细胞突变、寿命及其他遗传问题

在1996年多莉诞生之初，科学家就密切关注着它的健康状况，通过对其身体的检测，人们发现多莉在出生时并非一个彻彻底底的新生儿，因为它的部分细胞和器官具有成年绵羊才会有的特征。也就是说，刚出生的多莉已经具有某些衰老的特征了。在多莉6岁的时候，科学家发现它患上了关节炎，这一疾病通常情况下只会发生在老年羊身上。其实，在人们发现多莉的健康存在问题之前就对克隆动物的早衰及健康心生疑虑。法国研究人员获得的研究数据表明，一头用耳皮细胞作为核供体获得的克隆牛，其心脏和血液都存在致命的缺陷。在我国诞生的世界首例克隆山羊也因为肺部发育缺陷在出生后不到两天就死亡了。另外，在其他不同克隆动物身上也发现了各种各样的发育畸形。

而克隆动物的健康问题不仅仅体现在出生之后，在其出生之前人们就发现克隆胚胎的发育存在很多问题。通过正常的有性生殖获得的受精卵具有较高的发育率，其胚胎发育状况也比较正常。但是通过体细胞核移植获得的克隆胚胎的发育率低下，在发育过程中胚胎存在各种各样的发育障碍，有很多胚胎还没等到在子宫内着床就已经停止发育，即使个别胚胎能够着床，也可能在分娩之前流产。这也是克隆效率低下、获得一只克隆动物如此艰难的原因。

不仅如此，在出生的克隆动物中，人们经常会发现一些异常的生理表型，其中包括出生时胎儿体重过重、胎盘过大、围产期死亡率高、心肺功能不全、早衰等现象。所以，毋庸置疑的是，大多数克隆动物是存在健康问题的。

现有克隆动物技术已经出现了许多严重问题，包括克隆动物发育迟缓、心肺存在缺陷、免疫系统功能不全等先天性疾病或体型过大等基因上的缺陷。

克隆羊、克隆牛和克隆鼠都存在体型过度庞大的问题。而且，克隆牛、克隆羊、克隆猪也存在发育不良、免疫系统缺陷和心肺功能不健全的问题。即使没有以上问题，生产克隆动物费用昂贵，距离大规模应用还有很多问题需要解决。

二、人类基因组计划

基因是DNA分子上具有遗传效应的特定核苷酸序列的总称，是具有遗传效应的DNA（脱氧核糖核酸）分子片段。基因位于染色体上，并在染色体上呈线性排列。基因组就是一个物种中所有基因的整体组成。人类基因组是人体结构组成和生命活动所必需的遗传信息的总和。人类的生老病死、生态环境和生物进化都与基因密切相关。诺贝尔生理学或医学奖获得者杜尔贝科（Renato Dulbecco）认为："人类的DNA序列是人类的真谛，这个世界上发生的一切事情都与这一序列有关。"各国科学家都独立进行了人类基因的研究，但是各项单独研究最终都失败了。于是人们开始意识到必须设计一个计划，把人类对自身的认识，从单个

基因的分离、分析和应用上，推向对整个基因组的破译、认识和利用，这就是人类基因组计划。

人类基因组计划从讨论到实施经历了很长的时间，是美国科学家于 1985 年率先提出的，到 1990 年正式启动。1984 年，美国召开了一个小型专业会议，讨论测定人类整个基因组的 DNA 序列的意义和前景。1985 年，在加州圣克鲁兹由美国 DOE 的 Sinsheimer R. L. 主持的会议上提出了测定人类基因组全序列的建议，形成了美国能源部的“人类基因组计划”草案。1985 年，罗伯特·辛格认为测定人类基因组不仅技术条件成熟，而且也有必要。1986 年，诺贝尔奖获得者美国生物学家杜尔贝科在《科学》杂志上发表了《癌症研究的转折点——人类基因测序》一文，首次提出人类基因组计划概念。1986 年，遗传学家 McKusick 提出从整个基因组的层次研究遗传的科学称为“基因组学”。1987 年初，美国能源部和国立卫生研究院为人类基因组计划下拨了启动经费约 550 万美元（全年 1.66 亿美元)。1988 年，美国成立了“国家人类基因组研究中心”。1990 年，经美国国会批准，美国人类基因组计划正式启动，总体计划在 15 年内投入至少 30 亿美元进行人类全基因组的分析。这一计划旨在为 30 多亿个碱基对构成的人类基因组精确测序，发现所有人类基因并搞清其在染色体上的位置，破译人类全部遗传信息。人类基因组计划启动以后，进展顺利，其中发生了很多具有历史性意义的事件。1991 年，美国成立第一批基因研究中心；1993 年，桑格研究中心在英国剑桥附近成立；1997 年，法国国家基因组测序中心成立；1998 年，中国在北京和上海设立国家基因组中心；1999 年，中国获准加入人类基因组计划，承担 1%的测序任务，成为参与这一计划的唯一发展中国家；2000 年，中、美、日、德、法、英 6 国科学家宣布首次绘成人类基因组“工作框架图”；2001 年，国际著名杂志《自然》和《科学》分别发表国际领域人类基因组合作计划和美国塞莱拉公司同时公布人类基因组“工作框架图”及初步分析结果。

三、生物技术的伦理问题

（一）关于克隆人技术

首先是克隆人技术对于生物多样性的冲击。人类种族的多样性及其繁衍出的多样文化是整个人类文化的宝贵财富。克隆技术属于无性繁殖，在繁殖过程中不会发生基因重组，这样必然会影响到遗传的多样性。有性生殖是高等生物适应外界环境而拥有的进化能力，有性生殖增加了变异的可能性，生物可以通过变异来增强对环境的适应能力与竞争力。克隆人可能会导致人类逐渐丧失这种基因的多样性，也最终会危害人类自身。

其次是克隆人会引发社会伦理关系的矛盾以及其他社会问题。克隆人的繁殖过程不再需要两性的共同参与，这对现有的社会框架、伦理关系以及家庭结构将造成不可估量的巨大冲击。克隆人一旦出现，将彻底打破人类的传统两性生育方式，克隆人的生物父母将难以界定，一夫一妻的婚姻制度可能将被打破，在这样伦理界限模糊的情况下，容易造成人心理与情感上的双重伤害。一旦克隆人合法化，并扩展到整个人类社会，那么夫妻、父子等最基本的人伦关系将会逐渐消失。在传统伦理框架下，克隆人与成年母体的关系无法界定，由此可能将会引发一系列更加复杂的伦理问题。另外，克隆人会引发一些因为无法辨别本人与克隆人之间的差别而导致的安全问题。

再次是克隆人本身的尊严和价值问题。假如可以克隆人，那么克隆人作为一个与母体基因一样的人，也应当享受同母体一样作为一个人的权利，但是在现阶段，在克隆人的身份认同方面，克隆人主要还是作为研究对象和器官移植的供体，这严重破坏人的尊严与道德，伦理上是不被允许的。

另外，克隆人还存在安全性的问题。在现阶段，克隆人技术在理论上虽然是可行的，但是在后期的安全性上还是未知的。克隆人是否存在健康隐患也还需要进行研究。

最后，虽然克隆技术的发展可能会引发一系列的社会伦理问题，但是应当辩证地来看待它，克隆技术也给医学界带来了不少的希望。目前，国际社会对克隆医疗用的器官还是可以接受的，但是克隆人还属于禁止的范围。克隆技术的研究与应用要在伦理约束的范围内进行，以便为人类社会带来更加积极的回馈。

（二）关于基因工程技术

20 世纪以来，遗传学的飞速发展令人们在瞠目结舌之余茫然失措。到目前为止，几乎每一项基因工程新技术成果的应用，都指向生命伦理学的理论和实践。每一次技术对伦理的挑战，都迫使科学家、法律学家、社会学家、医学家、媒体和公众紧急动员寻找对策，解决先进技术的不适当应用可能给人类和社会带来不好的结果的问题。因此，基因工程伦理学是当代生命伦理学的重大课题。基因工程技术的发展，已使人类在逐渐揭示基因这一遗传学物质的奥秘中，使它为人类服务。然而伴随着一些令人振奋的成就，人类又面临着许多必须认真思考和解决的伦理难题。

2001 年 4 月，由联合国教科文组织主办、杭州市政府承办的生物伦理与生物技术及生物安全研讨会在杭州召开，来自美国、德国、英国、荷兰、意大利等国家及中国的 150 名遗传学家、医学专家、生命伦理学家以及有关政府官员、外交使节、宗教界人士参加了会议。这次会议的议题包括保护人类基因组、人类基因组研究与人类和睦、基因专利、人类基因研究与人类尊严、基因恐惧症和基因公害、生命伦理学的教育及普及等。

这次会议传递了两个信息，一是基因研究不仅是科学家的事，每个人都应关注它的进展带来的社会问题和对自身的影响；二是民众在对基因研究做出应有贡献的同时，还应提高自我保护的意识，看看科学家在做些什么，会给社会带来什么好处，衡量其中蕴藏的风险。会议宣布，科学家已将生命伦理纳入纯科学研究领域，同时肩负巨大的社会责任；中国是世界大家庭的一员，所有不同的伦理标准都可以坐下来交换看法；更重要的是，中国人在自己的土地上轻松、自由、畅所欲言地谈论人权和人的尊严。

中国国家自然科学基金委员会人类基因组重大项目秘书长杨焕明在会议上介绍了《关于人类基因组与人类权力的全球宣言》，强调了宣言的四大基石：人类的尊严、研究的自由、人类的团结与和睦、国际的合作。他认为人类基因组计划使人类面临新的风险与挑战，人类对生物技术与生物安全有关的伦理、法律及社会问题越来越关注。

随着人类基因组研究的进展，“基因决定论”或“基因本质主义”有可能抬头。我国科学家坚决反对“基因决定论”。国际人类基因组伦理学委员会委员邱仁宗研究员指出，“人不仅是一堆基因，而且具有理性和情感，有目的、价值、信念、理想，具有人际关系中生活的能力。人的成长及其人格的形成，都是多基因和自然、社会环境长期复杂互相作用的结果，不是单单由基因决定的。基因只有通过同环境复杂的相互作用，才会表达出来。”他不认为自杀者一定带有“自杀基因”，基因并非人的主宰，人类不应做基因的奴隶。有关专家指出，由于有隐性基因和基因的自然突变，任何国家不可能用国家规划限制或阻止残疾人的出生和存在。残疾人和健康人一样有平等的伦理和法律地位，享有平等的权利。一个民族的成员之间、不同民族之间都是平等的，没有“优劣”之分。

（三）关于人类干细胞技术

干细胞是一类尚未分化，具有自我复制、多向分化和归巢潜能的原始细胞，是我们机体的起源细胞，是形成人体各种组织、器官的始祖细胞。如同一颗种子，可以发芽、长出树杈、树叶、开花和结果一样。医学界称其为“万用细胞”。现阶段的干细胞技术是通过专业的生物技术制备，体外培养人体所需的高活性、高数量干细胞。回输到人体内的干细胞，再生出我们各组织器官所需的功能细胞，修复受损组织，调控病变细胞，加快新老细胞更替，让我们的身体恢复到健康的状态。

人类胚胎干细胞研究涉及从早期胚胎提取干细胞并建系再利用，因而其伦理争议的核心是胚胎伦理地位的问题，即胚胎是否为人、可否用于研究等。然而，由于科技发展差异、文化及社会观念的多元化，如何定义人和胚胎，仁者见仁，各国立法政策也不尽相同。关于治疗性克隆和生殖性克隆的伦理争议，目前国际社会在禁止人类生殖性克隆方面基本上达成共识，但对于治疗性克隆则仍存有较大分歧。

随着近年来基因编辑、规模化培养、生物制造等技术平台的逐步成熟与汇聚使用，干细胞相关技术开始从分子水平走向组织水平，从二维基础研究向三维实际应用过渡，以干细胞为基础的嵌合体和类器官两大前沿研究方向再次重燃“何为胚胎、何为人”的伦理争议，同时也催生出更多新的伦理挑战。例如，嵌合体研究涉及人与非人动物体或胚胎之间的嵌合，伦理争议也不再仅限于干细胞及胚胎研究本身，而是逐渐延伸到人与动物之间的界限、嵌合体潜在用途的影响及赋予动物以“人”地位的可能性等问题。另外，嵌合体研究及应用还存在侵犯人类尊严的风险、侵犯动物福利和权利、引发医疗资源分配不均，以及疾病从动物传染给人类的潜在风险等一系列争议。

综上，可以看出生物技术正在并将继续快速发展。该领域发展与变革势必会给社会道德、价值观、法律规则乃至政治、经济等带来冲击。同时，生物技术发展变革的不确定性，以及所呈现的更多的颠覆性和复杂性，使得该领域伦理风险愈发复杂、难以预测。2019 年，党的十九届四中全会通过《中共中央关于坚持和完善中国特色社会主义制度、推进国家治理体系和治理能力现代化若干重大问题的决定》，明确提出要健全科技伦理治理体制。《中华人民共和国国民经济和社会发展第十四个五年（2021—2025 年）规划和 2035 年远景目标纲要》再次强调健全科技伦理体系。相比于健全科技伦理治理体制，“体系”二字则体现出中国对科技伦理治理更高的、系统性、全面化的要求。

任务二　生物技术安全

一、生物战剂

（一）生物战剂的定义

生物战剂是指能够满足军事目的与使用技术要求，对人畜造成大面积杀伤，对农作物实施大面积破坏的致病微生物和由此产生的传染性物质的总称。

（二）生物战剂的种类

1. 根据对人类的危害程度分

根据生物战剂对人类的危害程度，可将其分为致死性战剂和失能性战剂。

致死性战剂病死率在 10%以上，甚至达到 50%～90%，主要包括炭疽杆菌、霍乱弧菌、天花病毒、黄热病毒、东方马脑炎病毒、西方马脑炎病毒、斑疹伤寒立克次氏体、肉毒杆菌毒素等。失能性战剂病死率在 10%以下，如布鲁氏杆菌、Q 热立克次氏体等。

2. 根据形态和病理分

根据生物战剂的形态和病理可将其分为细菌类生物战剂、病毒类生物战剂、立克次氏体类生物战剂、衣原体类生物战剂、毒素类生物战剂和真菌类生物战剂等。

细菌类生物战剂主要有炭疽杆菌、鼠疫杆菌、霍乱弧菌等，是第二次世界大战后使用最多的生物战剂；病毒类生物战剂主要有天花病毒、各种马脑炎病毒、热病毒等；立克次氏体类生物战剂是一种能导致斑疹伤寒、战壕热等流行疾病的特殊病原体；衣原体类生物战剂主要有鸟疫衣原体；毒素类生物战剂主要有葡萄球菌肠毒素、肉毒菌毒素、真菌毒素等；真菌类生物战剂主要有球孢子菌、组织胞浆菌等。

3. 根据有无传染性分

根据生物战剂有无传染性可将其分为传染性生物战剂和非传染性生物战剂。

传染性生物战剂，如天花病毒、流感病毒、鼠疫杆菌和霍乱弧菌等；非传染性生物战剂，如土拉杆菌、肉毒杆菌毒素等。

随着微生物学和有关科学技术的发展，新的致病微生物不断被发现，可能成为生物战剂的种类也在不断增加。近年来，人类利用微生物遗传学和遗传工程研究的成果，运用基因重组技术，定向控制和改变微生物的性状，有可能产生新的致命力更强的生物战剂。

（三）生物战剂的防护

1. 戴防毒面具

防毒面具的式样很多，但主要由滤毒罐和面罩两部分组成。滤毒罐包括装填层和滤烟层。装填层内装防毒炭，用于吸附毒剂蒸气，但对气溶胶作用很小。滤烟层是用棉纤维、石棉纤维或超细玻璃纤维等做的滤烟纸制成的。为了增加过滤效果，滤烟纸折叠成数十层，它的作用是过滤放射性尘埃、生物战剂和化学毒剂气溶胶，滤效可达99.99%以上。

2. 使用防护口罩

例如，使用过氯乙烯超细纤维制成的防护口罩。这种口罩对气溶胶滤效在99.9%以上。在紧急情况下，如果没有防毒面具或特殊型的防护口罩，也可采用容易得到的材料制造简便的呼吸道防护用具，例如脱脂棉口罩、毛巾口罩、三角巾口罩、棉纱口罩以及防尘口罩等。此外，还需要保护好皮肤，以防有害微生物通过皮肤侵入身体。通常采用的办法有穿隔绝式防毒衣或防疫衣，以及戴防护眼镜等。

3. 有针对性地打预防针

为了更有效地防止生物武器的危害，在可能发生生物战的时候，可以有针对性地打预防针。对于清除生物战剂来说，可以采用的办法有烈火烧煮和药液浸喷，烈火烧煮是消灭生物战剂最彻底的办法之一。用作杀灭微生物的浸喷药物主要有漂白粉、三合二、优氯净（二氯异氰尿酸钠）、氯胺、过氧乙酸、甲醛等。对于施放的战剂微生物，由于它们可能附着在一些物品上，既不能烧，又不能煮，也不能浸、不能喷，就需要采用烟雾熏杀。此外，皂水擦洗和阳光照射以及泥土掩埋等也是可以采用的办法。

二、生物武器

（一）概述

生物武器是以杀伤人畜和破坏农作物为目标的微生物、毒素和其他生物活性物质的统称。

生物武器发展至今，经历了三个阶段。第一代生物武器主要将传染性强的致病菌作为生物战剂，比如鼠疫杆菌、霍乱弧菌、炭疽杆菌等，至今仍有恐怖分子利用这些病菌进行恐怖活动。第二次世界大战后，以病毒为主的第二代生物武器成了研究的主要方向。病毒是一种比细菌还小的微生物，一旦感染就很难治愈。现在，科学家还在以基因技术为基础研制第三代生物武器，人们被这些用基因技术改造过的细菌和病毒感染后将更加难以治愈。还有一个方向是利用基因技术，使细菌和病毒只能感染特定人群。这两类生物武器又称为基因武器。

（二）生物武器的特点

生物武器具有致病性强、污染面积大、传染途径多、成本低、使用方法简单、受影响因素复杂等基本特点。

（三）生物武器造成的伤害

生物武器有极强的致病性和传染性，能造成大批人、畜受染发病，并且多数可以互相传染；受染面积广，大量使用时可达几百或几千平方千米；危害作用持久，炭疽杆菌芽孢在适宜条件下能存活数十年之久。带菌昆虫、动物在存活期间，均能使人、畜受染发病，对人、畜造成长期危害。但生物战剂受自然条件影响大，在使用上受到限制。日光、风雨、气温均可影响其存活时间和效力。采取周密的防护措施，也能大大减少它的作用。生物武器是各种武器中面积效应最大的武器。自用于战争以来，给人类带来了恐怖性灾难。中国曾是生物武器的受害国之一，中国坚决支持禁止生物武器的主张，奉行不发展、不生产、不储存生物武器的政策，并反对扩散生物武器。

生物武器极大地威胁到了人类的安全，一旦在研究过程中操作失误，造成泄漏，那么将会给人类带来无比可怕的灾难。因此，应当充分发挥各国人民的反恐力量，将生物武器的威胁程度降到最低。

实训十三　参观生物技术公司

一、任务描述

就近选择典型的生物技术企业进行实地参观学习。从生物安全、公司理念、核心技术、产品类型、岗位需求、员工素质六个方面对所参观的企业进行全面细致的学习，参观结束后从不同层面对企业的具体情况进行总结和归纳。

二、任务实施

（一）准备工作

（1）参观前，将人员按照任务描述分组，每个小组有侧重点地针对自己的具体任务提炼任务提纲，并进行有效分工。

（2）着装得体，整洁大方。

（3）准备好记录用的本子、笔等工具。

（二）过程实施

（1）参观过程中，严格遵守企业的各项规章制度，听从企业工作人员的指引，有序参观；

（2）参观过程及时做好记录，对涉及企业机密的问题要妥善处理；

（3）认真总结任务点相关的企业信息，团结协作，总结出每个任务点的具体情况，并提炼出每个小组自己的观点。

三、任务探究

（1）该企业的核心生物技术是什么？这个技术的原理是什么？

（2）与此技术相关的生物技术伦理与安全的争论有哪些？我们应如何看待这些争论？

【知识拓展】

引领第三次生物技术革命，合成生物学或将颠覆传统生产方式

近年来，合成生物学的发展已经引起了广泛的关注和研究。一方面，越来越多的科学家和研究机构开始将注意力集中在合成生物学的研究上，不断探索其在各个领域的应用前景；另一方面，各大投资机构也开始密切关注合成生物学领域的最新动态。

此外，美国、英国、欧盟和我国等不断加大合成生物学的顶层布局、技术投入和政策支持，该领域已然成为未来大国博弈的战略制高点。而基因测序、编辑和合成，人工智能等基础研究和底层技术的突破以及其成本迅速下降，为合成生物学技术转化打开了新格局。

我国已有18个省、自治区、直辖市将“合成生物”写进“十四五”规划，分别从平台建设、技术突破、产业应用等方面，规划了合成生物学的发展路径。

【榜样引领】

中国离子交换树脂之父——何炳林

南开大学何炳林教授是我国著名化学家、教育家、中国科学院院士，他是中

国离子交换树脂的奠基人，被誉为“中国离子交换树脂之父”。

1956—1960 年，何炳林发明了多孔树脂，这一发明导致了许多新型大孔离子交换树脂和一类新型吸附分离材料——吸附树脂的诞生。他所研制的 201 树脂用于核燃料铀的提取，为我国第一颗原子弹的爆炸成功做出了贡献。

1980 年何炳林当选为中国科学院院士，开创并发展了我国的离子交换树脂和吸附工业，发明了大孔离子交换树脂，系统研究了新型离子交换树脂和大孔新型吸附树脂的合成、结构、性质及应用。

大孔树脂的发现，增加了离子交换树脂新品种，如水处理必需的弱酸性离子交换树脂，占领了 80%以上的国内市场。氨基磷酸型螯合树脂用于离子交换膜法制碱，引发了我国氯碱工业的一场革命。弱碱性离子交换树脂用于电镀废水的处理，解决了我国电镀行业对环境严重危害的难题。随后，何炳林带领的团队又将离子交换树脂的应用扩展到有机工业领域。针对链霉素的提纯研制的弱碱树脂、D390 树脂，使我国链霉素的产品质量达到了国际先进水平，并使我国成为世界上最主要的链霉素出口国，创造了上亿元的经济效益。脱色树脂技术使我国成为世界最大的甜菊糖生产国和出口国。

至今已有 60 多种离子交换树脂和吸附树脂投入生产，并在许多领域获得应用。

【项目总结】

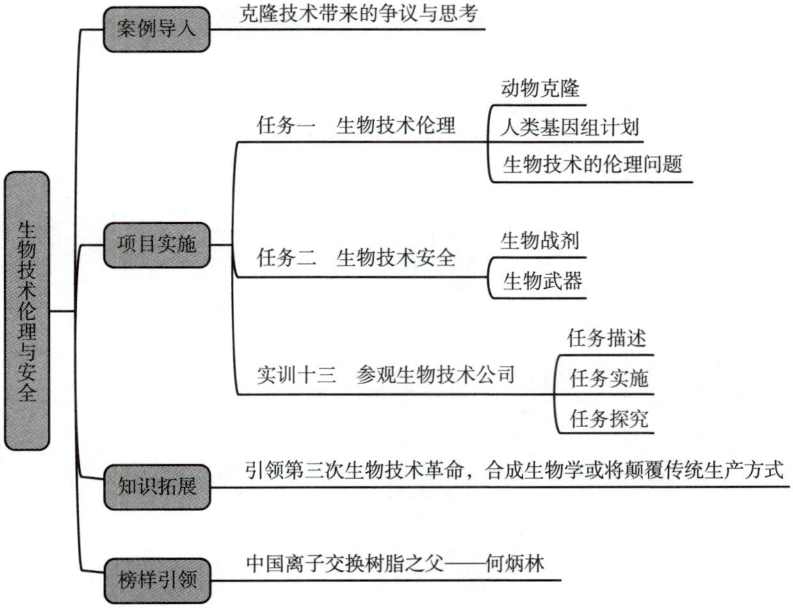

【项目检测】

一、填空题

1. 生物武器具有________、________、________、________使用方法简单、受影响因素复杂等基本特点。

2. 根据生物战剂对人类的危害程度，可将其分为________和________；根据生物战剂的形态和病理可将其分为________类生物战剂、________类生物战剂、________类生物战剂、________类生物战剂、________生物战剂和________生物战剂等。

二、简答题

1. 动物克隆技术的优势有哪些？

2. 如何正确防护生物战剂？

项目检测参考答案

项目检测参考答案

附　　录

附录 1　生物制品批签发管理办法

附录 2 《药品生产质量管理规范（2010 年修订）》生物制品附录修订稿

附录 3 《药品生产质量管理规范（2010 年修订）》

参考文献

[1] 曾青兰，张虎成．生物制药工艺［M］.3 版．武汉：华中科技大学出版社，2021.
[2] 吴秀玲，徐瑞东．生物制药技术［M］．北京：中国轻工业出版社，2023.
[3] 牛红军，陈立波．生物制药工艺技术［M］．北京：中国轻工业出版社，2021.
[4] 马跃，廖俊杰．现代生物技术概论［M］.2 版．北京：中国轻工业出版社，2021.
[5] 陈晗．生化制药技术［M］.2 版．北京：化学工业出版社，2018.
[6] 吴梧桐．生物制药工艺学［M］.4 版．北京：中国医药科技出版社，2015.
[7] 康伟．生物制药技术行业发展研究［M］．北京：中国商务出版社，2018.
[8] 刘洋，张可君．生物药物检测技术［M］．北京：化学工业出版社，2019.
[9] 兰作平．生物药物检测技术［M］.2 版．北京：人民卫生出版社，2018.
[10] 潘莹，王艳红．药品检测技术［M］．北京：中国轻工业出版社，2021.
[11] 齐香君．现代生物制药工艺学［M］.2 版．北京：化学工业出版社，2019.
[12] 高向东．生物制药工艺学［M］.5 版．北京：中国医药科技出版社，2019.
[13] 陈宁．氨基酸工艺学［M］.2 版．北京：中国轻工业出版社，2020.
[14] 陈梁军．生物制药工艺技术［M］．北京：中国医药科技出版社，2017.
[15] 黄芳一，程爱芳，徐锐．发酵工程［M］.4 版．武汉：华中师范大学出版社，2019.
[16] 朱素贞．微生物制药工艺［M］．北京：中国医药科技出版社，2004.
[17] 冯美卿．生物技术制药［M］．北京：中国医药科技出版社，2016.
[18] 毕建州，何文胜．生物化学［M］．北京：中国医药科技出版社，2021.
[19] 龙子江，宋睿．生物化学与分子生物学实验技术教程［M］．北京：中

国科学技术大学出版社，2020.
[20] 李红. 生物化学学习指导与实验教程［M］. 合肥：安徽大学出版社，2019.
[21] 胡斌杰，胡莉娟，公维庶. 发酵技术［M］. 武汉：华中科技大学出版社，2012.
[22] 徐威. 药学细胞生物学［M］.3 版. 北京：中国医药科技出版社，2019.
[23] 胡莉娟，李存法. 生物制药工艺［M］. 重庆：重庆大学出版社，2016.
[24] 夏未铭. 生物化学［M］. 北京：中国轻工业出版社，2007.
[25] 顾觉奋. 分离纯化工艺原理［M］. 北京：中国医药科技出版社，2008.
[26] 陈红，徐亚维. 生物制药工艺学［M］. 北京：电子科技大学出版社，2018.
[27] 陈梁军，牛红军. 生物制药工艺技术［M］. 北京：中国医药科技出版社，2021.
[28] 王素芳. 生物药物的制备与质量控制［M］. 杭州：浙江大学出版社，2016.
[29] 何书英. 生物制药工艺学实验与指导［M］. 北京：中国医药科技出版社，2019.
[30] 王俊丽，聂国兴. 生物制品学［M］.3 版. 北京：科学出版社，2022.
[31] 周东坡，赵凯，周晓辉. 生物制品学［M］.2 版. 北京：化学工业出版社，2014.
[32] 杨玉红，王锋尖. 普通生物学［M］. 武汉：华中科技大学出版社，2012.
[33] 吴婉娥. 化学与应用［M］. 西安：西北工业大学出版社，2019.
[34] 周丽昀. 科技与伦理的世纪博弈［M］. 上海：上海大学出版社，2019.
[35] 杨又兵. 生命的进化——动物遗传育种及转基因技术研究［M］. 北京：煤炭工业出版社，2018.
[36] 吴太胜. 技术伦理导论［M］. 北京：现代教育出版社，2011.
[37] 李淑娟，唐一通. 核酸药物的研究与应用［J］. 生物学杂志，2013，30（04）：81-85.
[38] 朱静华，丛林. 浅谈辅酶 Q_{10} 的功效和使用［J］. 田径，2022（009）：84-85.
[39] 元艺兰. 牛黄的真伪鉴别及药理作用［J］. 现代医药卫生，2011，27

(13)：2062-2063.
[40] 滕云．生物制药产业的发展现状与趋势 [J]．中外企业家，2020（5）：106.
[41] 李红霞，余蓉，李晓红．人胰岛素原在基因工程菌中的高效表达 [J]．华西药学杂志，2005（01）：14-17.
[42] 陈理，杨渐，俞昌喜．重组人胰岛素样生长因子-1 大肠杆菌高密度发酵研究 [J]．福建医科大学学报，2013，47（1）：32-35.
[43] 国家药典委员会．中华人民共和国药典（2020 年版）[M]．北京：中国医药科技出版社，2020.